Brieghel-Müller

Eutonie Gerda Alexander

Verlag Hans Huber

Programmbereich Gesundheit

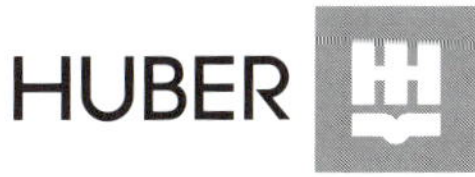

Gunna Brieghel-Müller

Eutonie Gerda Alexander

Praktische Anwendung in Entspannung und Bewegung

Deutschsprachige Ausgabe herausgegeben
von Helene Roitinger

Übersetzt von Christine Mauch

Verlag Hans Huber

Lektorat: Dr. Klaus Reinhardt
Herstellung: Daniel Berger
Illustration: Jacques Savary
Umschlaggestaltung: Claude Borer, Basel
Druckvorstufe: Claudia Wild, Konstanz
Druck und buchbinderische Verarbeitung: Hubert & Co., Göttingen
Printed in Germany

Bibliografische Information der Deutschen Nationalbibliothek
Die Deutsche Nationalbibliothek verzeichnet diese Publikation in der Deutschen Nationalbibliografie; detaillierte bibliografische Daten sind im Internet über http://dnb.d-nb.de abrufbar.

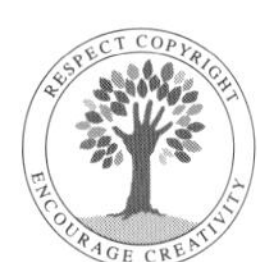

Anregungen und Zuschriften bitte an:
Verlag Hans Huber
Lektorat Medizin/Gesundheit
Länggass-Strasse 76
CH-3000 Bern 9
Tel: 0041 (0)31 300 4500
verlag@hanshuber.com
www.verlag-hanshuber.com

1. Auflage 2014

(E-Book-ISBN [PDF] 978-3-456-95323-6)
(E-Book-ISBN [EPUB] 978-3-456-75323-2)
ISBN 978-3-456-85323-9

Inhalt

Geleitwort zur deutschsprachigen Ausgabe

Gerda Alexander war offensichtlich eine überaus wache und feinfühlige Frau. Das zeigt sich in der Lebendigkeit der Eutonie und ihren umfangreichen Möglichkeiten. So freut es mich besonders, dass das vorliegende Praxisbuch von Gunna Brieghel-Müller im Anschluss an die Neuauflage von Gerda Alexanders Buch *Eutonie, ein Weg der körperlichen Selbsterfahrung* erscheint! Das Angebot der Eutonie an die Menschen ist heute aktueller denn je. Hoch komplex und einfach zugleich, bietet sie dem Menschen eine solide Begleitung auf dem Weg durch das Leben. Sei es im Alltag, im Berufsleben, der Persönlichkeitsentwicklung oder der Pflege und Rehabilitation des Körpers; mit den Mitteln der Eutonie Gerda Alexander ist unter dem Gesichtspunkt von Entwicklung und Weg immer ein möglicher Ansatz zu finden.

Gunna Brieghel-Müller, eine der «frühen» Schülerinnen von Gerda Alexander, stellt mit diesem Buch ihren persönlichen und ganz besonderen Zugang zur Eutonie allen Interessierten zur Verfügung. Es gibt so viele Ansätze, wie es Eutonisten/Eutonistinnen gibt. Und zwar deshalb, weil die Eutonie, durch ihr Gründen in den Gesetzen des Lebens, im Lebendigen steht. So ist es eine Herausforderung und eine große Chance zugleich, mit der Eutonie zu arbeiten. Basierend auf Ihren Prinzipien gibt sie eine Struktur, die in alle Richtungen hin offen und übertragbar ist. Damit erschließt uns die Eutonie durch ihre umfangreiche Schulung der Aufmerksamkeit essentielle Fähigkeiten für eine gesteigerte Lebensqualität: Beispielsweise führt das bewusste Loslassen in der Aktivität zur Ökonomie der Bewegung. Der flexible Tonus ermöglicht uns ein schnelles Reagieren im Moment, sowie ein rasches Entspannen und Regenerieren. Die gestärkte Wahrnehmungs- und Empfindungsfähigkeit für das, was ist, bietet uns eine Basis für das Erfahren und Annehmen des Lebens als das, was es ist.

1997 habe ich die Eutonie auf meinem Weg getroffen und sie wurde seither zu einem wesentlichen Bestandteil meines Lebens. In der Begegnung und im Austausch mit meinen Kollegen/innen konnte ich die Reichhaltigkeit der Eutonie erfahren. Der Ansatz von Gunna Brieghel-Müller gibt mir wieder einen neuen

Impuls zur vertiefenden Arbeit. So wünsche ich allen, die sich mit diesem Buch befassen, dass sie darin Anregung und Unterstützung für ihren persönlichen Weg erfahren. All jenen, die ohne professionelle Begleitung arbeiten, möchte ich ans Herz legen, sich zumindest eine einführende Arbeit mit einem/r ausgebildeten Eutonie-Pädagogen/in -Therapeuten/in zu ermöglichen.

Helene Roitinger

Geleitwort von Gerda Alexander

Es ist mir eine große Freude, dieses Buch mit meinen besten Wünschen zu unterstützen. Ich hoffe, es wird das Augenmerk auf die reichhaltigen Möglichkeiten lenken, die allen offenstehen, die zu einem tieferen Verständnis ihres Körpers gelangen möchten.

Seit mehr als fünfzig Jahren kommt Eutonie auf verschiedenen Gebieten sowohl in der Erziehung als auch im therapeutischen Bereich zum Einsatz. Als pädagogischer Ansatz hat die Eutonie in Kindergärten, Regelschulen und Schulen für Kinder mit körperlichen und geistigen Behinderungen Eingang gefunden. Sie bereichert das sportliche Training, ist Teil der Ausbildung von Lehrerinnen und Lehrern für Leibeserziehung, Rhythmik, Musik und Tanz und wird in Schauspielschulen und zur Geburtsvorbereitung genutzt. In der psychosomatischen Medizin und bei bestimmten psychiatrischen Störungen kann Eutonie therapeutisch angewendet werden. Auch spielt sie eine bedeutende Rolle für die Rehabilitation nach Traumata und wirkt sich günstig auf orthopädische und neurologische Beschwerden aus.

Die entsprechende berufliche Ausbildung, die alle Aspekte der Eutonie abdeckt, ist weniger bekannt. Durch das Entwickeln des Bewusstseins für Regionen und Funktionen des Körpers, die andernfalls teilweise oder vollständig unbewusst bleiben, erfährt und erkennt der Mensch seine individuelle psychosomatische Einheit. Das bewusste Ausgleichen von Spannungen, welches ständig durch den Kontakt mit sich selbst und der Umwelt erneuert wird, befreit die Persönlichkeit der Schülerinnen und Schüler und lässt sie reifen. Auf Grund des gänzlich objektiven Charakters der Methode sind der Unterricht und die praktische Umsetzung von Eutonie immer von der Persönlichkeit der jeweiligen Pädagogen/Pädagoginnen bzw. Therapeuten/Therapeutinnen und ihren besonderen Fähigkeiten geprägt. Nach der Ausbildung hängt es von den jeweiligen Arbeitsbereichen ab, wie sich die Erfahrung der Einzelnen entwickelt.

Dieses Buch ist das Ergebnis langjähriger Praxis und Erfahrung auf verschiedenen Tätigkeitsfeldern. Mit seiner umfassenden Sammlung praktischer Übungen wird es für Schülerinnen und Schüler ebenso hilfreich sein, wie für alle diejenigen, die an die Eutonie autodidaktisch heran gehen wollen. Darüber hinaus wird es sowohl Lehrerinnen und Lehrern, die spezifische Bereiche der Eutonie nutzen, als auch ausgebildeten Eutonie-Pädagogen/Pädagoginnen und Eutonie-Therapeuten/Therapeutinnen als wertvolle Ressource dienen.

Gerda Alexander

Einleitung

Der Begriff «Entspannung» wird seit vielen Jahren benutzt und verweist auf verschiedentliche Ansätze, körperlich oder geistig zur Ruhe zu kommen. In diesem Buch meint Entspannung spezifisch das Lösen von muskulärer Spannung.

Gerda Alexander prägte den Begriff «Eutonie»[1], um zu betonen, dass für eine zufriedenstellende Beherrschung des Körpers Entspannung allein nicht ausreicht. Ein guter Tonus ist dazu ebenso notwendig, d. h. die Fähigkeit, den Muskeltonus zu beeinflussen, um sich entsprechend an die vielfältigen Gegebenheiten des Lebens anzupassen. Eutonie ist ein Zustand, in dem jede Bewegung mit minimalem Energieaufwand und maximaler Effizienz ausgeführt wird und damit den ungestörten Ablauf lebenswichtiger Funktionen erlaubt. Unsere Bewegungen sollten weder die Durchblutung noch die Atmung noch andere vom autonomen Nervensystem gesteuerte Funktionen behindern. «Eutonisch» ausgeführte Bewegungen werden zuweilen als «organische Bewegungen» bezeichnet. «Organisch» bedeutet in dieser Terminologie, dass die gesamte Muskulatur des Körpers auf harmonische Weise zusammenarbeitet und der ganze Organismus in einer globalen Einheit lebt.

Eutonie und Entspannung sind Techniken, die für die unterschiedlichsten Lebenssituationen nützlich sind. Mit ihrer Hilfe können körperliche und mentale Kräfte freigesetzt werden, die unsere Gesundheit aufrechterhalten bzw. rasch wiederherstellen, falls das Gleichgewicht vorübergehend gestört sein sollte.

In der heutigen Zeit, in der Mechanisierung und die Hochgeschwindigkeit von Maschinen dem menschlichen Leben auf zunehmend schädliche Weise aufgezwungen werden und allgemeiner Stress weit verbreitet ist, wirken diese Techniken vorbeugend und heilend. Zahlreiche Ursachen für Müdigkeit, körperliches Unbehagen und Krankheit können durch Eutonie gelöst werden. Zudem führt Eutonie

1 Wörtlich *eu* (griechisch für «gut» oder «harmonisch») und *Tonus* (die grundlegende neuromuskuläre Spannung, die im lebenden Organismus stets – auch bei Ruhe – vorhanden ist).

zu einem tieferen Verständnis für das eigene Selbst und trägt zur Persönlichkeitsentwicklung bei.

Dieses Buch wurde geschrieben, um denen zu helfen, die ihre körperlichen und geistigen Fähigkeiten erweitern möchten. Wer bereits Eutonie-Unterricht besucht hat, kann es als Nachschlagewerk nutzen und wird hoffentlich dazu inspiriert, die Praxis zuhause fortzusetzen. Wer keine Erfahrung mit Eutonie hat, kann mit Hilfe dieses Handbuchs unbesorgt seine Studien beginnen.

Die einzelnen Kapitel sind besonderen Aspekten der körperlichen Arbeit gewidmet, doch in jeder Übung können sämtliche Prinzipien angewendet werden. Ich rate dem Leser daher, den Haupttext aller Kapitel zu lesen, bevor Sie mit den praktischen Übungen beginnen.

Als ehemalige Schülerin von Gerda Alexander möchte ich dieser meine tiefste Dankbarkeit aussprechen; ihr Lehren ist die Grundlage meiner eigenen Auseinandersetzung mit diesem Thema. Ich hoffe, dass dieses Buch auch denjenigen eine Hilfe ist, deren Berufung darin besteht, die Kunst der Entspannung und der Eutonie zu lehren.

Den Freundinnen und Freunden, deren Unterstützung und Ermutigung mir geholfen haben, dieses Buch zum Abschluss zu bringen, möchte ich von Herzen danken, vor allem Marguerite Muller für das Lektorat des französischen Textes sowie Joan Deedes und Thérèse Melville für die englische Übersetzung.

Gunna Brieghel-Müller, Genf

1. Ruhe und Passivität

Allgemeine Bemerkungen

Um zu entspannen, um muskuläre Spannung zu lösen, müssen wir lernen, passiv zu sein. Passivität, der Zustand von Nichts-Tun, bedeutet Erholung und ist für den Organismus unabdingbar. Im Zustand der Passivität regenerieren sich durch beständigen Gebrauch müde gewordene Strukturen; abgenutztes Gewebe wird erneuert. Ohne derartige Ruhepausen ist die Kraft des Körpers bald erschöpft.

Vollständige Körperbeherrschung ist nur möglich, wenn wir in der Lage sind, willentlich aktiv bzw. passiv zu sein. *Passivität darf nicht mit einem Aufgeben des Willens verwechselt werden.* Sie ist ein Zustand von willentlich gewähltem und beibehaltenem Geschehenlassen. *Richtig verstandene muskuläre Entspannung stärkt den Willen,* anstatt ihn zu schwächen.

Entspannung ist eine Technik, mit deren Hilfe muskuläre Spannung gezielt gelöst wird. Passivität, die über eine Schwächung des Willens durch Suggestion, Hypnose, Medikamente oder schlicht durch Schlaf erreicht wird, ist keine Entspannung, sondern ein unfreiwilliges Lösen von Spannung. Natürlich ist das manchmal durchaus wünschenswert (wie das Lösen von Spannung im Schlaf); um Entspannung eingehend zu erkunden, müssen wir jedoch lernen, zwischen den beiden passiven Zuständen zu unterscheiden: unbewusster, unwillentlicher Passivität und bewusster, willentlicher Passivität. In den folgenden Übungen geht es ausnahmslos darum, bewusste und beabsichtigte Passivität zu erreichen.[2]

Passivität oder, anders formuliert, muskuläre Ruhe ist das natürliche Heilmittel gegen Müdigkeit und kann überall dort eingesetzt werden, wo Erschöpfung und

2 Wir können vier verschiedene Zustände von Passivität unterscheiden: 1. Unbewusster und unbeabsichtigter passiver Zustand: vollkommenes Unbewusstsein im Schlaf oder während einer Ohnmacht und der Zustand hypotoner schlaffer Muskeln. 2. Bewusster, aber unbeabsichtigter passiver Zustand: extreme Erschöpfung oder Teillähmungen. 3. Beabsichtigter oder aus freien Stücken akzeptierter unbewusster passiver Zustand: Hypnose, Betäubung, Anästhesie. 4. Bewusster und beabsichtigter passiver Zustand: Entspannung. Diese Unterteilung ist jedoch von keinem wesentlichen praktischen Nutzen und findet in den folgenden Kapiteln keine Anwendung.

Überanstrengung Schwäche oder Schmerz auslösen und zu Steifheit, Kontrakturen, Myositis, Krämpfen, Sehnenscheidenentzündung, Neuritis, Lumbago usw. führen. Passivität garantiert zudem *raschere Erholung* in allen pathologischen Zuständen, bei denen unnötige Spannung die Durchblutung herabsetzt. Das trifft auf die Mehrheit aller Beschwerden zu; tatsächlich sind es so viele, dass unmöglich alle Umstände aufgezählt werden können, in denen Passivität sich günstig auswirkt. Einige Beispiele sind: durch muskuläre Kontraktionen (im Bereich von Stirn, Augen oder Nacken) verursachte Kopfschmerzen, mit Kontraktionen des Gaumens oder Rachens einhergehende Halsschmerzen, Verstauchungen, Prellungen, Wunden, Verbrennungen, Begleiterscheinungen von Frakturen, Ankylosen, Ischialgien, Rheuma, Asthma, Angina Pectoris, Darm- oder Magenschmerzen usw.

Passivität und Aktivität müssen sich abwechseln. Das Einhalten dieser Regel gewährleistet ein optimales Funktionieren des Körpers und führt zu Leichtigkeit in der Bewegung. Jede Art von Arbeit erzielt mit einem Minimum an Zeit und Aufwand maximale Effizienz, wenn sie einem natürlichen Rhythmus folgend von Muskeln verrichtet wird, die darin geschult sind, mühelos von Aktivität zu Passivität überzugehen und umgekehrt. *Entspannung ist eine ausgezeichnete Prophylaxe;* sie kann verhindern, dass wir uns erschöpfen oder krank werden.

Beim Erlernen einer neuen Fertigkeit – egal auf welchem Gebiet – erlaubt der bewusste Rückgriff auf Passivität schnellere Fortschritte und größere Kompetenz. Passivität muss vor Beginn und unmittelbar nach dem Ende einer Bewegung gepflegt werden. (Wir sprechen hier von der Passivität eines der Gliedmaßen oder eines bestimmten Körperteils, während die Person an sich aktiv ist.) Die richtige Bewegung wird somit von Anfang an korrekt wiederholt, und die Handlung läuft sehr bald automatisch ab. Es finden weniger überflüssige Bewegungen statt, und das Einüben von sogenannten «parasitären Automatismen», die eine erhebliche Behinderung darstellen, wird vermieden. Aus dem gleichen Grund ist Passivität sehr hilfreich, wenn es gilt, einen routinemäßigen Vorgang, an den wir uns gewöhnt haben, zu verändern.

Es ist ein Zeichen von Intelligenz, sich neue Techniken rasch anzueignen und alte Gewohnheiten verändern zu können. Entspannung steigert diese Fähigkeiten; dementsprechend sind wir überzeugt, dass sie zur Entwicklung unserer Intelligenz beiträgt. Zahlreiche Schülerinnen und Schüler konnten feststellen, dass ihnen Arbeit physisch und mental leichter fiel, wenn sie auf diese Art und Weise kontrolliert vonstatten ging. Ein rasches Bewusstsein für das, was wichtig ist, bildet sich aus; daraus erwächst eine bessere Arbeitsorganisation. Ein Zuwachs an Intelligenz *an sich* ist nicht wahrscheinlich, doch Entspannung erlaubt einen umsichtigeren Gebrauch unserer mentalen Ressourcen.

Es ist zwar einfach, die Vorteile eines willentlich passiven Zustands aufzuzeigen, doch es ist nicht leicht, globale – also den ganzen Körper umfassende – Passivität zu erreichen. Seltsamerweise ist es tatsächlich schwierig, nichts zu tun; der Zustand bewusster Passivität ist den Wenigsten vertraut, er kommt im heutigen Alltag praktisch nie vor. Es kann ein echtes Abenteuer und beim ersten Mal auch eine außergewöhnliche Erfahrung sein, den Zustand von Passivität zu entdecken. Danach lässt sich dieser Zustand zunehmend leichter hervorrufen, und sein wohltuender Charakter entfaltet sogar noch größere Wirkung.

Zusammenfassend lässt sich sagen, dass es durchaus ein ernsthaftes und langwieriges Unterfangen darstellt, dieses Stadium bewusster und beabsichtigter Passivität zu erreichen. Gleichwohl stellen die Vorstufen an sich eine progressive Entspannung[3] dar, die merkliche Ergebnisse garantiert, lange bevor der ideale Zustand erreicht ist. In den folgenden Abschnitten werden die Übungen, die allmählich zu Passivität führen, detailliert erklärt.

Globale Passivität

Zuerst müssen Sie eine Position finden, in der sich jeder Teil des Körpers in einer guten Lage befindet und getragen wird, *damit Sie Ihr Gewicht wirklich loslassen können*. Für einen Menschen normaler Gesundheit und Konstitution ist es zweifellos am besten, sich flach auf den Rücken zu legen. Legen Sie sich in einem ruhigen, angenehm temperierten Raum auf eine am Boden ausgebreitete Decke und lassen Sie die Arme neben dem Körper am Boden ruhen (Abb. 1).

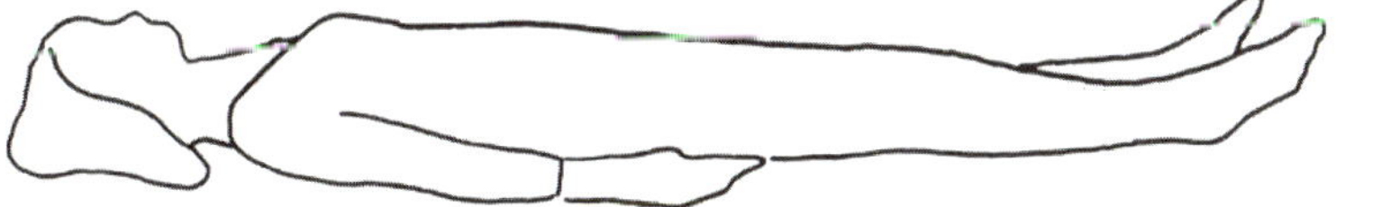

Abb. 1

Für diese Übung ist keine spezielle Kleidung erforderlich. Sie müssen nur die Schuhe ausziehen und Ihren Gürtel oder Ihre Krawatte lockern. Sorgen Sie unbedingt dafür, dass Ihnen nicht kalt ist.

Normalerweise werden die Arme seitlich neben dem Körper abgelegt, die Hände sind halb geöffnet, die Handflächen zeigen zum Körper. Die Beine sind

3 E. Jakobson nutzt diese Formulierung mit einer etwas anderen Bedeutung für seine Entspannungsmethode; siehe Literatur.

leicht geöffnet, die Füße weisen nach außen. Sie müssen diese Position nicht exakt übernehmen; vielleicht sind kleine Veränderungen nötig, bevor Sie eine Position finden, in der Sie wirklich ganz loslassen können und vollkommene Ruhe erleben. Viele Menschen nehmen Ihre Arme lieber mit nach unten gerichteten Handflächen näher an den Körper heran, andere legen sie mit nach oben weisenden Handflächen in einigem Abstand zum Körper ab. Wenn Sie in keiner dieser Positionen Ruhe finden, können Sie Ihre Unterarme auch auf einem Kissen oder dem Körper ablegen. Vielleicht möchten Sie Ihre Beine mit zwei Kissen oder einem Polster unterstützen, damit Ihr Rücken flacher aufliegt. Legen Sie ein Buch, eine gefaltete Decke oder ein festes flaches Kissen unter Ihren Kopf, wenn Ihr oberer Rücken einen leichten Buckel aufweist, damit der Kopf nicht nach hinten hängt (Abb. 2).

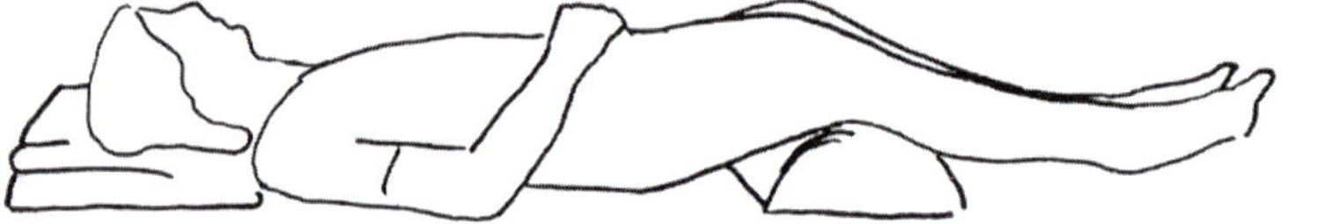

Abb. 2

Bei einem stark ausgeprägten Hohlkreuz sollten Sie Ihre Beine auf einen Sessel oder ein Sofa legen; weist so eine Unterstützung die richtige Höhe auf, werden sich Waden und Füße angenehm entspannt anfühlen. In dieser Position bleibt der Rücken flach, und die Wölbung des unteren Rückens wird ohne Anstrengung verringert (Abb. 3).

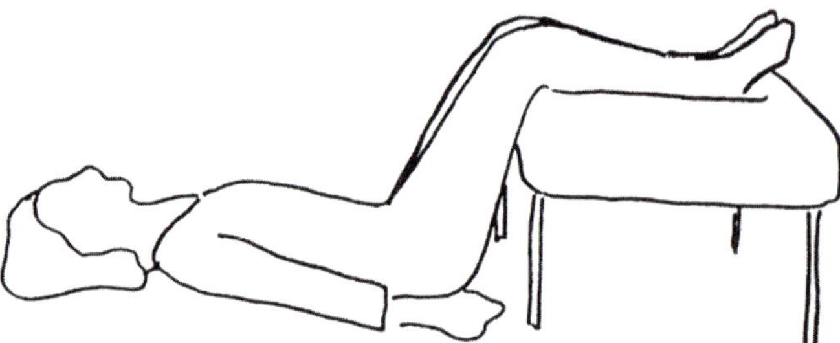

Abb. 3

Den gleichen Effekt für den Rücken erreichen Sie, wenn Sie die Fersen an eine Wand legen und die gestreckten Beine einen Winkel zwischen 45 und 65 Grad zum Boden bilden (Abb. 4).

Im Allgemeinen ist es einfacher, auf einer harten Unterlage zu entspannen; auf einem festen Untergrund entfaltet Entspannung zudem eine tiefere Wirkung. Wir empfehlen daher, sich auf den Boden oder eine harte Matratze zu legen. Eine zu weiche Matratze ist für Erholung nicht geeignet; es ist ratsam, ein Brett unter die

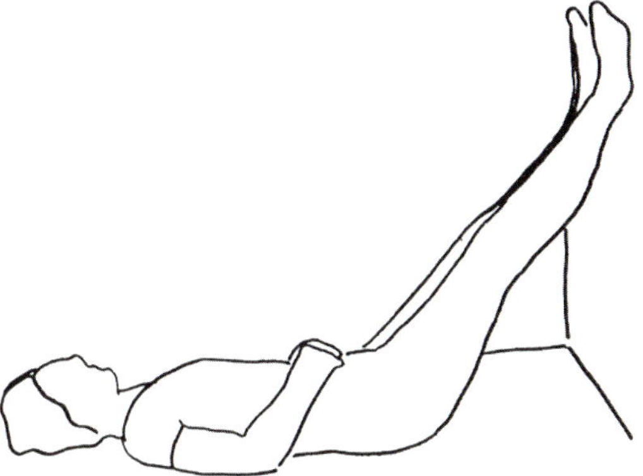

Abb. 4

Matratze zu legen, um eine feste, horizontale Unterstützung der Wirbelsäule zu gewährleisten.

In einzelnen Fällen kann es nötig sein, auf dem Bett oder in einem Sessel zu entspannen; auch das ist möglich. Es gibt speziell für Entspannung konstruierte Möbel, doch ein gewöhnlicher Lehnstuhl genügt, solange der Hinterkopf unterstützt ist oder der Kopf entspannt nach vorne hängen kann. Es empfiehlt sich, die Beine auf einem Stuhl oder einem Hocker abzulegen (Abb. 5).

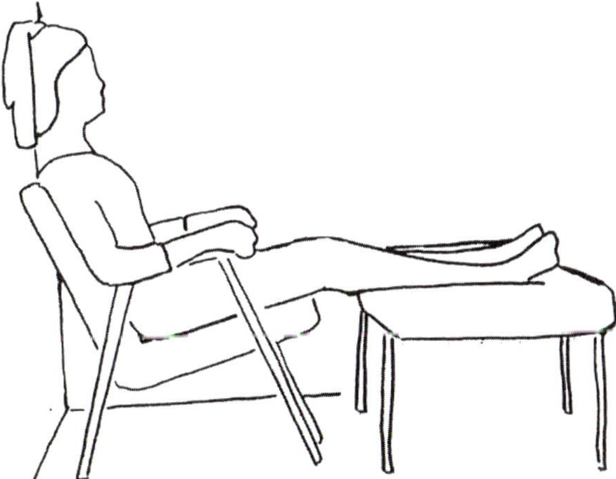

Abb. 5

Sie können sich ebenso gut auf den Bauch oder die Seite legen, wenn Sie sich in diesen Positionen wohlfühlen. Ein gesunder Mensch kann in allen diesen Positionen gut entspannen. Da bestimmte Spannungen und muskuläre Kontraktionen Entspannung behindern können, ist es wichtig, vor Beginn der Übung eine möglichst bequeme Position zu finden. Sobald Sie lernen sich zu entspannen, werden schwierige Positionen leichter zugänglicher sein.[4]

4 Zu weiteren Anweisungen siehe Kapitel 2.

Bewegungslosigkeit

Wenn Sie sich für eine Position entschieden und Ihre Augen geschlossen haben, besteht der nächste Schritt darin, dafür zu sorgen, dass alle Muskeln im Körper gut entspannt sind. Was tun Sie, um Ihre Muskeln zu kontrollieren? Nun, es gibt nichts zu tun. Das ist die erste Schwierigkeit für den Menschen, der entspannen möchte. Im Bestreben, Entspannung zu kontrollieren, neigen wir oft dazu, eines der Gliedmaßen oder den Kopf zu bewegen. Selbstverständlich verrät eine solche Bewegung eine muskuläre Aktion, also einen aktiven Zustand, nicht den gewünschten passiven Zustand. Passivität wird nicht durch eine Bewegung kontrolliert, sondern durch das Bewusstsein für die *innere Empfindung*, die uns bei genauer Betrachtung den Zustand der Muskulatur exakt übermittelt. *Die erste Regel für Passivität lautet demnach: Tun Sie nichts.*

Das hört sich einfach an, doch es ist interessant zu beobachten, wie lange wir wirklich bewegungslos verweilen können. Ein ausgeglichener Mensch, sorgenfrei und bei guter Gesundheit, wird ohne Schwierigkeiten ruhig daliegen, vielleicht rasch einschlafen und erfrischt aus diesem Schlaf erwachen. Bestehen hingegen Spannungen, sind verschiedene Reaktionen möglich:

1) Sie schaffen es, Spannungen nach und nach zu lösen, indem Sie das Gewicht bewusst loslassen.

2) Sie sind sich der Spannungen bewusst, doch es erscheint Ihnen unmöglich, diese willentlich zu lösen. Verweilen Sie in diesem Fall bewegungslos und richten Sie Ihre Aufmerksamkeit bewusst auf das Gewicht Ihres Körpers und den Boden, der dieses Gewicht trägt. Spüren Sie Ihre Beziehung zum Boden (zur Matratze oder zum Sessel) und die Auflagefläche, die er bietet. Das wird allmählich zu Entspannung führen.

3) Sie sind sich der Spannungen bewusst und versuchen, diese durch Bewegung zu lösen. Das ist ein Fehler, da jede Bewegung vermieden werden muss. Es ist unerlässlich, die absolute Notwendigkeit von Bewegungslosigkeit zu verstehen und diese zur *Grundregel* zu machen. Obwohl Sie das Bedürfnis nach Bewegung verspüren, werden Sie sich langsam bewusst, dass es eine bis dahin nicht wahrgenommene unangenehme Empfindung war, die diesen Wunsch hervorgerufen und eine Bewegung ausgelöst hatte. Sobald Ihnen das klar ist, sind Sie in der Lage, diese Bewegungen zu vermeiden und in einen Zustand von Bewegungslosigkeit und Passivität zu kommen. Sie akzeptieren die unangenehme Empfindung, die Sie zuvor unbewusst durch

> Bewegung vermeiden wollten. Wenn Sie diese Akzeptanz nicht erreichen können, dann verändern Sie die Position.[5]

Sollte eine Übung aus irgendeinem Grund zu schwierig werden, ist es ratsam, sie zu beenden, indem Sie sich dehnen und die Position verändern.

Selbstverständlich ist *Bewegungslosigkeit an sich nicht das Ziel*, und es führte zu nichts, wenn Sie versuchten, unbewegt wie eine Statue zu verharren. Eine solche erzwungene Immobilität führt durch die erforderliche Anspannung zu einer Steifheit, die der angestrebten Passivität entgegensteht. *Bewusste Passivität ist ein Zustand der Inaktivität der gesamten willkürlichen Muskulatur.* Dieser Zustand gewährt der Muskulatur und den Nerven die nötige Ruhe, durch die sie sich regenerieren.

Passivität wird – bewusst oder unbewusst – oft mit Tod assoziiert. Tatsächlich ähnelt der willentlich passive Zustand dem Tod nicht im Geringsten. *Der bewusste passive Zustand ist ein lebendiger Zustand,* und je entspannter wir sind, desto mehr nehmen wir das innere Leben des Körpers wahr: Atmung, Durchblutung, Verdauungsbewegungen usw.[6]

Innenbewegungen

Achten Sie von Anfang an darauf, die Bewegungen in Ihrem Inneren festzustellen und wahrzunehmen, ohne sich in deren Abläufe einzumischen. Das ist sehr wichtig: Alle lebenswichtigen Funktionen werden vom autonomen Nervensystem perfekt reguliert; es garantiert, dass ein möglichst optimaler Zustand der Organe erhalten bleibt. Es nützt beispielsweise wenig – und ist bisweilen sogar gefährlich – die Atmung durch willkürliche Muskelaktivität zu «korrigieren» und tiefer zu atmen, oder den Atem in einen bestimmten Bereich des Körpers zu lenken, ihn anzuhalten usw. Wir raten Unerfahrenen dringend von derartigen Atemübungen ab.

Wir müssen uns von der Überzeugung verabschieden, die Atmung habe eine bestimmte Tiefe und Regelmäßigkeit aufzuweisen, auch wenn das natürlich und gerechtfertigt erscheinen mag. Für jeden Menschen und jede Situation gibt es eine bestimmte Atemweise, über die einzig und allein das autonome Nervensystem

5 Tiefe Entspannung erfordert Bewegungslosigkeit. Es ist jedoch möglich, sich durch Bewegung teilweise zu entspannen; siehe Kapitel 4.

6 Die Autorin stimmt dementsprechend dem Begriff «Totenstellung» nicht zu, der im Yoga für Entspannung steht, da er von Anfang an ein falsches Bild vermittelt.

befinden kann. Unser Intellekt kann die Atemfunktion des Körpers nicht fein genug regulieren. Selbst wenn wir genau wüssten, wie viel Luft benötigt wird und wie diese richtig einzuatmen ist, wären wir nicht in der Lage, die ideale Atmung durch einen willentlich gesteuerten Akt zu erreichen. Im Vergleich zum spontanen Vorgehen, das den vielfältigen Bedürfnissen des Organismus subtil gehorcht, mutet die intellektuelle Einmischung geradezu grob an.[7]

Die erste Entspannungsübung besteht daher darin, über einen Zeitraum von einer Minute bis zu einer halben Stunde oder länger bewegungslos in einer angenehmen Ruheposition zu verweilen. Um echte Ruhe zu erreichen, sollten Sie Ihre Gedanken und Ihre Aufmerksamkeit auf etwas Spezifisches richten. Diese Übung kann sehr detailliert durchgeführt werden; Sie haben die Wahl zwischen den drei folgenden Methoden:

Grundübungen für globales Entspannen

Erste Möglichkeit: Wählen Sie eine Lage um zu entspannen (vgl. Abb. 1-5). Richten Sie Ihre Aufmerksamkeit auf alle Bereiche des Körpers, die den Boden oder eine Unterlage berühren und nehmen Sie die Auflageflächen, von denen Sie getragen werden, deutlich wahr. Bestimmen Sie detailliert deren Größe und Umriss. Beobachten Sie in jedem Bereich, ob Sie Ihr Gewicht tatsächlich losgelassen haben und *erleben* können, dass Sie vom Boden getragen werden. Gehen Sie systematisch vor: Beginnen Sie bei den Fersen und wandern Sie nach oben, bis Sie beim Kopf angelangt sind. Diese Übung soll ein klares Bild für den Abdruck Ihres Körpers am Boden erzeugen und zu einem positiven Gefühl von Ruhe und Loslassen führen.

Zweite Möglichkeit: Das «Inventar». Wählen Sie eine Lage um zu entspannen. Machen Sie sich alle einzelnen Teile des Körpers sowie den Körper als Ganzes bewusst und achten Sie darauf, sich vollständig zu entspannen. Nehmen Sie sich Zeit, jeden Teil im Innern zu fühlen: Richten Sie Ihre Aufmerksamkeit auf die Zehen, die Sprunggelenke, die Waden, die Schienbeine, die Knie, die Oberschenkel, die Hüftgelenke und die Beine als Ganzes; auf die Pobacken, den unteren Rücken, den Bauchraum, die Taille, den oberen Rücken, den Brustkorb und den gesamten Rumpf; die Schlüsselbeine, Schulterblätter, Schultern, Oberarme, Ellenbogen, Unterarme, Handgelenke, Hände, Finger und die Arme als Ganzes; auf den

7 Sobald Sie in der Lage sind, Ihre Atmung bewusst wahrzunehmen, ohne sie zu beeinflussen, können Sie sich unbesorgt den Atemübungen zuwenden; siehe Kapitel 4.

Hals, den Kopf und schließlich den ganzen Körper. Beziehen Sie Gesichtszüge, Ohren, Kopfhaut usw. mit ein, wenn Sie das möchten. Steht Ihnen nur wenig Zeit zur Verfügung, kann das Inventar verkürzt werden, indem Sie lediglich wesentliche Bereiche Ihres Körpers berücksichtigen oder sich auf das detaillierte Beobachten eines einzelnen Bereichs beschränken. Bei hinreichend Zeit können Sie sich zunächst auf die wichtigeren Bereiche Ihres Körpers konzentrieren und sich später detailliert einem Bereich zuwenden, der besondere Aufmerksamkeit benötigt.

Dritte Möglichkeit: Wählen Sie eine Lage um zu entspannen. Sobald Sie die Entscheidung getroffen haben das ganze Gewicht los zu lassen, bleiben Sie ruhig liegen. Akzeptieren Sie jede Empfindung, die im jeweiligen Moment spürbar ist. Treten mehrere Empfindungen gleichzeitig auf, dann befassen Sie sich mit der dominantesten und versuchen Sie, sich selbst exakt zu beschreiben, was Sie wahrnehmen. Verändert die dominante Empfindung ihren Charakter oder wechselt sie den Ort, dann verfolgen Sie diesen Prozess aufmerksam und seien Sie sich der nächsten dominanten Empfindung bewusst. Lassen Sie Ihre Aufmerksamkeit auf diese Weise frei durch den Körper wandern; Sie werden feststellen, dass sich die Entspannung dabei zunehmend vertieft.

Körperliche Empfindungen

Bewegungslosigkeit kann unterschiedliche Auswirkungen haben. Häufig «verschwinden» körperliche Empfindungen zu Beginn der Entspannung, und es kommt durchaus vor, dass Unerfahrene ihren Körper nicht mehr spüren. Im Alltag sind die meisten körperlichen Eindrücke ein Ergebnis äußerer Bewegung; fällt dieses Bewegen weg, kann es sein, dass Sie sich zunächst aller Empfindungen beraubt fühlen, wenn Sie es nicht gewohnt sind, Ihre Aufmerksamkeit ins Innere des Körpers zu lenken. Tatsächlich besteht ein sehr großer Unterschied zwischen Empfindungen, die durch äußere Bewegung verursacht werden, und inneren Empfindungen.

Sollten Sie also eine Phase durchlaufen, in der Sie keine Empfindungen wahrnehmen, ist das vollkommen normal und stellt keinen Grund zur Sorge dar.[8] Beharrliches Üben wird dazu führen, dass Sinneseindrücke ins Bewusstsein dringen. Diese Empfindungen sind äußerst wichtig und bilden die Grundlage unserer neuromuskulären und psychischen Kontrolle.

8 Zu den Ängsten, die durch einen solchen Mangel an Empfindungen hervorgerufen werden können, siehe Kapitel 7.

Die auftretenden Empfindungen können in drei Kategorien eingeteilt werden: *angenehm, unangenehm und neutral.* Angenehme und neutrale Empfindungen stellen selbstverständlich zunächst kein Hindernis für Entspannung dar.[9] Eine unangenehme Empfindung verursacht jedoch im Allgemeinen eine Kontraktion oder eine Bewegung. Versuchen Sie derartige Reaktionen zu unterlassen; das ist nur möglich, indem wir uns erstens ihrer bewusst werden und zweitens, die Muskulatur, die sich zusammengezogen hat, entspannen.

Um das umfassend zu verstehen, müssen wir uns klar machen, dass die *übliche Reaktion auf eine unangenehme Empfindung in einer unmittelbaren und meist unbewusst erfolgenden Bewegung oder Kontraktion besteht.* Eine solche Reaktion ist normal und geschieht instinktiv. Wenn Sie beispielsweise einen heißen Gegenstand berühren, werden Sie Ihre Hand sofort zurückziehen; auch unbewusste Bewegungen im Schlaf beruhen auf diesem Prinzip. Diese aktiven Reaktionen sind normal und leisten im Alltag gute Dienste. *Hier geht es nur darum zu lernen, sie während der bewussten Entspannung zu unterbinden.* Jede Empfindung ohne Reaktion anzunehmen ermöglicht echte Entspannung.

Wann und wie lange entspannen?

Die drei genannten Methoden ermöglichen eine allgemeine Entspannung. Wie viel Zeit Sie dazu benötigen, hängt von Ihrer individuellen Fähigkeit und Übung ab. Je besser Sie sich konzentrieren, desto rascher werden Sie sich entspannen und – was häufig geschieht – in Schlaf versinken. Steht Ihnen genug Zeit zur Verfügung, ist es besser, so lange zu schlafen, bis Sie von alleine aufwachen; lassen Sie sich andernfalls wecken, entweder von einer anderen Person oder einem Wecker, dessen Klingelton nicht zu aggressiv sein sollte. Vermeiden Sie ein abruptes Erwachen. Es mag banal erscheinen, derartige Vorkehrungen zu treffen, doch tiefes Entspannen ist nicht möglich, wenn Sie befürchten einzuschlafen bzw. nicht rechtzeitig aufzuwachen, wohingegen sich schon eine einzige Minute positiv auswirken kann, solange Sie sich voll und ganz auf die Entspannung konzentrieren können.

Es ist besser, nach dem Entspannen nicht abrupt aufzustehen, sondern sich erst zu räkeln und zu dehnen. Dehnen ermöglicht einen natürlichen Übergang von der Ruhe zur Aktivität.[10] Beginnen Sie mit den Händen und Füßen, dehnen Sie dann Arme und Beine und schließlich Ihren ganzen Körper; lassen Sie die anfänglich

9 Zu Ausnahmen siehe Kapitel 7.

10 Siehe Kapitel 4.

kleinen, sanften Bewegungen raumgreifend und kraftvoll werden, gähnen Sie ungehindert und lassen Sie dem Atem freien Lauf. Wenn Sie die Übungen vor dem Einschlafen im Bett machen, erübrigt sich das Dehnen; es sollte dann am nächsten Morgen erfolgen.

Sehr nervöse oder überarbeitete Menschen sollten nur drei bis fünf Minuten lang entspannen, das jedoch stündlich bzw. so oft wie möglich. Das kann über eine anstrengende Phase hinweghelfen oder dazu beitragen, eine nervöse Depression zu verhindern; selbst wenn Entspannung noch nicht bewusst erlebt wird, können diese Ruhemomente eine drohende Übermüdung abwenden. Sobald sich der allgemeine Gesundheitszustand bessert, können die Entspannungsphasen länger werden und sich über größere Abstände verteilen. Ein gesunder Mensch kann fünf Minuten lang in tiefen Schlaf versinken und ohne Umschweife frisch und munter daraus erwachen. Wenn es nötig sein sollte, ist er auch in der Lage, mindestens eine Stunde lang entspannt zu bleiben, ohne sich zu bewegen, zum Beispiel nach besonders schwerer Arbeit oder vor einer herausfordernden Aufgabe.

Allgemein lässt sich sagen, dass Unerfahrene viel Zeit benötigen, um tiefe Entspannung zu erreichen, und ebenso lange brauchen, um zu einem Zustand normaler Aktivität zurückzukehren, während sich Menschen mit mehr Erfahrung rasch und tief entspannen und ebenso schnell zum normalen aktiven Zustand zurückkehren können. Wer sehr müde ist, sollte weniger tief, dafür aber öfter entspannen.

Diese erste Übung für Entspannung und völlige Ruhe ist eine Grundübung, die tagsüber auf die eine oder andere Weise wiederholt werden kann, wann immer Sie das Bedürfnis nach Stärkung verspüren. Es wird zudem empfohlen, sie vor dem Schlafengehen durchzuführen.

Aktiv/Passiv-Bewegungen

Die Fähigkeit, willentlich aktiv oder passiv zu sein, ist elementar für muskuläre Kontrolle; dementsprechend muss der Übergang vom aktiven zum passiven Zustand und umgekehrt beherrscht werden. Die folgenden Übungen, bei denen zwischen Passivität und Aktivität abgewechselt wird, zielen auf das Erreichen einer derartigen Kontrolle ab.

Alle Positionen, die für die passiven Übungen angeführt wurden, sind dazu geeignet. Aktiv/passiv-Übungen können mit jedem Körperteil durchgeführt werden; Anfangs bietet sich vor allem die Rückenlage an. Beginnen sie mit dem Körperteil, welcher Ihnen besonders zugänglich ist.

1) Gehen Sie in die Rückenlage, Ihre Hand ruht auf der Kleinfingerseite, der Ellenbogen liegt flach am Boden auf. Diese Position erlaubt einfache Bewegungen des Unterarms.
   a) Heben Sie den Unterarm ungefähr 45 Grad hoch, lassen Sie die Hand dabei schlaff hängen, und anschließend den Unterarm wieder fallen. Wiederholen Sie die Bewegung mehrmals und dann das Gleiche mit dem anderen Unterarm (Abb. 6).
   b) Wenn das gelingt, können Sie die Übung verfeinern, indem Sie diese in vier Phasen ausführen:
      1. Heben Sie das Handgelenk langsam an, lassen Sie die Hand dabei schlaff hängen.
      2. Halten Sie bei einem Winkel von ca. 45 Grad in der Bewegung inne und achten Sie darauf, dass im Handgelenk keine Bewegung stattfindet.
      3. Lassen Sie Hand, Handgelenk und Unterarm locker fallen.
      4. Ruhen Sie sich in dieser Position aus.

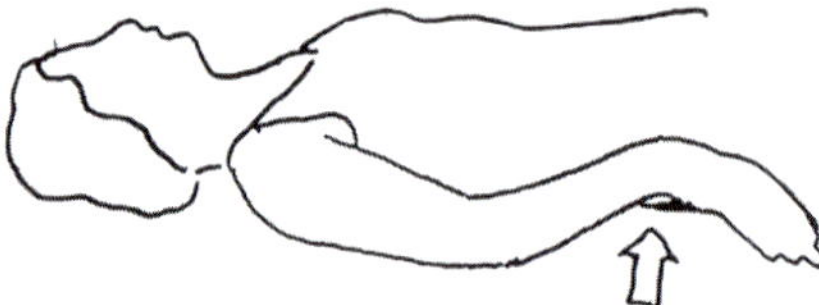

Abb. 6

Die wichtigsten Momente sind vor allem die Übergänge vom aktiven zum passiven Zustand und umgekehrt. (Sollte Ihre Hand in eine andere Position fallen, verändern Sie diese nicht und heben Sie Ihr Handgelenk einfach aus dieser neuen Position heraus an.)

2) Legen Sie die Beine auf einer festen glatten Unterlage ab, damit Ihre Ferse ungehindert rutschen kann. Lassen Sie die Ferse am Boden ruhen während Sie Ihr Knie etwas anheben, bis es leicht angewinkelt ist und lassen Sie es wieder fallen (Abb. 7).

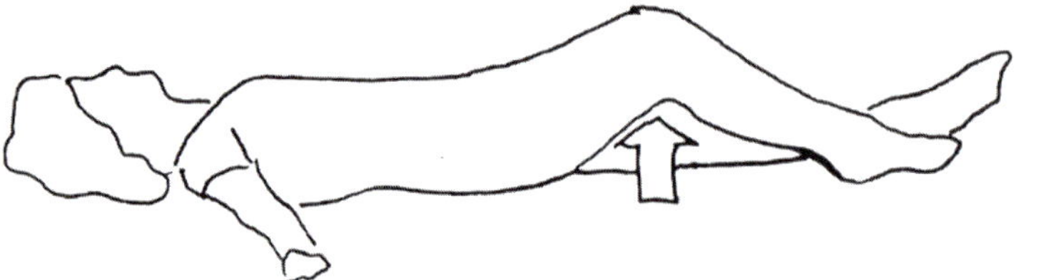

Abb. 7

Die Aktivität geht nur bis zum Knie, nicht darüber hinaus; der untere Teil des Beines bleibt passiv. Halten Sie diese Position und lassen Sie dann los. Ihr

Bein wird durch sein Eigengewicht zum Boden fallen, und der Fuß rutsch nach vorne. Ruhen Sie sich aus; achten Sie darauf, dass das ganze Bein vom Becken abwärts passiv ist. Spannen Sie während der Bewegung weder das zweite Bein noch einen anderen Teil Ihres Körpers an und achten Sie darauf, dass keine Kontraktion im Bauch oder Rücken geschieht. Durch das Gewicht des aktiven Beines wird Ihr Becken nach vorne rollen und dazu führen, dass sich der Rücken leicht wölbt. In dem Moment, in dem Sie Ihr Knie fallen lassen, kehrt Ihr Rücken zur Ausgangsposition zurück, und durch das Aufkommen gehen feine Vibrationen durch Ihren ganzen Körper durch. Machen Sie sich nicht steif, um das zu verhindern, sondern fühlen Sie diese kleinen Vibrationen. Achten Sie vor allem darauf, den Nacken loszulassen. Warten Sie, bis die Vibrationen vollständig zur Ruhe gekommen sind, bevor Sie Ihr Knie erneut anheben. (Wenn ein Stein ins Wasser geworfen wird, bilden sich Kreise auf der Wasseroberfläche. Vergleichen Sie die Vibrationen mit diesen Kreisen und beginnen Sie die nächste Bewegung erst, wenn Ihr ganzer Körper wieder zur Ruhe gekommen ist.)

3) Heben Sie anstelle des Handgelenks Ihren Ellenbogen an, indem Sie den ganzen Arm aktivieren, und lassen Sie ihn fallen (Abb. 8). Heben Sie anstelle des Knies Ihr Sprunggelenk an, was ein Anheben des gesamten Beins erfordert (Abb. 9). Heben Sie Ihre Schulter (Abb. 10) und Ihr Becken (Abb. 11) an, wobei sich beide kaum vom Boden lösen.

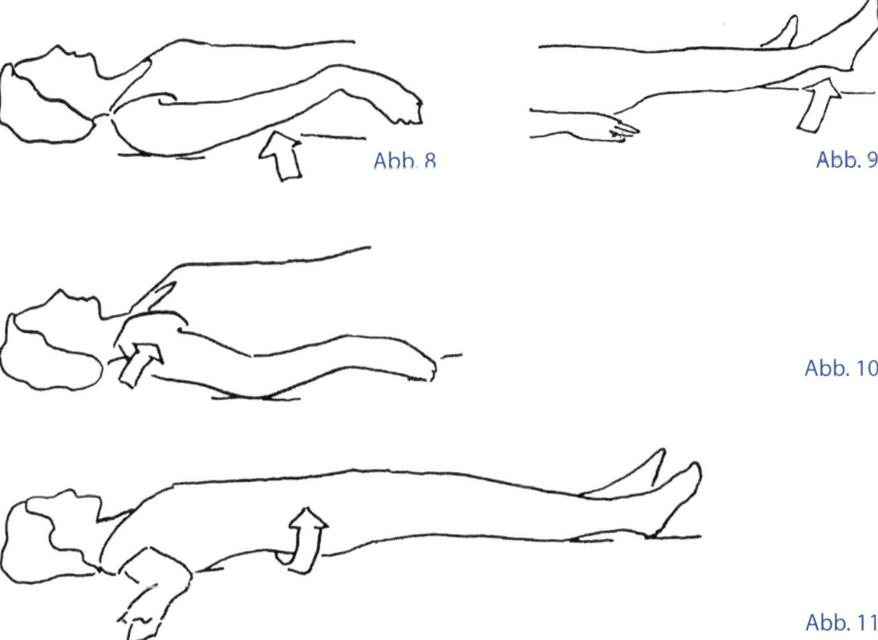

Abb. 8

Abb. 9

Abb. 10

Abb. 11

4) Anstelle von Anheben und Loslassen ist auch die Gegenbewegung möglich: nach unten gegen den Boden drücken und loslassen. Das ist auch in psychologischer Hinsicht interessant, denn es zeigt, dass *Passivität und Loslassen nicht gleichbedeutend ist mit Fallen, sondern auch ein Gefühl von Leichtigkeit erzeugen und sogar zu einer passiven Bewegung nach oben führen kann.*[11]

5) Rollen Sie den Kopf in der Rückenlage von einer Seite zur anderen und nehmen Sie wahr, wie viel Kraft Sie dafür benötigen. Halten Sie wiederholt an Stellen inne, an denen Ihr Kopf nahezu von selbst zur Ruhe kommt, und erlauben Sie ihm, passiv zu sein. Diese Ruhepositionen hängen davon ab, wie der Kopf und die Nackenmuskulatur geformt sind, und variieren von Person zu Person. Wie schwer ist Ihr Kopf? In welche Richtung lässt er sich leichter rollen?

6) Diese Übung mit dem Kopf kann in vier Phasen unterteilt und damit verfeinert werden: aktive Bewegung, aktives Halten, Loslassen und Ruhe. Machen Sie aus der Mitte heraus eine winzige Bewegung zur Seite. Halten Sie den Kopf aktiv in dieser Position, lassen Sie dann völlig los. Achten Sie besonders auf den Moment des Loslassens: Je nach der Form des Schädels rollt Ihr Kopf nach rechts, nach links oder verbleibt an Ort und Stelle. Letzteres wäre keine passive Bewegung, sondern ein Lösen am Ort.
Sie machen diese Übung nur richtig, wenn Sie die vier Phasen klar spüren – auch ohne passive Bewegung. Das aktive Halten bzw. Loslassen muss klar entschieden und gespürt werden.

7) Bewegen Sie den Kopf vor und zurück anstatt von einer Seite zur anderen (Abb. 12 und 13). Lassen Sie ihn dabei am Boden ruhen und spüren Sie jede neue Auflagefläche.

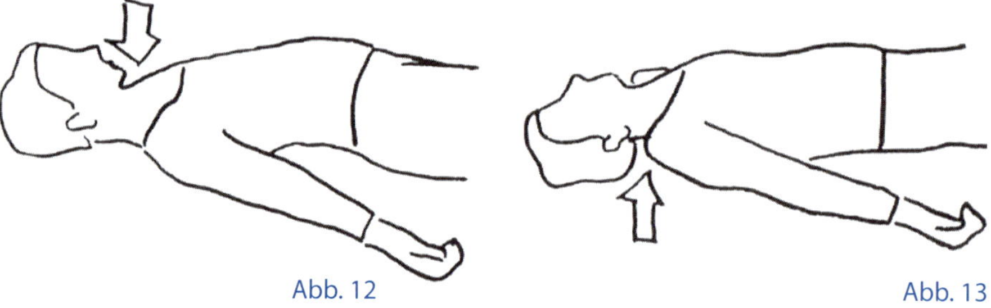

Abb. 12 Abb. 13

Die drei letzten Übungen sind vor allem dazu geeignet, schmerzhafte Nackenverspannungen zu lösen, und haben sich auch bei Schlafstörungen bewährt.

11 Siehe auch Kapitel 7.

Die Übungen mögen schlicht erscheinen, doch zu ihrer korrekten Durchführung ist ein hoch entwickeltes Bewusstsein erforderlich. Ziel ist, in jeder der vier Phasen Kontrolle über die Muskulatur zu erlangen; in der aktiven Bewegung (Anheben, Rollen oder gegen den Boden Drücken), dem aktiven Halten (Beibehalten der Position), der Entscheidung, das Halten aufzugeben, und der passiven Position (Ruhe nach dem Loslassen). Folgende Schwierigkeiten treten häufig auf:

a) Ihr Arm fällt nicht,[12] er gehorcht Ihren Anweisungen nicht. Diese Weigerung zeigt nicht nur, dass keine Passivität erreicht wurde, sondern auch, dass die vorangegangene Aktivität unbewusst durchgeführt wurde. Ist eine Handlung so zustande gekommen, kann sie nicht bewusst unterbunden werden. Sie muss bewusst erfolgen. Verändern Sie dies, indem Sie die aktive Bewegung erneut beginnen. Heben Sie Ihren Arm sehr langsam an, um möglichst viel Zeit für ein detailliertes Verfolgen der Bewegung zu haben. Fühlen Sie das Gewicht des Arms, stellen Sie fest, wie viel Kraft erforderlich ist, um den Arm zu heben, und wo diese angesiedelt ist. Sobald diese Wahrnehmung klar ist, können Sie die Kraft reduzieren und Ihren Arm fallen lassen.

b) Sie werfen Ihren Arm nach unten, anstatt ihn fallen zu lassen. Diese Bewegung beruht auf einer unbewussten Reaktion. Weil Sie den Arm nicht auf natürliche Weise fallenlassen können, tun Sie es künstlich, indem Sie ihm einen anfänglichen Impuls geben. Betrachten wir den Übergang von Aktivität zu Passivität genauer, dann wird deutlich, dass dieser in einem unbewussten Augenblick geschehen ist. Das Unvermögen zu entspannen beruht auf diesem unbewussten Augenblick; das können Sie verändern, indem Sie so verfahren wie oben. *Achten Sie besonders auf den Beginn des Anhebens:* Es muss ohne jeden Ruck erfolgen (siehe folgenden Abschnitt).

c) Die aktive Bewegung wird nicht flüssig, sondern ruckend durchgeführt. Damit sie fließend und durchgehend verläuft, muss die Bewegung extrem langsam sein (wie das Tempo einer Schnecke oder der Zeiger einer Uhr) und ihr Ausmaß auf wenige Millimeter reduziert werden. Vor allem der Beginn der Übung muss so sacht sein, dass Ihr Handgelenk beim Anheben keine plötzliche Bewegung macht. Sie sollten den Eindruck haben, als schickten Sie nur ein Quäntchen Aktivität bis zum Handgelenk, nicht darüber hinaus; diese Aktivität wird allmählich verstärkt, bis sie eben dazu ausreicht, ein winziges Anheben einzuleiten. Das mag unmöglich erscheinen, doch wenn wir die Bewegung genau studieren, sehen wir, dass das Rucken von einem

12 Der Arm dient als Beispiel, um die Erklärung zu vereinfachen; Fehler wie Berichtigungen sind typisch und betreffen jeden Teil des Körpers.

nicht angemessenen Einsatz an Kraft herrührt. Heben Sie das Handgelenk nur bis zur Höhe des ersten Zuckens an. Wenn Sie gelernt haben, dieses Zucken vorwegzunehmen und zudem erkennen, dass Widerstand von anderen Muskeln besteht, die entspannt werden müssen, wird schlussendlich eine durchgehende Bewegung möglich sein.

d) Wenn Sie diese Übung detailliert durchführen, kann es sehr gut sein, dass Sie *weitere Spannungen* wahrnehmen, obwohl Ihr Arm natürlich gefallen ist. Heben Sie in diesem Fall Ihr Handgelenk nicht erneut an, sondern verfolgen Sie die Spannungen im Innern soweit wie möglich – d.h. soweit sie spürbar sind – zurück zu ihrem Ursprung. Wenden Sie dort die erste Übung zur Entspannung an.[13]

Wird die Aktiv/passiv-Übung auf diese Weise durchgeführt, führt sie zu tiefer Entspannung; dazu ist jedoch ein Ausmaß an mentaler Konzentration erforderlich, das anfangs nur äußerst selten vorhanden ist. Hüten Sie sich vor dem Wunsch nach sofortiger Perfektion. Selbst wenn die Übung nicht so gelingt, wie Sie sich das wünschen, geschieht sie nicht vergebens und wird sich positiv auswirken.

Entspannung kann in aufeinander folgenden Schritten geschehen; hier sind deshalb Reihen von Aktiv/passiv-Bewegungen aufgeführt, deren systematische Reihe die Konzentration erheblich erleichtert. Bei diesen Reihen müssen Sie sich nicht mit Details aufhalten; die Bewegungen können zu zwei anstelle von vier Phasen verbunden werden (Hochheben und Fallenlassen). Sie können jede Bewegung mehrmals wiederholen und den Rhythmus und die Höhe des Anhebens variieren.

Aktiv/Passiv-Bewegungen: Erste Übungsreihe

Heben Sie folgende Körperteile an und lassen Sie sie fallen: (z.B. dreimal wiederholen)

- rechtes Handgelenk
- linkes Handgelenk
- rechtes Knie
- linkes Knie
- beide Handgelenke
- beide Knie
- beide Handgelenke und Knie zugleich.

13 Siehe *Bewegungslosigkeit*, S. 20.

Aktiv/Passiv-Bewegungen: Zweite Übungsreihe

Heben Sie folgende Körperteile an und lassen Sie sie fallen: (z. B. dreimal wiederholen)

- rechtes Handgelenk
- linkes Handgelenk
- rechtes Knie
- linkes Knie
- beide Handgelenke
- beide Knie
- rechtes Handgelenk und rechtes Knie
- linkes Handgelenk und linkes Knie
- rechtes Handgelenk und linkes Knie
- linkes Handgelenk und rechtes Knie
- beide Handgelenke und rechtes Knie
- beide Handgelenke und linkes Knie
- beide Knie und rechtes Handgelenk
- beide Knie und linkes Handgelenk
- beide Handgelenke und Knie zugleich.

Anstelle von Handgelenken und Knien können diese Übungsreihen auch mit Händen und Füßen (Abb. 14), Ellenbogen und Sprunggelenken (Abb. 8 und 9) und Schultern und Becken (Abb. 10 und 11) durchgeführt werden.

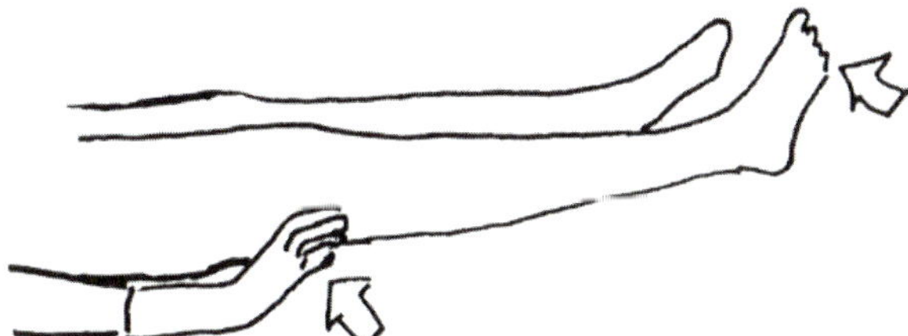

Abb. 14

Anstelle der Rückenlage können Sie auf dem Bauch liegen und die gleiche Art der Übungen mit den Ellenbogen, Schultern, Händen, Knien, Sprunggelenken und beiden Seiten des Beckens durchführen.

Behalten Sie die Reihenfolge bei, doch anstatt die jeweiligen Bereiche anzuheben und fallen zu lassen, drücken Sie mit diesen nach unten gegen den Boden und lassen Sie dann wieder los. Verändern Sie die Reihenfolge nicht; das fördert die Konzentration, verbessert die Koordination zwischen rechter und linker Seite sowie oberer und unterer Körperhälfte und bringt damit das Nervensystem ins Gleichgewicht.

Ihr Rumpf muss während der Übungen passiv bleiben. Indem Sie bewusst verfolgen, wo der Körper am Boden aufliegt, wird ersichtlich, wie durch die verschiedenen Bewegungen Gewichtsverlagerungen geschehen.

Aktiv/Passiv-Bewegungen: Dritte Übungsreihe

- Rollen Sie Ihren Kopf von einer Seite zur anderen: nach links und loslassen; nach rechts und loslassen.
- Neigen Sie den Kopf in kleinen Bewegungen nach hinten und vorne: nach hinten und loslassen; nach vorne und loslassen.
  Wiederholen Sie diese Sequenz zwei- bis dreimal.

Aktiv/Passiv-Bewegungen: Vierte Übungsreihe

- Bewegen Sie sich von Ihren Lendenwirbeln aus in Richtung Boden und lassen Sie wieder los (Abb. 13).
- Bewegen Sie sich von Ihren Halswirbeln aus in Richtung Boden und lassen Sie wieder los (Abb. 12).

Bitte beachten Sie, dass die Halswirbel den Boden nicht berühren können; diese Übung bewirkt nur, dass sich die Wölbung des Nackens streckt. Komplementäre passive Bewegungen in Hals- oder Lendenwirbelsäule sollten ungehindert zugelassen werden.[14]

Selbstverständlich können Sie sich Ihre eigene Übungsreihe zusammenstellen und dazu die Bereiche des Körpers auswählen, die besonders stark nach Ruhe und Regeneration verlangen. Das Prinzip bleibt immer gleich, d. h. die folgende Reihenfolge muss gewissenhaft beibehalten werden: Bewegung, aktives Halten, Loslassen, Ruhen.

Teilpassivität: Unterscheiden der verschiedenen Körperbereiche

Teilpassivität bedeutet, einen Teil des Körpers zu entspannen, während ein anderer Bereich aktiv ist. Sie sollten fähig sein Ihre Energie nach Belieben lenken zu können, ohne andere Muskeln in unnötiger Aktivität mit einzubeziehen.

---

14 Eine Übung von Rosalia Chladek; siehe Literatur.

Das ist selbstverständlich überaus wichtig. Zunächst einmal bedeutet es einen ökonomischen Umgang mit Energie; zudem wird Arbeit leichter. Die Muskulatur steigert ihre Effizienz, und es bestehen keine unnötigen Spannungen, die zu lähmender Steifheit führen können. Ihre Fähigkeit zur Unabhängigkeit wächst: Die Arbeitsweise verbessert sich. Man wird nicht von unnötigen Spannungen gehemmt. Die Bewegung wird genauer, die Geschwindigkeit erhöht, man wird geschickter. Sie konzentrieren sich, ohne die Stirn zu runzeln, putzen die Zähne, ohne die Schulter hoch zu ziehen, benutzen eine Schere, ohne den Kiefer zu bewegen, arbeiten mit der rechten Hand, ohne die linke anzuspannen, führen ein Telefonat, ohne auf einen Zettel zu kritzeln usw. In den meisten Berufen ist es wichtig, Augen und Hände bzw. rechte und linke Hand unabhängig voneinander benutzen zu können; oft geht es darum, die einzelnen Finger (Tippen oder Klavierspielen) oder Füße und Hände (Autofahren oder Orgelspielen) unabhängig voneinander zu gebrauchen.

Die folgenden Übungen widmen sich dieser Teilpassivität bzw. Unabhängigkeit; da ihrer Zahl theoretisch keine Grenzen gesetzt sind, sind hier nur Übungen von allgemeinem Interesse aufgeführt. Da das Prinzip leicht zu verstehen ist, können Sie sich selbst Übungen ausdenken, die auf Ihre individuellen Bedürfnisse zugeschnitten sind.

Unterteilen Sie diese Übungen immer in vier Phasen: Bewegung, Halten, Loslassen, Ruhe.

a) Heben Sie im Stehen die Arme an und lassen Sie sie fallen (Abb. 15). Ihre Arme sind passiv, während Beine, Rumpf und Hals aktiv sind (das entspricht der normalen Aktivität im Stehen). Achten Sie darauf, die Position des Rückens zu erhalten, wenn Sie die Arme fallen lassen. Lassen Sie die Arme ausschwingen, bis die Bewegung von alleine zum Stillstand kommt.

b) Setzen Sie sich in einen Stuhl oder Sessel mit Rückenlehne, heben Sie einen Unterschenkel an und lassen Sie ihn fallen (Abb. 16).

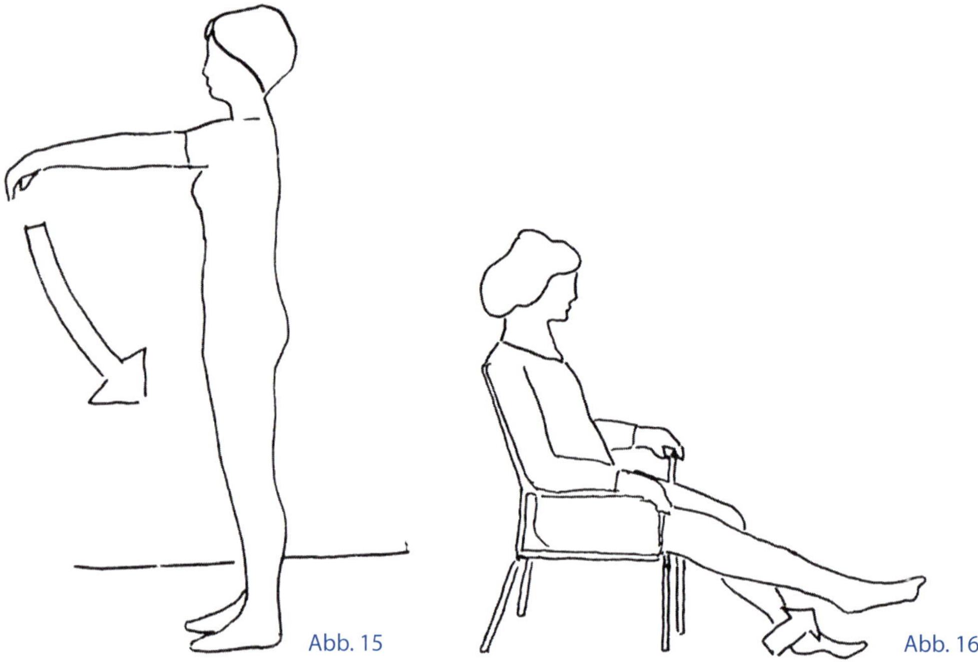

Abb. 15 Abb. 16

c) Verlagern Sie das Gewicht des Körpers im Stehen auf ein Bein, heben Sie das andere Knie an und lassen Sie es fallen, ohne das Becken zu kippen (Abb. 17). Stützen Sie sich, falls nötig, mit den Händen an einer Wand ab.

d) Halten Sie im Stehen einen Tennisball, ein Tuch oder einen anderen kleinen Gegenstand in der Hand. Heben Sie den Arm an und lassen Sie ihn fallen, ohne den Gegenstand loszulassen (Abb. 18). Beim Loslassen ist Ihre Hand aktiv, während Schulter und Ellenbogen passiv sind. *Wichtig für alle manuellen Tätigkeiten.*

e) Öffnen Sie im Stand Ihre Beine leicht und verlagern Sie das Gewicht von einem Bein auf das andere; lassen Sie dabei die Arme frei und passiv schwingen (Abb. 19).

Diese Übungen, die sich unendlich variieren lassen, sind bei der täglichen Arbeit, gleich welcher Art, von grundlegender Bedeutung, da sie die Unabhängigkeit der Gliedmaßen, insbesondere der Hand in Bezug auf den Körper gewährleisten. Es wird daher dringend empfohlen, *diese Übungen zu lernen und auf tägliche Verrichtungen anzuwenden.*

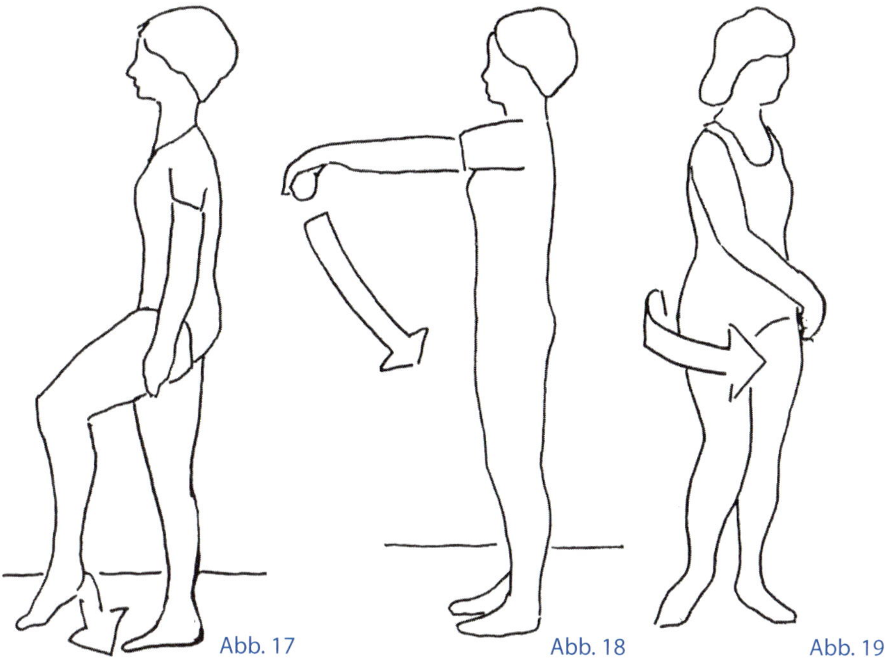

Abb. 17 Abb. 18 Abb. 19

Wird ein Körperteil durch die Aktivität der Hand passiv bewegt, gehört das auch zu dieser Übungskategorie. Es gibt nur wenige solcher Übungen, doch sie sind äußerst effektiv:

f) Mobilisieren Sie Ihre Hand oder Ihre Finger mit der anderen Hand. Lassen Sie dazu eine Hand passiv auf einem Tisch ruhen; ziehen Sie mit der anderen Hand einen Finger nach dem anderen nach hinten und lassen Sie ihn von selbst zurückschnellen. Ziehen Sie dann die ganze Hand soweit nach hinten, wie es das Handgelenk erlaubt (Abb. 20 und 21).

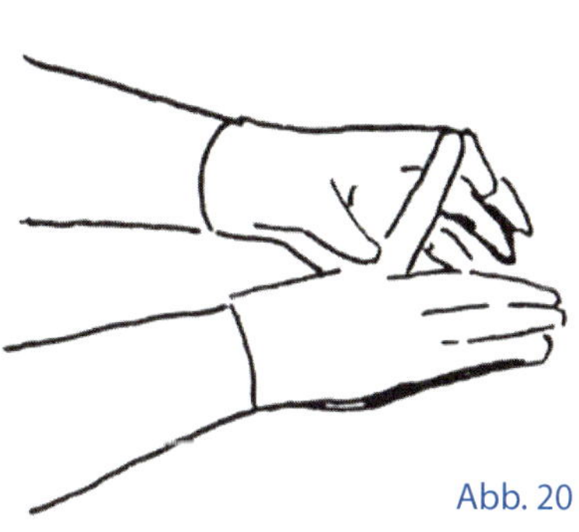

Abb. 20

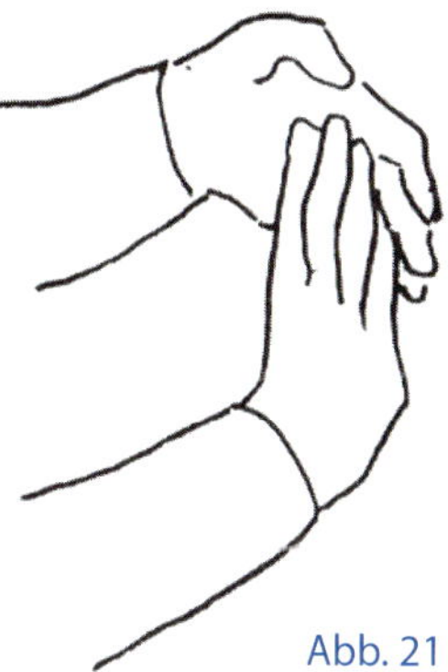

Abb. 21

g) Setzen Sie sich auf den Boden oder auf einen Stuhl. Bewegen Sie Ihre Zehen mit Ihren Händen, indem Sie einen Zeh nach dem anderen in Richtung Fußrücken ziehen (Abb. 22).

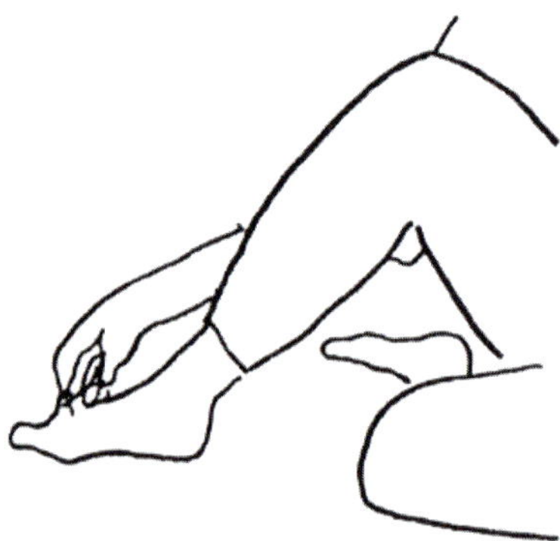

Abb. 22

h) Setzen Sie sich auf einen Stuhl und legen Sie einen Fuß auf das andere Knie. Halten Sie das Bein oberhalb des Knöchels fest. Ziehen Sie mit der anderen Hand erst jede einzelne Zehe zu sich hin und schließlich alle Zehen zugleich; dabei bewegt sich der ganze Fuß im Sprunggelenk (Abb. 23).

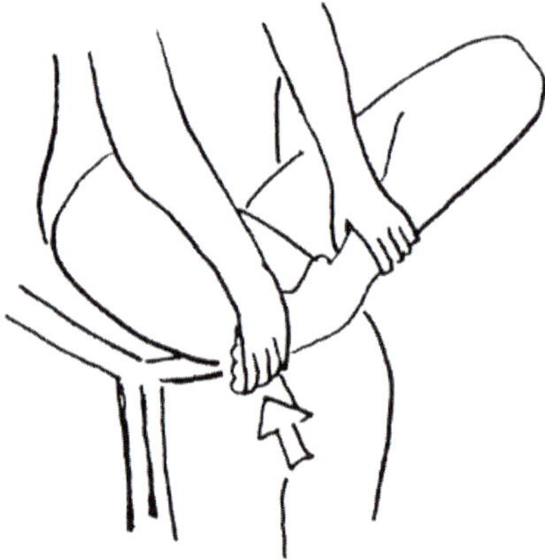

Abb. 23

Folgende Übungen sind gut gegen Müdigkeit, Krämpfe und Sehnenentzündung und kräftigen Hände und Füße:

i) Bewegen Sie die Ohren, Kopfhaut und Gesichtsmuskulatur mit Ihren Händen. Das hilft gegen Erkältung, Sinusitis oder Kopfschmerzen, die auf muskulären Verspannungen beruhen.

j) Mobilisieren Sie Ihre Knie, Ellenbogen usw., indem Sie die Gelenke mit Hilfe der Hände aktivieren (Abb. 24).

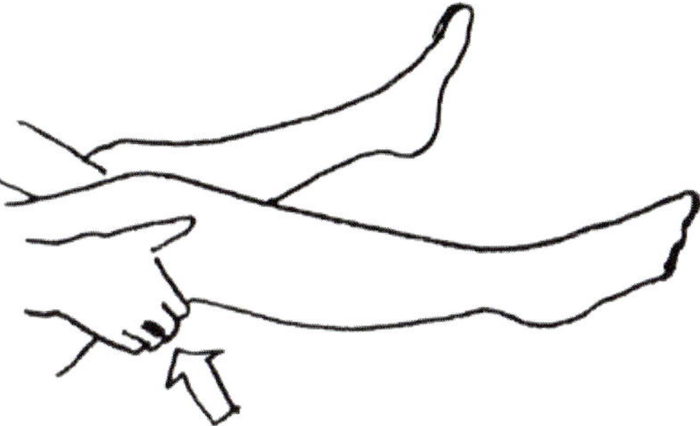

Abb. 24

k) Auch die Muskulatur von Waden, Oberschenkeln, Armen, Flanken und Bauch können passiv bewegt werden. Bearbeiten Sie Haut und Muskeln mit kneifenden Griffen (Abb. 25).

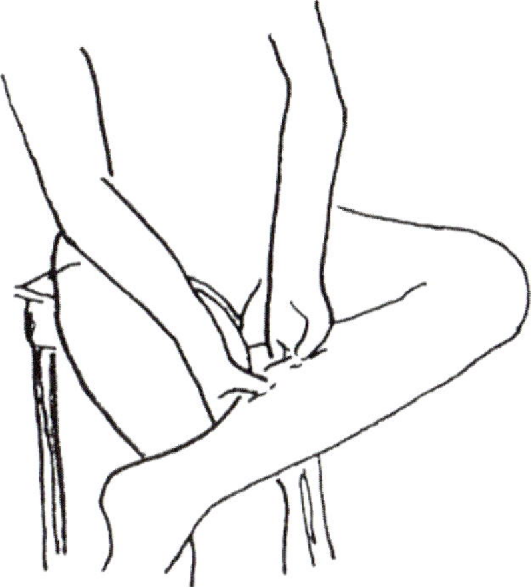

Abb. 25

Da es darum geht, in den mobilisierten Bereichen Passivität zu erzielen, muss *die Aufmerksamkeit voll und ganz auf diese Körperteile gerichtet sein* und nicht auf die Hand, die die Bewegung lenkt. Es ist völlig natürlich, bei der Bewegung an das aktive Glied zu denken; diese Übungen werden jedoch nur Wirkung zeigen, wenn Sie *den bewegten Bereich und seine Passivität differenziert wahrnehmen*: ein gutes Beispiel für die Notwendigkeit bewusster Passivität. Um diese zu erreichen, müssen die Bewegungen langsam durchgeführt und wiederholt angehalten werden, damit das mobilisierte Glied oder der mobilisierte Bereich besser wahrgenommen werden kann.

Erlernen einer neuen Fertigkeit

Für das Erlernen einer neuen Fertigkeit – egal, ob es sich dabei um eine Sportart, das Spielen eines Instruments, den Gebrauch einer Maschine usw. handelt – muss Teilpassivität angewendet werden: Was bedeuten Flexibilität und Geschick anderes als die Fähigkeit, im richtigen Moment zwischen Aktion und Loslassen abzuwechseln? Der Rahmen dieses Buches erlaubt uns nicht, auf die Einzelheiten einer bestimmten Technik einzugehen; wir können hier nur die allgemeinen Regeln anführen:

1) Entspannen Sie *vor* einer Bewegung die Muskeln, die für diese Bewegung eingesetzt werden sollen.
2) Entspannen Sie die Muskeln nach der Bewegung erneut. Wechseln Sie Aktivität und Passivität miteinander ab, bis dieser Übergang sehr rasch gelingt.

   Dabei hat sich bewährt, wie folgt zu zählen:

   - Aktiv 1-2-3-4
   - Passiv 1-2-3-4

   Sobald das gelingt, zählen sie nur noch:

   - Aktiv 1-2-3
   - Passiv 1-2-3

   und schließlich:

   - Aktiv 1-2
   - Passiv 1-2.

Reduzieren Sie die Zeitspanne nach und nach, bis die Intervalle nur noch Sekundenbruchteile in Anspruch nehmen. Diese Methode gewährt Schnelligkeit und Flexibilität und erzeugt also Kompetenz.

3) Handeln Sie erst, *wenn Sie das Ziel der Bewegung visualisiert haben*. Tippfehler beruhen beispielsweise häufig auf einem blinden Einsatz von Aktivität.[15]
4) Stürzen Sie sich *angesichts einer besonders schwierigen Aufgabe* nicht sofort in die Aktion. Zuerst sollten alle Muskeln, deren Beteiligung ansteht, entspannt sein. Das gibt Ihnen zudem ausreichend Zeit, sich den Verlauf der Bewegung vorab zu vergegenwärtigen.

---

15 Siehe *Leichte Bewegungen: «Zeichnen»*, S. 139.

5) Arbeiten Sie nicht, wenn Sie müde sind. Selbst wenn das Gefühl von Müdigkeit nur partiell sein sollte: Entspannen Sie sofort alle betroffenen Körperbereiche und gehen Sie, wenn nötig, zu passiven Bewegungen über. Sie vermeiden so Steifheit, Übermüdung, Entzündungen der Sehnen usw.

6) Achten Sie darauf, dass nur die notwendigen Muskeln arbeiten, *und denken Sie gleichzeitig an die Aufrichtung des restlichen Körpers.* Sinken Sie nie in sich zusammen; Zusammenfallen steht für ein falsches Verständnis von Entspannung.[16]

7) Die aktiven Bewegungen müssen mit einem deutlichen Gefühl von «Kontakt» und «Durchströmen» erfolgen.[17]

Entspannung meistern

Wenn Sie sich mit der Fähigkeit, passiv zu bleiben, intensiver beschäftigen, werden Sie feststellen, dass die Empfindung von Passivität und der darauf folgenden Ruhe nicht auf die Muskulatur alleine beschränkt ist, sondern auch in den Knochen auftritt. Beim Anheben des Handgelenks werden Sie nicht nur die Anstrengung im Bizeps wahrnehmen, sondern auch das Aktivieren des Handgelenks selbst, welches hauptsächlich aus Knochen besteht. Desgleichen beim Loslassen: Passivität wird nicht nur im Bizeps verspürt, sondern auch in den Knochen des Handgelenks. *Willentliche Steuerung ist bei Passivität ebenso sehr wie bei Bewegung in den Knochen vorhanden.* Die Bewegung der Knochen lässt uns erkennen, wie die verschiedenen Teile unseres Körpers angeordnet sind. Die Vorstellung, einen Knochen zu entspannen, mag merkwürdig erscheinen, doch wenn dieses Entspannen bedeutet, *den Knochen nicht länger festzuhalten*, wird es verständlich und durchaus machbar.[18] Bewusstsein für die Knochen zu entwickeln, ist demnach für Entspannung ebenso elementar wie für die Bewegung.

Das gleiche Phänomen trägt sich im Bindegewebe zu (Sehnen, Knorpel usw.). Wenn Sie sich beispielsweise am Ohr ziehen, ist nicht nur in den Ohrmuskeln, die am Schädel ansetzen, sondern auch in der Ohrmuschel und dem Bereich des Ohrläppchens, an dem gezogen wird, ein Gefühl von Loslassen und Ruhe zu spüren.

Gleiches gilt für das Gewebe von Haut, Nägeln, Zähnen und Haaren. Auch das scheint ein Ding der Unmöglichkeit zu sein: Wie soll ich einen Fingernagel

16 Siehe Kapitel 5.
17 Siehe Kapitel 3.
18 Besonders wichtig ist das in den Übungen zu Kontakt und Durchströmen; siehe Kapitel 3.

«entspannen»? Doch *das subjektive Empfinden von Ruhe ist möglich und muss tatsächlich bemerkt werden, damit sich die volle Wirkung einstellt.*

Im Prinzip sind dem Empfinden von Entspannung keine Grenzen gesetzt. Sie ist selbst auf der Ebene der Drüsen, der Verdauungsorgane und anderer Eingeweide sowie der Sinnesorgane erfahrbar.[19] Physiologisch ist dieses Phänomen einfach zu erklären: Um einen bestimmten Bereich des Körpers zu entspannen, müssen wir alle betroffenen Muskeln, große wie kleine, loslassen. Das wirkt sich auf das neuromuskuläre System aus, und der Tonus verändert sich. Dieser Umstand ist bedeutsam genug, um die eintretenden Effekte zumindest grob zu erklären. Die Durchblutung wird angeregt (was wir als Hitze, Pulsieren und Prickeln empfinden); das Gewebe wird stärker durchspült, Zellen werden besser mit Nährstoffen versorgt und Abfallprodukte gründlicher entsorgt. Das führt zu tieferer Regeneration, rascherer Heilung und einer vermehrten Widerstandsfähigkeit gegen äußere Einflüsse.[20]

Übungen zu zweit

Bei diesen Übungen kontrolliert eine Person die Passivität der anderen, indem sie deren Arme, Beine, Kopf, Rumpf sowie jeden kleineren Bestandteil dieser Körperregionen passiv bewegt (Abb. 26–29; siehe auch Abb. 67–76).

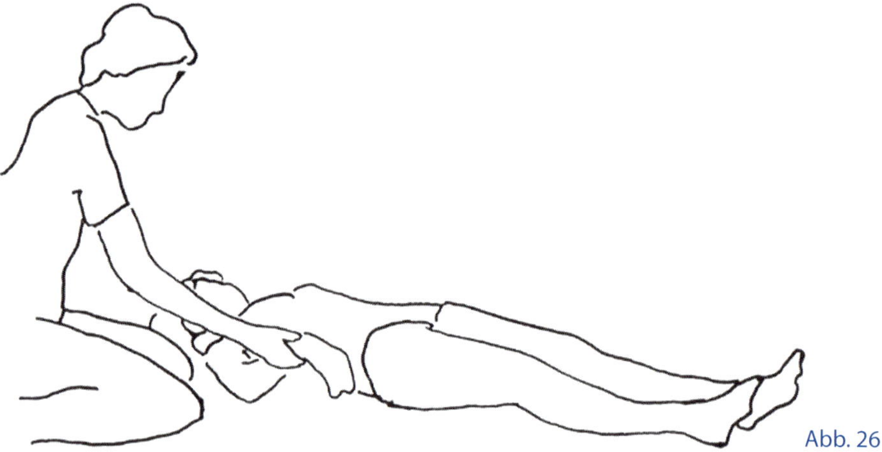

Abb. 26

19 «Die Kunst des Sehens» von Aldous Huxley; siehe Literatur.

20 Zur genauen Erklärung sei auf spezielle physiologische Veröffentlichungen verwiesen, vor allem, was den Einfluss von Entspannung und Eutonie auf das autonome, fusimotorische und vasomotorische System anbelangt.

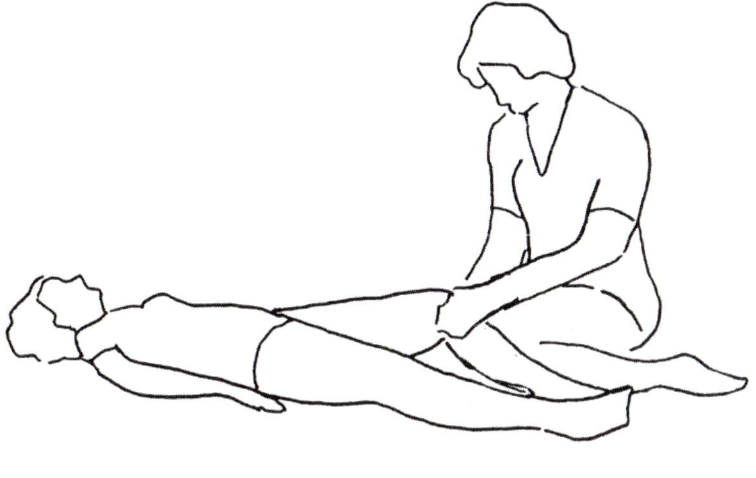

Abb. 27

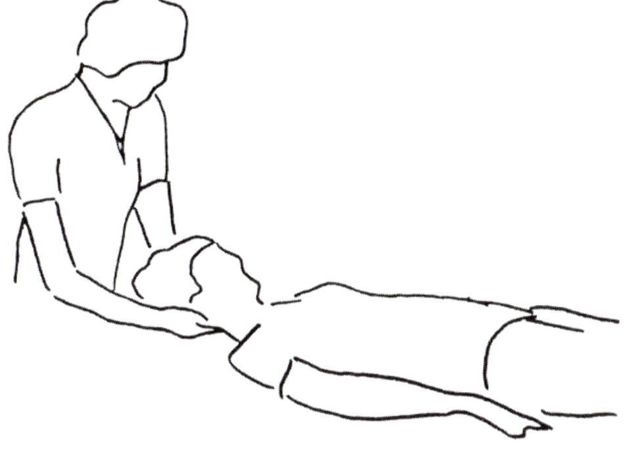

Abb. 28

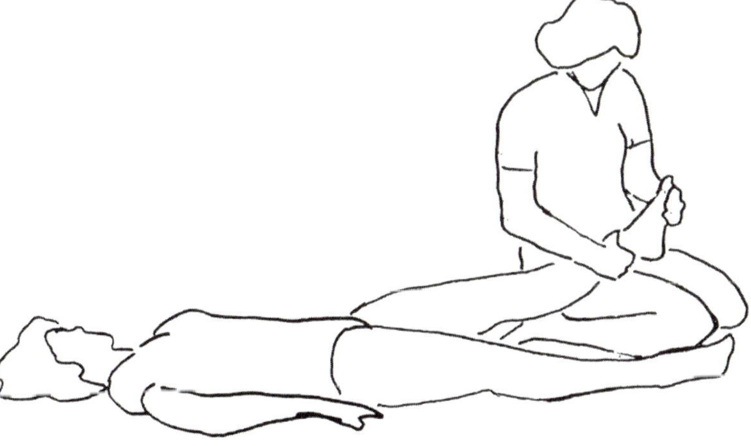

Abb. 29

Diese Bewegungen dürfen die Partnerin/den Partner weder erschrecken noch ihr/ihm Unbehagen bereiten. Sie sollten sanft durchgeführt werden; wiederholtes Innehalten erlaubt der Person, die bewegt wird, sich die Position ebenso wie die Auflageflächen – ohne die kein Loslassen möglich wäre – bewusst zu machen. Lassen Sie Kopf und Arme nicht abrupt fallen und rütteln Sie nicht grob an den Gliedern. Vermeiden Sie, Bewegungen mechanisch zu wiederholen; verändern Sie die Position stattdessen stets auf unterschiedliche Weise, so dass die nächste Bewegung nicht vorhersehbar ist. Diese vielfältigen Bewegungen sollten mit allen Gliedmaßen langsam und mit zahlreichen Pausen durchgeführt werden.

Passives Bewegen zu zweit eignet sich hervorragend dazu, verborgene Spannungen zu entdecken und zu lösen. Zudem fördern sie das Bewusstsein für den Körper erheblich.[21] Wer Eutonie professionell unterrichtet, muss dieses besondere Mittel, Passivität zu erlangen, gründlich studieren.

Bei dieser Studie darf ein wichtiges Detail nicht übersehen werden: Solange Sie das Gefühl haben, ein Körperteil bewegen zu müssen, um dessen Passivität zu spüren, ist das der Beweis, dass Ihre Sensibilität noch nicht vollständig entwickelt ist. Die aktiven Partner/innen müssen – ebenso wie die passiven – über ein hohes Maß an Sensibilität verfügen, um Entspannung sowohl beim Innehalten als auch während einer Bewegung beurteilen zu können. Das Empfinden von Passivität oder Aktivität sollte nicht gleichbedeutend sein mit Bewegungslosigkeit bzw. Bewegung. *Bewegungslosigkeit kann ebenso wie Bewegung sowohl aktiv als auch passiv sein.* Das Empfinden von Passivität muss klar definiert sein. *Es ist eine positive Empfindung von Ruhe und Loslassen*, die sowohl während einer Bewegung als auch während einer Pause ohne Bewegung auftreten kann.[22]

Diese passiven Bewegungen erlauben uns, die Passivität unseres Partners/unserer Partnerin zu überprüfen, doch das ist bei weitem nicht alles. Sie lösen Spannungen auf äußerst effektive Art und Weise. Sie können dazu beitragen, Schmerzen zu lindern, die auf Überanstrengung oder einer falschen Bewegung beruhen, zuweilen auch Kopfschmerzen. Im Detail praktiziert stellt diese spezielle Studie eine wichtige therapeutische Methode dar und ist ein wesentlicher Teil der Behandlung, die in der professionellen Eutonie-Therapie zur Behandlung verschiedener Krankheiten durchgeführt wird.[23]

---

21 Körperliches Bewusstsein und psychologische Wahrnehmung des Körpers; siehe Kapitel 7.

22 Siehe Kapitel 7.

23 Siehe *Schluss* am Ende des Buches.

Ohne soweit zu gehen, wäre es dennoch natürlich, wenn eine Mutter kleine Beschwerden ihrer Kinder auf diese Weise linderte. Schülerinnen und Schüler könnten im Unterricht lernen, ihre Arme zu entspannen und einen Bleistift ohne Anstrengung zu benutzen. Lehrlingen könnte beigebracht werden, ihr Handwerk ohne überflüssige Bewegungen zu verrichten; das würde eine Menge vergeudeter Energie einsparen und viel Stress vermeiden.

2. Kontrollpositionen

Mithilfe der Kontrollpositionen können wir erkennen, ob die Länge eines Muskels ausreichend und normal ist. Da die Länge vom Spannungszustand des Muskels abhängt, sind diese Positionen der Gradmesser für muskuläre Entspannung. Ein angespannter Muskel ist verkürzt und schränkt das Gelenk ein, ein entspannter Muskel ist weich und dehnbar und verleiht dem Gelenk Beweglichkeit.

Um den Spannungsgrad festzustellen, werden die beschriebenen Positionen langsam und ohne jeden Zwang eingenommen; sind die Gelenke frei, können diese mühelos beibehalten werden. Die leiseste Regung von Schmerz oder Unbehagen ist ein Anzeichen für eine Spannung oder Verkürzung[24] genau dort, wo die Empfindung auftritt. Versuchen Sie in diesem Fall nicht, sich noch weiter in die Position hinein zu begeben oder auch nur an Ort und Stelle zu verweilen, sondern lösen Sie die Situation langsam und vorsichtig auf.

Wenn Sie auf diese Weise vorgehen, ermöglichen die Positionen eine gute Überprüfung der Muskulatur. Da sie von der betreffenden Person selbst durchgeführt wird, handelt es sich um eine subjektive Kontrolle, die dennoch real, exakt und detailliert ist. Sie verrät nicht nur die vorhandenen Spannungen, sondern auch deren Ausmaß und Ort. Zudem ist visuelle Beobachtung von außen möglich. Ein verspannter Mensch wird nicht in der Lage sein, die Kontrollpositionen korrekt einzunehmen oder beizubehalten.

Die zehn wichtigsten Kontrollpositionen

Lesen Sie bitte erst das ganze Kapitel, bevor Sie diese Positionen ausprobieren. *Erzwingen Sie nichts und losen Sie jede Position beim ersten Zeichen von Unbehagen oder Schmerz auf.*

24 Eine Verkürzung ist eine dauerhafte Veränderung im Gewebe, die durch mangelnde Durchblutung infolge anhaltender Spannungen verursacht ist.

Die Überschriften bezeichnen die kontrollierten Bereiche; gleichzeitig kontrollierte Bereiche werden in Klammern angeführt. Welcher Bereich des Körpers besonders angespannt ist, ist von Mensch zu Mensch verschieden.

1. Kontrolle der Zehen (und der Knie)

Knien Sie sich hin, stellen Sie die Füße mit gebeugten Zehen auf und setzen Sie sich auf die Fersen; der Oberkörper bleibt aufrecht (Abb. 30).

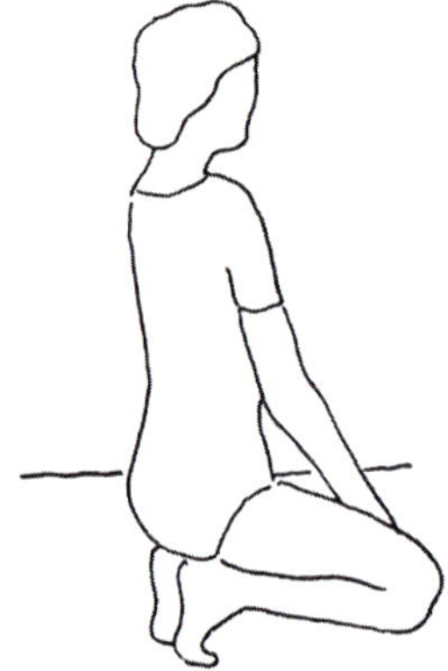

Abb. 30

Varianten:

a) Nehmen Sie die Fersen zusammen; Ihr Gewicht ruht dadurch hauptsächlich auf den großen Zehen (Abb. 31).
b) Entfernen Sie die Fersen etwas voneinander; Ihr Gewicht erreicht nun auch die kleinen Zehen (Abb. 32).

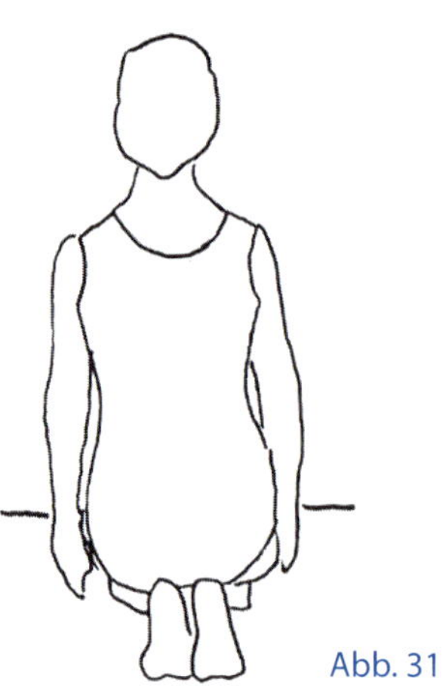

Abb. 31

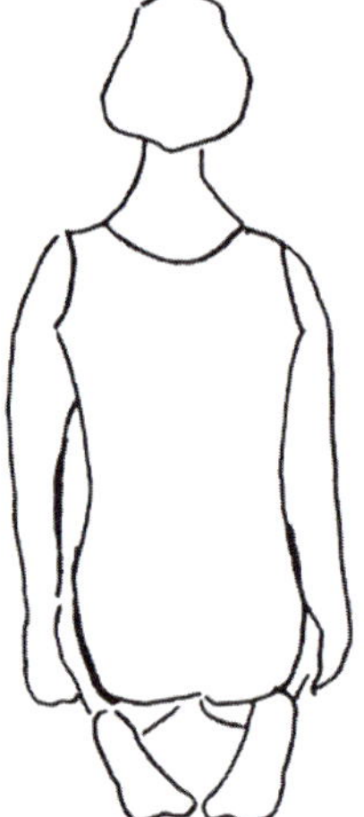

Abb. 32

2. Kontrolle der Sprunggelenke (Füße und Knie)

Knien Sie sich hin, legen Sie die Fußrücken am Boden ab und setzen Sie sich mit aufgerichtetem Oberkörper auf die Fersen (Abb. 33).

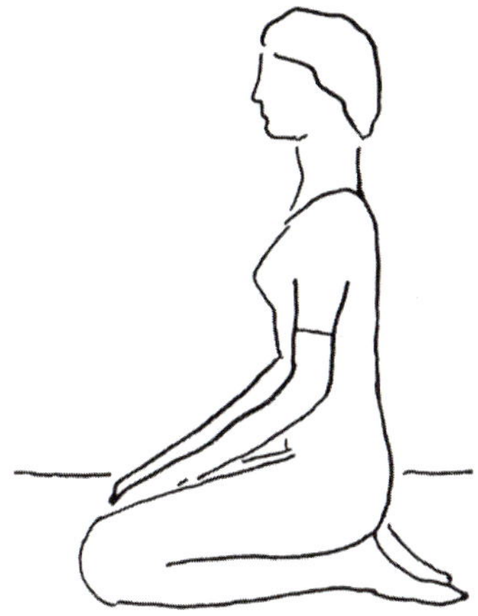

Abb. 33

Varianten:

a) Nehmen Sie die Fersen zusammen (Abb. 34).
b) Bringen Sie die Fersen in die normale, leicht geöffnete Position. Stützen Sie sich nach hinten auf die Hände und heben Sie die Knie an (Abb. 35).

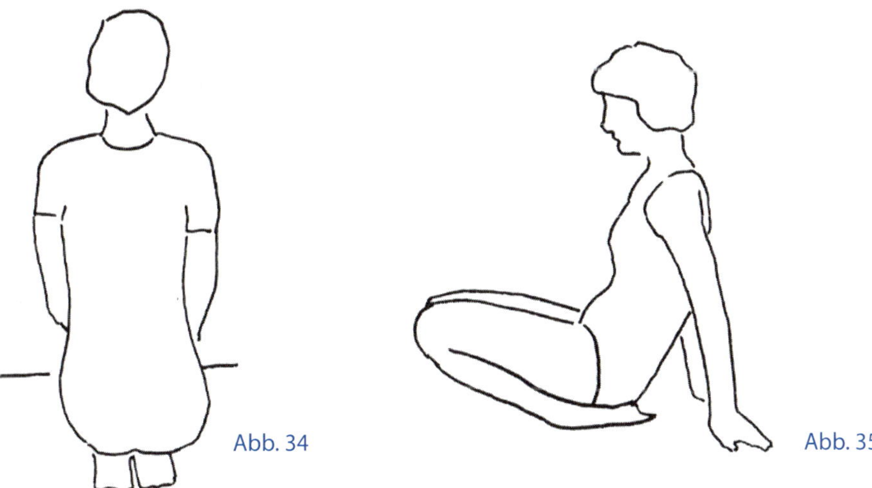

Abb. 34

Abb. 35

3. Kontrolle der Knie (Sprunggelenke, Hüftgelenke und Füße)

Knien Sie sich hin, legen Sie die Fußrücken am Boden ab und setzen Sie sich mit aufgerichtetem Oberkörper zwischen die am Boden abgelegten Füße (Abb. 36).

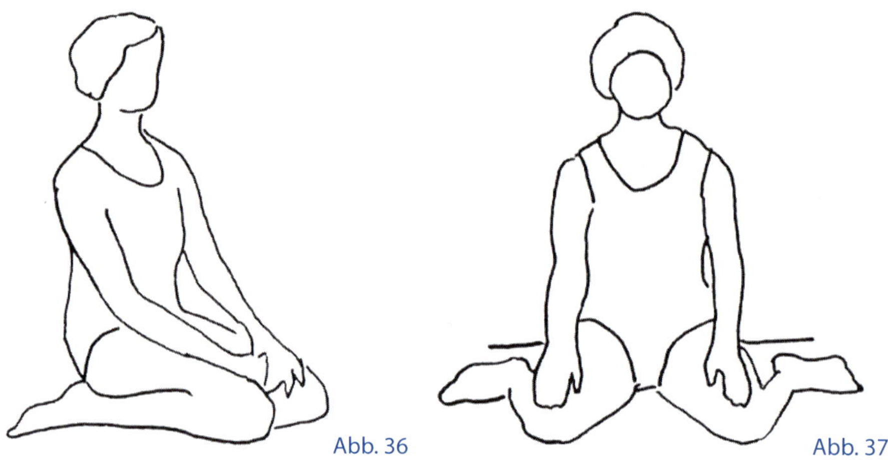

Abb. 36

Abb. 37

Varianten:

a) Öffnen Sie die Knie, lassen Sie dabei die Füße nach außen zeigen (Abb. 37).

b) Beugen Sie den Oberkörper aus den Hüftgelenken heraus nach vorne in Richtung Boden (Abb. 38).

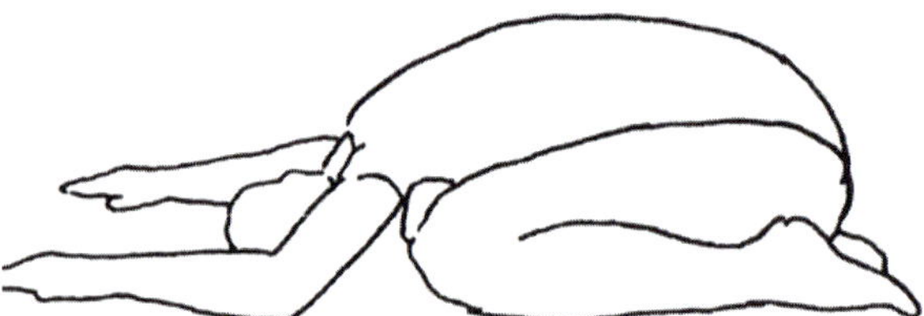

Abb. 38

c) Legen Sie den Oberkörper nach hinten am Boden ab (Abb. 39).

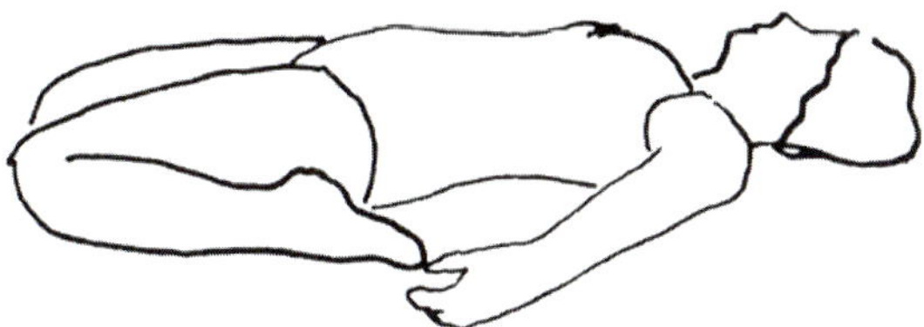

Abb. 39

4. Kontrolle der Hüftgelenke (Oberschenkel und Beckenmuskulatur)

Kommen Sie in den Schneidersitz, führen Sie ein Knie über das andere und ziehen Sie beide Füße mit den Händen neben das Becken (Abb. 40).

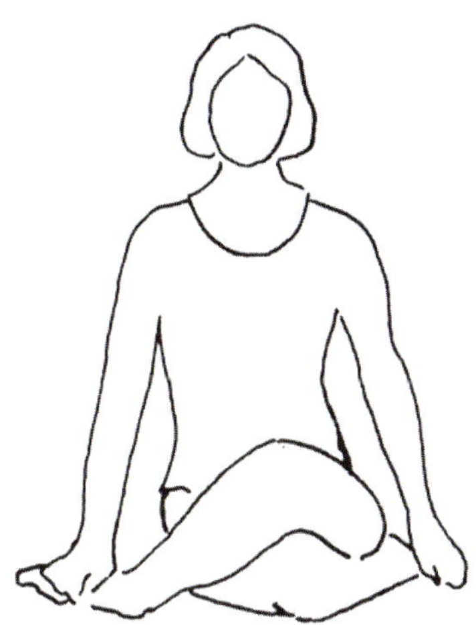

Abb. 40

Varianten:

a) Lehnen Sie sich nach vorne (Abb. 41).
b) Drehen Sie den Oberkörper und fassen Sie die Füße (Abb. 42). (Kontrolle von Wirbelsäule und Taille)

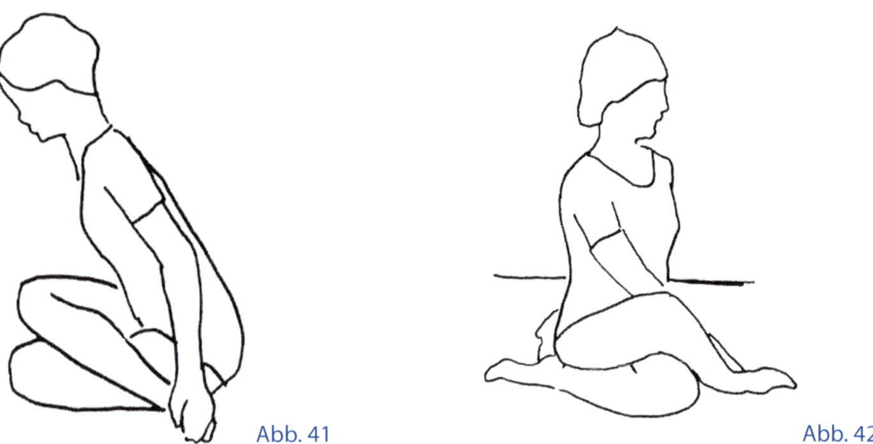

Abb. 41 Abb. 42

5. Kontrolle der Hüftgelenke (Oberschenkel und Sprunggelenke)

Kommen Sie in den Schneidersitz, legen Sie einen Fuß auf den gegenüberliegenden Oberschenkel und den anderen Fuß unter den anderen Oberschenkel (Abb. 43).

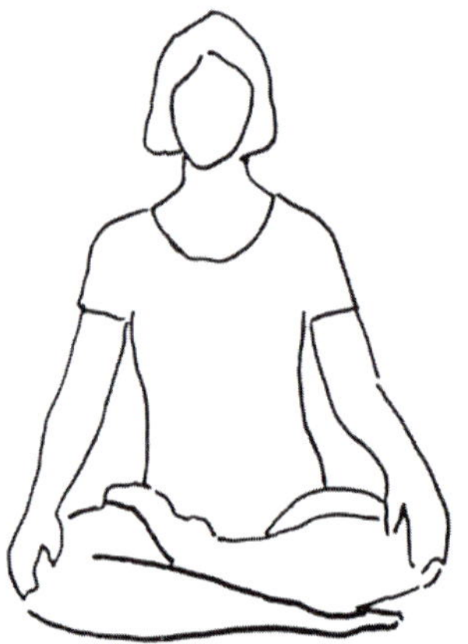

Abb. 43

Varianten:

a) Legen Sie einen Fuß vor dem anderen am Boden ab (Abb. 44).
b) Legen Sie die Füße auf dem jeweils gegenüberliegenden Oberschenkel ab (Abb. 45).
c) Beugen Sie den Oberkörper nach vorne, halten Sie den Rücken gerade und legen Sie die Stirn am Boden ab (Abb. 46).
d) Legen Sie den Oberkörper hinten am Boden ab (Abb. 47).
e) Neigen Sie sich von einer Seite zur anderen (Abb. 99).
(Kontrolle von Wirbelsäule, Brustkorb und Taille)
f) Variieren Sie die Position der Füße wie beschrieben und beugen Sie den Oberkörper nach vorne, zur Seite und nach hinten.

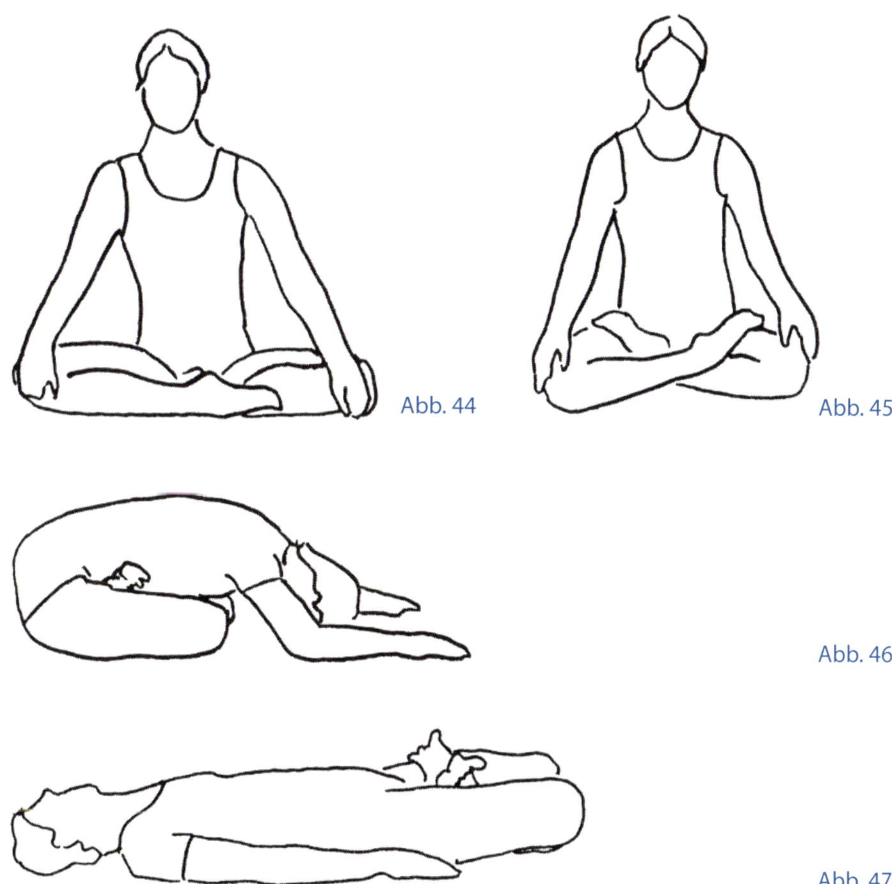

Abb. 44

Abb. 45

Abb. 46

Abb. 47

6. Kontrolle der rückwärtigen Muskulatur (Nacken, Rücken, Oberschenkel und Beine)

Setzen Sie sich auf den Boden, strecken Sie die Beine nach vorne aus, fassen Sie die Füße und legen Sie den Kopf auf die Knie. Entspannen Sie sich in dieser Position (Abb. 48).

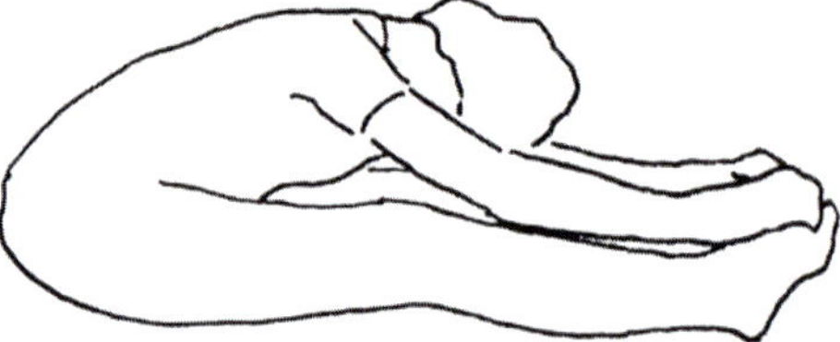

Abb. 48

Varianten:

a) Stellen Sie die Beine auf, umfassen Sie die Knie mit den Armen und legen Sie die Stirn auf den Knien ab (Abb. 49).
(Kontrolle von Nacken und oberem Rücken)

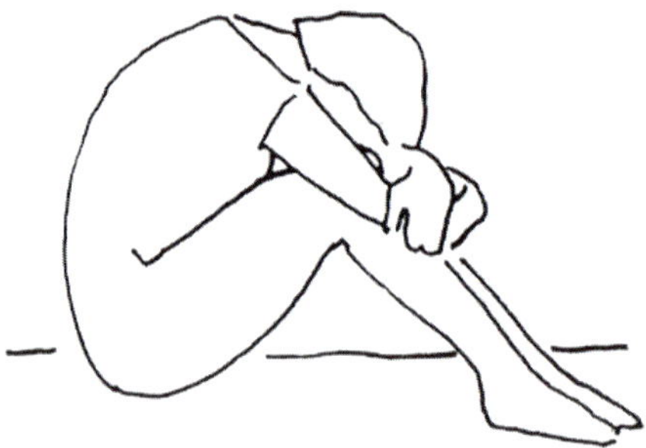

Abb. 49

b) Verschränken Sie die Arme unter den Kniekehlen und fassen Sie Ihre Ellenbogen. Lassen Sie die Füße nach vorne gleiten und bringen Sie die Unterarme zum Boden, ohne die Ellenbogen loszulassen (Abb. 50).
(Kontrolle von unterem Rücken und Oberschenkeln)

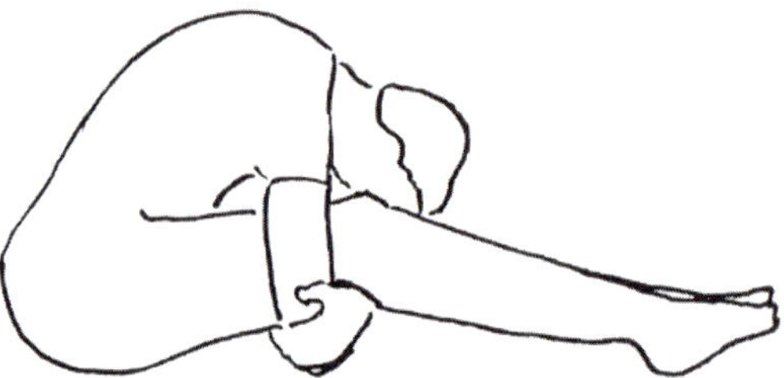

Abb. 50

c) Grätschen Sie Ihre Beine so weit wie möglich, neigen Sie Ihren Oberkörper nach vorne und legen Sie den Kopf und die Unterarme am Boden ab (Abb. 51).

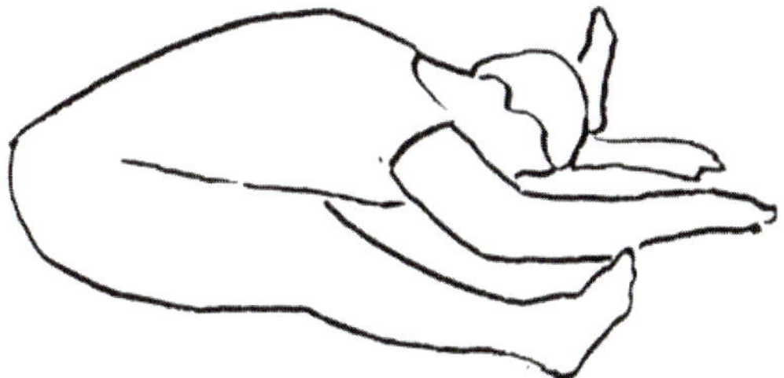

Abb. 51

7. Kontrolle der rückwärtigen Muskulatur (Nacken und Rücken)

Legen Sie sich auf den Rücken und strecken Sie die Arme über den Kopf. Führen Sie die Beine über den Kopf nach hinten in Richtung Boden und stellen Sie die Knie, abhängig von der Länge der Oberschenkel, entweder neben dem Kopf oder weiter hinten am Boden ab (Abb. 52). *Kehren Sie langsam aus dieser Position zurück,* ziehen Sie die Knie zur Brust und ruhen Sie sich aus.

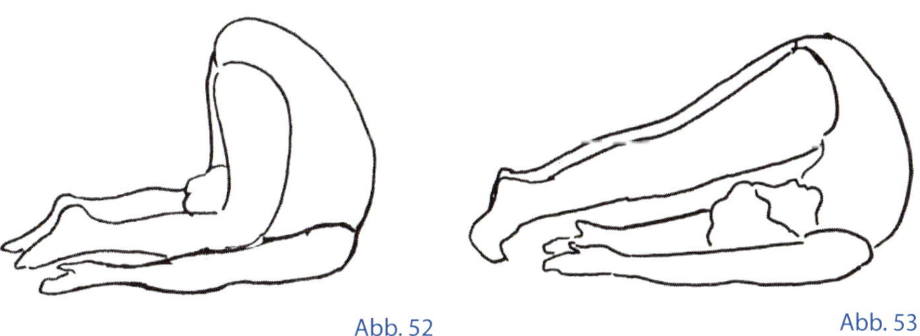

Abb. 52 Abb. 53

Varianten:

a) Strecken Sie Ihre Beine so weit wie möglich hinter dem Kopf aus (Abb. 53).

b) Üben Sie diese Positionen mit nach unten gestreckten Armen; die Handflächen weisen dabei zum Boden.

8. Kontrolle der Taille (Schultern, seitliche Muskulatur und Beckenmuskulatur)

Legen Sie sich auf den Rücken, verschränken Sie die Hände hinter dem Kopf und stellen Sie beide Knie auf. Schlagen Sie ein Knie über das andere und lassen Sie beide Beine zu dieser Seite sinken, bis das obere Knie den Boden berührt. Das Becken rollt zur Seite mit. Schultern und Ellenbogen bleiben am Boden liegen (Abb. 54).

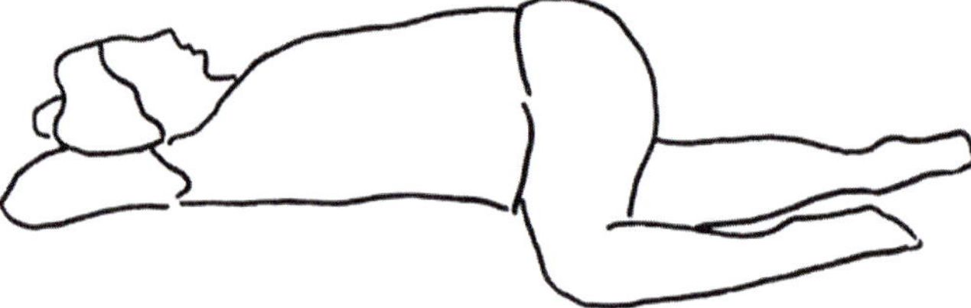

Abb. 54

Variante:

Legen Sie die Arme in einem rechten Winkel zur Körperachse am Boden ab, und strecken Sie die Beine. Führen Sie ein Bein über das andere und fassen Sie den dazugehörigen Fuß mit der gegengleichen Hand. Das Knie ist gebeugt. Die gegenüberliegende Schulter soll am Boden bleiben (Abb. 55).

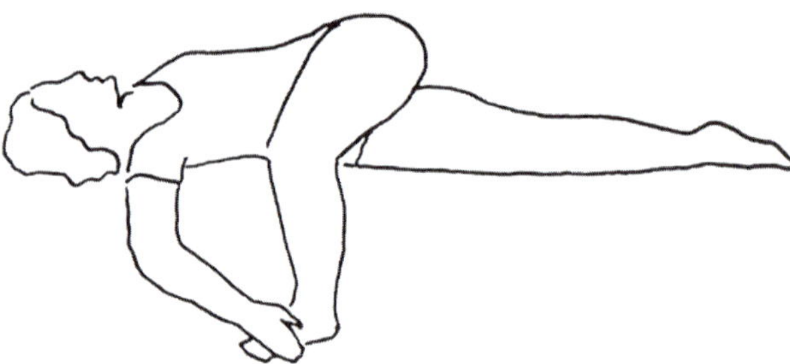

Abb. 55

9. Kontrolle der Schultern (Brustkorb, Taille und Nacken)

Legen Sie sich auf die Seite und beugen Sie die Knie; legen Sie das obere Knie vor dem unteren am Boden ab. Führen Sie den Oberkörper nach hinten, so dass die Schulterblätter am Boden zu liegen kommen. Strecken Sie den oberen Arm in einem rechten Winkel zur Körperachse aus, ohne das Knie vom Boden zu lösen. Wenn die Muskulatur in einem guten Zustand ist, wird der Arm zum Boden sinken (Abb. 56).

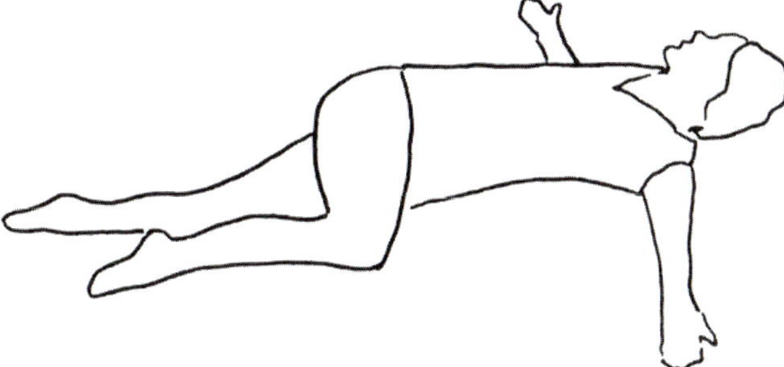

Abb. 56

Variante:

Legen Sie sich auf die Seite. Richten Sie den unteren Arm in einem rechten Winkel zur Körperachse aus, neigen Sie den Kopf nach vorne und legen Sie ihn neben dem Arm am Boden ab. Drehen Sie den Brustkorb und lassen Sie den oberen Arm nach hinten zum Boden sinken. Ihr Kopf sollte am Boden bleiben (Abb. 57).

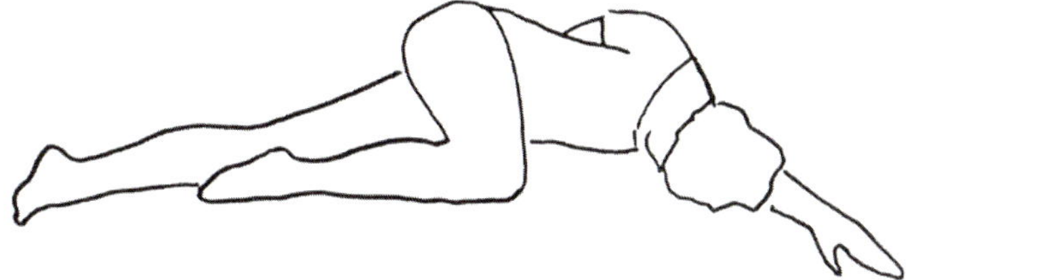

Abb. 57

10. Kontrolle von Schulter-, Arm- und Fingermuskulatur

Legen Sie sich auf den Rücken, breiten Sie die Arme zu den Seiten aus und stellen Sie die Unterarme senkrecht auf. Führen Sie Unterarme und Handrücken nach hinten in Richtung Boden, als formten Sie einen «Kandelaber» (Kerzenleuchter), und entspannen Sie. Abhängig vom Grad der Verkürzung der Muskulatur werden Ihre Finger mehr oder weniger gebeugt sein (Abb. 58).

Führen Sie nun die Unterarme wieder zurück und weiter nach vorne und unten, ohne die Schultern anzuheben, und bringen Sie die Handflächen flach zum Boden. Strecken Sie die Finger aus und entspannen Sie. Je nach Verkürzung der Muskulatur werden die Handgelenke angehoben sein (Abb. 59).

Ein Mensch, dessen Muskulatur über eine normale Länge und Elastizität verfügt, sollte diese Positionen leicht einnehmen und beibehalten können. Er wird ein Gefühl von Ruhe und Erholung erfahren und in bestimmten Positionen sogar in der Lage sein, einzuschlafen. Bitte beachten Sie: Das Alter spielt wenig Rolle,

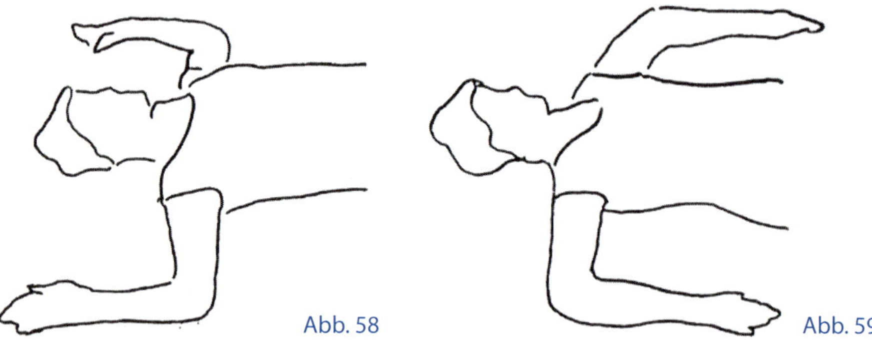

Abb. 58 Abb. 59

allein der Spannungszustand ist entscheidend. Ein nervöser und angespannter junger Mensch wird Mühe haben, die Übungen auszuführen, während ein älterer, doch entspannter und ausgeglichener Mensch ohne weiteres in der Lage sein sollte, diese Positionen einzunehmen.

Sollte es Ihnen aufgrund von Spannungen nicht möglich sein, diese Positionen einzunehmen, kann sich das logischerweise nur ändern, wenn Sie die verkrampften Muskeln lösen. Die folgenden Abschnitte zeigen Ihnen, wie Sie das angehen können. Die Positionen dienen dabei nicht mehr nur der Kontrolle: Sie werden zu Übungen, die darauf abzielen, Muskeln zu lösen und Gelenke beweglich zu machen. Beweglichkeit zu erreichen ist keine Frage mühsamer Anstrengung. Im Gegenteil: Sie müssen nur in der Lage sein, in einer bestimmten Position zu entspannen. (Das unterscheidet die Eutonie deutlich von gewöhnlicher Gymnastik.)

All dies lässt ein paar schlichte, aber wesentliche Schlussfolgerungen zu: Beweglichkeit hat nichts mit Muskelkraft zu tun, sie ergibt sich auch nicht aus der ermüdenden Wiederholung von Dehnungen, die darauf angelegt sind, die Muskeln zu längen. Sie hängt vom Grad der Spannung in der Muskulatur ab: Um beweglich zu werden, müssen wir nur entspannen.[25] Ebenso deutlich wird die Tatsache, dass es sich bei Beweglichkeit nicht um ein Geschenk handelt, welches nur wenigen Privilegierten zuteil wird; sie ist ein physischer Zustand, der für einen gesunden Körper ganz natürlich ist. Es sollte daher genauso selbstverständlich sein, Beweglichkeit zu üben, wie sich morgens und abends zu waschen, und es ist ebenso wichtig. Spannungen, die über den gewünschten Zeitraum hinaus (d. h. nach der Arbeit)

25 Ein pathologischer Zustand von Knochen, Knorpel, Bändern oder Gelenkkapseln kann das Bewegungsausmaß einschränken, doch selbst in solchen Fällen verbessert die Durchblutung, die durch Entspannung angeregt wird, das Befinden erheblich.

fortbestehen, reichern sich an und führen zu einer fortschreitenden Verkürzung der Muskulatur. Das wirkt sich negativ auf die Durchblutung aus und erhöht die Anfälligkeit für Überanstrengung, Ermüdung und Beschwerden wie Krämpfe, Sehnenscheidenentzündungen usw. Es gilt zudem als erwiesen, dass steife Gelenke Unfälle begünstigen. Es gibt also zahlreiche Gründe, nach mehr Beweglichkeit zu streben, auch für diejenigen, denen es nicht darum geht, sich in spezifischen körperlichen Leistungen hervorzutun.

Progressive Arbeit an den Kontrollpositionen

Der erste Schritt zur Vorbereitung einer Kontrollposition besteht darin, das betroffene Glied passiv zu bewegen: eine schlichte und äußerst effektive Vorgehensweise. Nehmen Sie eine Kontrollposition ein, um das Ausmaß der Spannung zu bestimmen, führen Sie die entsprechenden passiven Bewegungen durch und versuchen Sie sich erneut an der Kontrollposition. Normalerweise wird eine Verbesserung eingetreten sein, d. h. Sie verspüren weniger Unbehagen oder Schmerz. Die Position ist leichter und kann korrekter eingenommen werden.

Es ist wichtig, dass diese passiven Bewegungen äußerst sorgfältig und aufmerksam durchgeführt werden, denn *die Passivität des betreffenden Glieds ist von entscheidender Wichtigkeit.* Die Bewegung darf weder ruckartig noch mechanisch erfolgen. Unbewusst und mechanisch wiederholtes passives Bewegen verliert allen Wert und zeigt keine Wirkung.

Passive Bewegungen für die erste Kontrollposition (Abb. 30)

a) Mobilisieren Sie mit Ihren Händen eine Zehe nach der anderen. Ziehen Sie jede Zehe so weit wie möglich nach vorne und hinten und schließlich in die Länge. *Achten Sie darauf, die Passivität jeder einzelnen Zehe zu spüren* (Abb. 22).

b) Lassen Sie die Finger so weit wie möglich in die Räume zwischen den Zehen gleiten (Abb. 60). Beugen Sie die Zehen mit der Hand vor und zurück. Anfangs ist das vielleicht ein wenig schmerzhaft, doch nach einigen Wiederholungen verbessert sich nicht nur die Kontrollposition, sondern auch die Durchblutung in den Füßen. Diese Übung wirkt kalten Füßen und Krämpfen entgegen und beugt Deformationen der Zehen vor; Hühneraugen und Hornhaut treten seltener auf, und das Gehen wird leichter. (Selbstverständlich sind gute Schuhe sehr wichtig.)

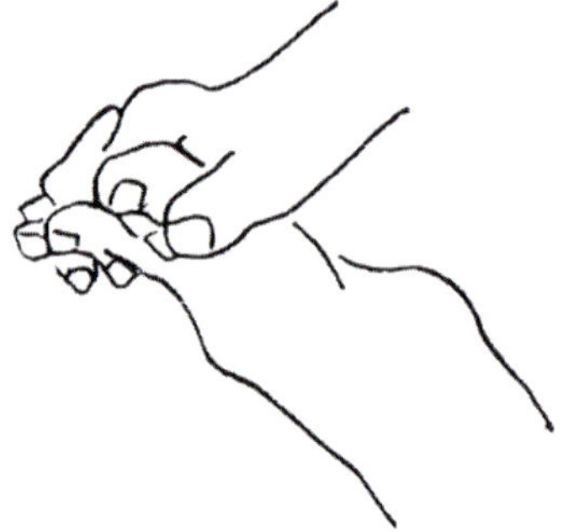

Abb. 60

Passive Bewegungen für die zweite Kontrollposition (Abb. 33)

a) Ziehen Sie mit Ihren Händen die Zehen in Richtung Fußsohle, zuerst eine nach der anderen, dann alle gleichzeitig (Abb. 23).
b) Halten Sie Ihren Knöchel mit einer Hand fest und drehen Sie den Fuß mit der anderen Hand in einem möglichst großen Kreis erst in die eine, dann in die andere Richtung.
c) Fassen Sie Ihren Unterschenkel über dem Fußgelenk und schütteln Sie den Fuß (Abb. 61).

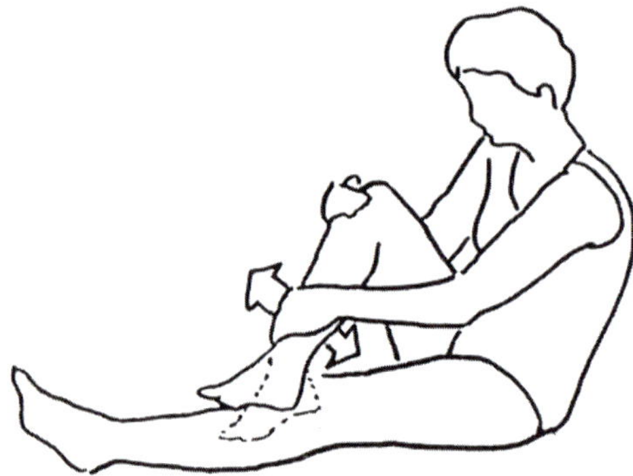

Abb. 61

Passive Bewegungen für die dritte Kontrollposition (Abb. 36)

Beginnen Sie mit den passiven Bewegungen für die Zehen für die zweite Position und fahren Sie mit folgenden passiven Bewegungen für die Knie fort:

a) Setzen Sie sich auf den Boden und lehnen Sie den Rücken an eine Wand. Heben Sie ein Knie nach dem anderen mit den Händen an und lassen Sie es fallen; die Ferse sollte über den Boden gleiten (Abb. 24).

b) Strecken Sie die Beine entspannt aus und rollen Sie die Knie mit den Händen nach innen und außen (Entspannung der Hüftgelenke).

c) Heben Sie ein Knie mit der gegenüberliegenden Hand an; Unterschenkel und Fuß hängen locker. Heben Sie den Unterschenkel mit der gleichseitigen Hand hoch und lassen Sie ihn fallen (Abb. 62).

d) Strecken Sie ein Bein nach vorne, beugen Sie das andere im Knie nach hinten, fassen Sie den Knöchel und schütteln Sie den Fuß. Lehnen Sie sich dabei zur anderen Seite, stützen Sie sich auf die Hand und heben Sie den Knöchel so weit an, dass sich die Zehen vom Boden lösen (Abb. 63).

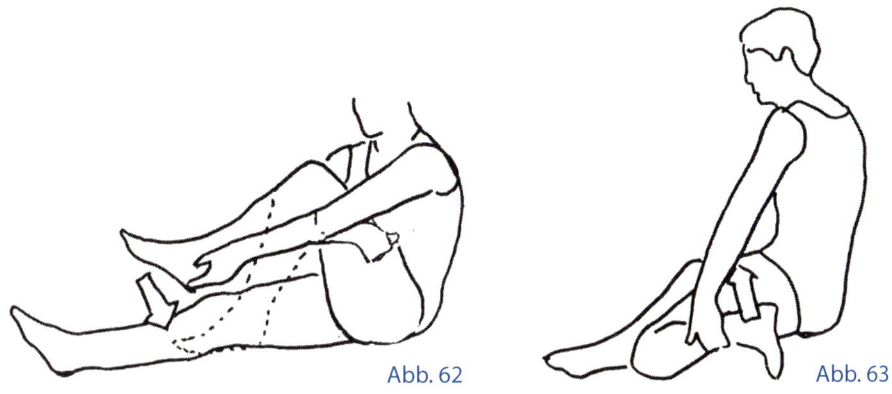

Abb. 62 Abb. 63

Halten Sie den Knöchel weiterhin fest, lassen Sie den Fuß sanft zum Boden sinken und ohne jede aktive Bewegung in der Position, in der er ankommt, ruhen. Bringen Sie ihn daraufhin mit den Händen passiv in seine endgültige Position. Auch Hüftgelenk und Knie sollten vollkommen entspannt sein.

Passive Bewegungen für die vierte Kontrollposition (Abb. 40)

a) Legen Sie sich auf den Rücken und ziehen Sie ein Knie mit beiden Händen zum Bauch und dann nach innen; entspannen Sie das Hüftgelenk und alle Muskeln des Oberschenkels (Abb. 64).

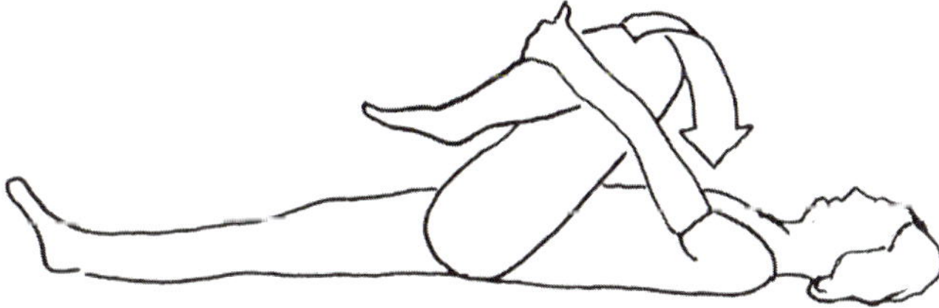

Abb. 64

b) Aus der gleichen Position heraus führen Sie Ihr Knie passiv so weit nach innen, dass das Becken zur Seite rollt; bringen Sie das Knie wieder nach außen zurück (Abb. 65).

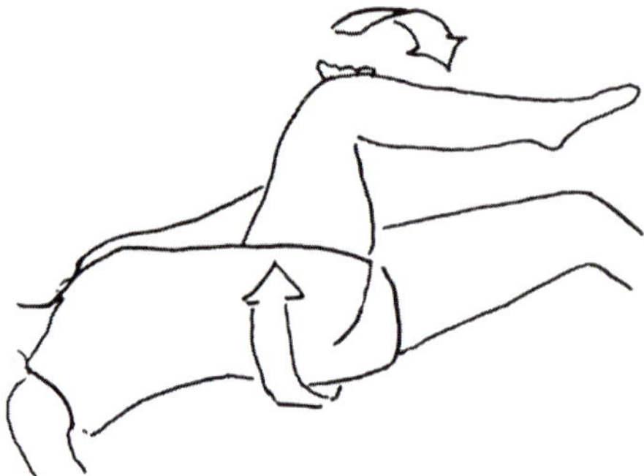

Abb. 65

Passive Bewegungen für die fünfte Kontrollposition (Abb. 43)

a) Wiederholen Sie die passiven Bewegungen von Zehen, Füßen und Knien, wie sie oben zu der ersten, zweiten und dritten Kontrollposition beschrieben sind.

b) Setzen Sie sich mit dem Rücken an eine Wand, beugen Sie ein Knie und ziehen Sie die Ferse zum Schambein. Heben Sie das Knie mit der Hand an und lassen Sie es wieder sinken (Abb. 66).

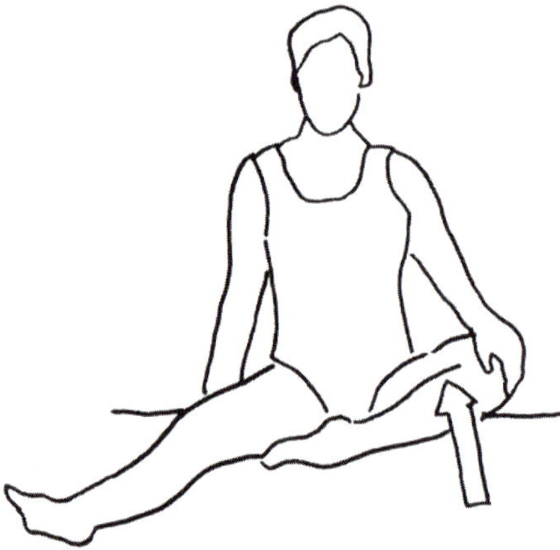

Abb. 66

Die Übungen für die folgenden vier Kontrollpositionen werden erst allein und dann mit der Hilfe einer anderen Person durchgeführt (vgl. Regeln für passives Bewegen in «Übungen zu zweit», S. 42).

Passive Bewegungen für die sechste Kontrollposition (Abb. 49)

a) Legen Sie sich auf den Rücken und verschränken Sie die Hände im Nacken. Führen Sie die Ellenbogen senkrecht nach oben, heben Sie den Kopf so weit wie möglich an und lassen Sie ihn dann zum Boden zurück sinken. Kopf, Nacken und Rücken bleiben während der gesamten Übung gelöst (Abb. 175).

b) Legen Sie sich auf den Rücken; Ihr Partner/Ihre Partnerin bildet mit den Händen eine Art Schale, in der Ihr Kopf sicher ruhen kann. Langsam hebt er/sie Ihren Kopf an, – falls möglich – auch den oberen Rücken und lässt den Kopf anschließend ebenso langsam wieder zum Boden zurück (Abb. 28).

c) Legen Sie sich auf den Rücken; Ihr Partner/Ihre Partnerin umschließt Ihre Fersen mit den Händen und hebt erst ein Bein, dann das andere an, bis beide Beine in der Vertikalen angekommen sind. Dort verweilt er/sie für einen Augenblick und bringt die Beine anschließend wieder zum Boden zurück (Abb. 67 und 68).

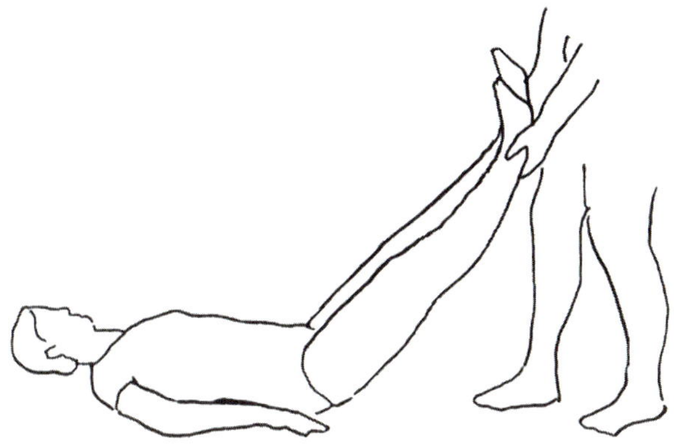

Abb. 67

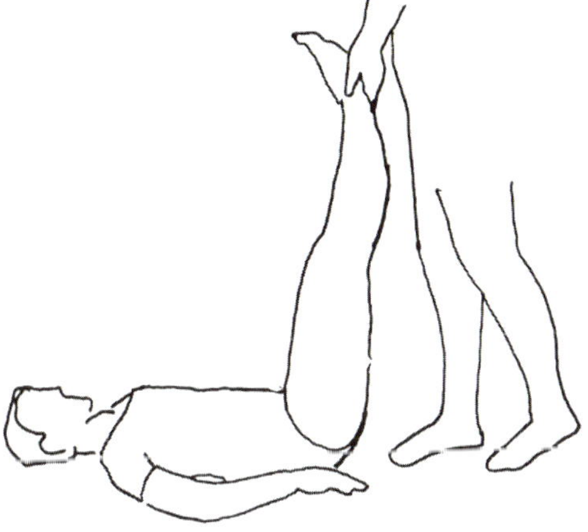

Abb. 68

d) Ihr Partner/Ihre Partnerin hebt Ihre Beine über die vertikale Position hinaus an, Ihre Knie beugen sich von selber und kommen etwas nach außen. Nun werden die Beine nach vorne gezogen, wo sie sich unter der Einwirkung des eigenen Gewichts wieder strecken (Abb. 67, 68 und 69).

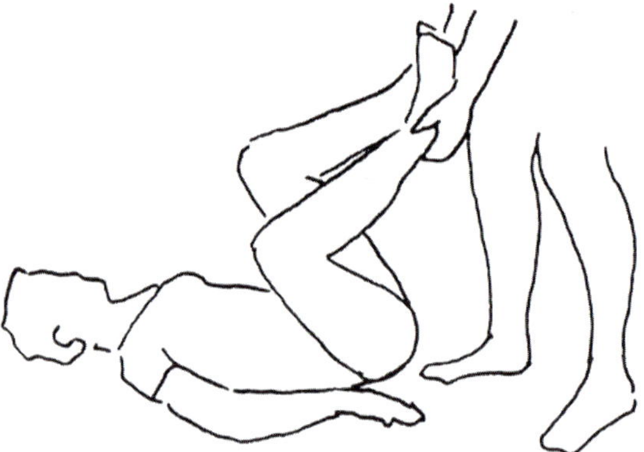

Abb. 69

Passive Bewegungen für die siebte Kontrollposition (Abb. 52)

a) Wiederholen Sie die passiven Bewegungen für die sechste Kontrollposition.
b) Legen Sie sich auf den Rücken; Ihr Partner/Ihre Partnerin hebt Ihre Beine über die Vertikale hinaus an, erlaubt den Knien, von selbst zu sinken, und zieht Ihre Füße über Ihren Kopf. Die Knie nähern sich dem Boden, der Rücken hebt sich an (Abb. 70 und 71).

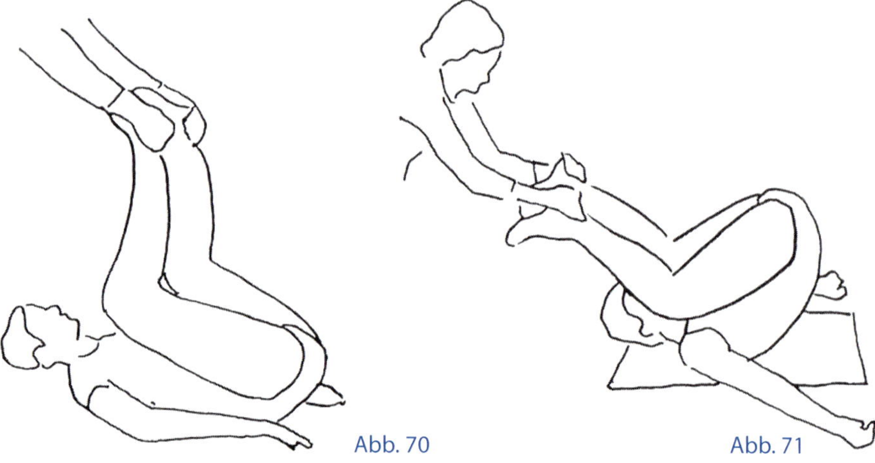

Abb. 70 Abb. 71

c) Ihr Partner/Ihre Partnerin hebt Ihren Kopf so weit an, dass Ihre Schultern sich vom Boden lösen (Abb. 28, 72 und 73).

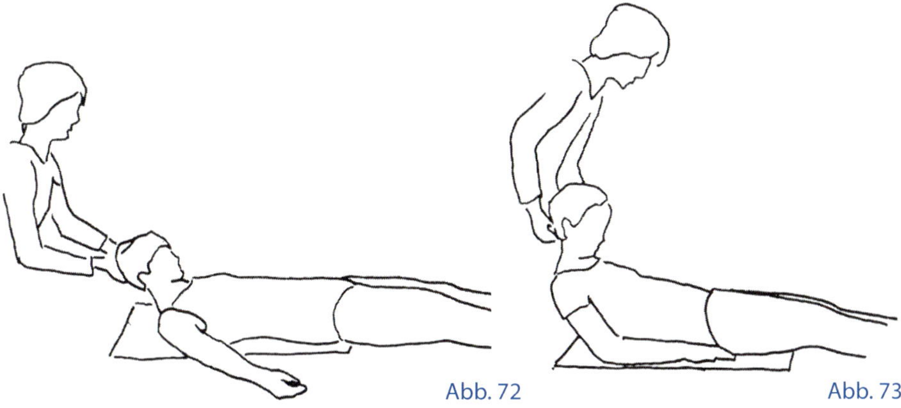

Abb. 72 Abb. 73

Passive Bewegungen für die achte Kontrollposition (Abb. 54)

a) Wiederholen Sie die passiven Bewegungen für die vierte Kontrollposition.
b) Legen Sie sich auf den Rücken; Ihr Partner/Ihre Partnerin hält ein Bein am Knöchel fest und führt es in einem großen Kreis, bis sich Ihr Becken zur Seite rollt und der Fuß den Boden berührt (Abb. 74 und 75).

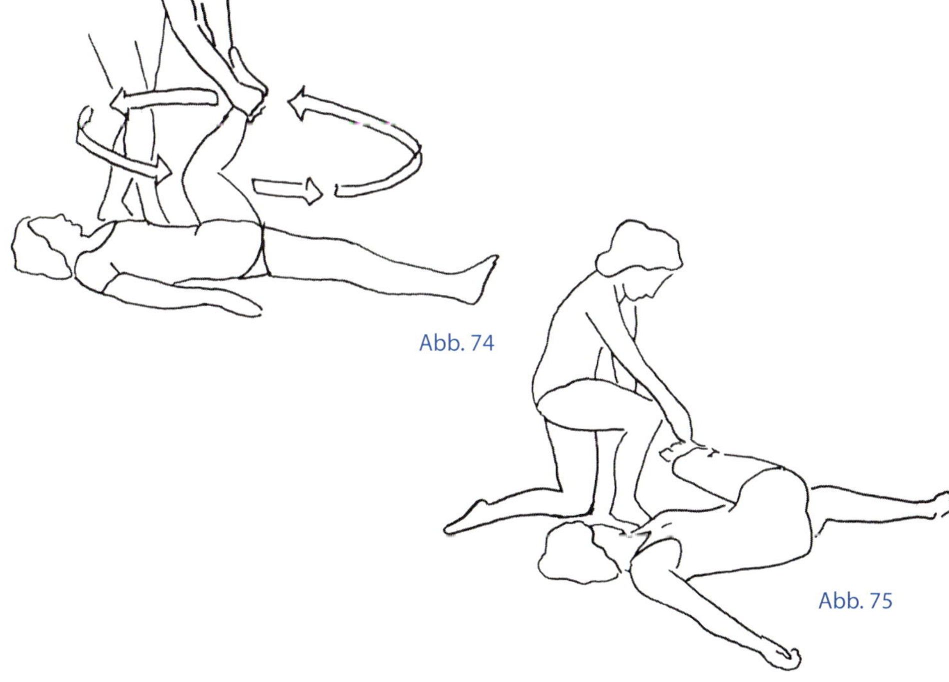

Abb. 74

Abb. 75

Passive Bewegungen für die neunte Kontrollposition (Abb. 56)

a) Üben Sie alle Aktiv/Passiv-Bewegungen der Schulter in alle Richtungen in Rückenlage, Seitenlage und Bauchlage.

b) Legen Sie sich auf den Rücken; Ihr Partner/Ihre Partnerin hebt Ihren Arm an und zieht ihn sanft, aber bestimmt, in alle Richtungen, was dazu führt, dass der Schultergürtel und der Oberkörper angehoben werden (Abb. 76). Wiederholen Sie die Übung mit dem anderen Arm.

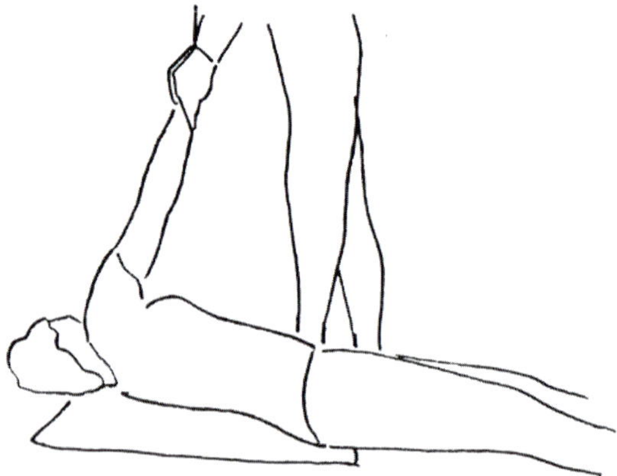

Abb. 76

c) Wiederholen Sie diese Bewegungen in Seitenlage, um den Oberarm und Brustkorb mit einzubeziehen.

Passive Bewegungen für die zehnte Kontrollposition (Abb. 58 und 59)

a) Legen Sie den Unterarm auf einem Tisch ab. Lassen Sie die Handfläche flach liegen und ziehen Sie erst jeden Finger einzeln nach hinten, danach alle Finger zusammen.

Ziehen Sie die einzelnen Finger so weit nach hinten, dass die Hand der Bewegung bis hin zum Handgelenk folgt; wiederholen Sie die Bewegung mit allen Fingern zugleich (Abb. 20 und 21).

b) Alle passiven Bewegungen für Finger, Hand, Unterarm und Schulter können zu zweit geübt werden.

Vertiefende Arbeit an den Kontrollpositionen

Kontrollpositionen können direkt studiert werden, indem Sie innerhalb einer Position versuchen, schmerzende oder verkürzte Muskeln zu entspannen. Um jede Spannung – eine nach der anderen – präzise zu lösen, muss die Konzentration so lange wie nötig auf den angespannten Bereich gerichtet werden. Bei erfolgreicher Entspannung wird die Kontrollposition leicht, korrekt und bequem.

Dieses Vorgehen, obschon schlicht und effizient, lässt sich vielfach nicht praktisch umsetzen. Verspannungen können derart massiv sein, dass sie die Positionen enorm erschweren und kein Entspannen möglich ist. *Es ist sinnlos, in einer Kontrollposition zu verweilen, die zu unbequem ist.* Sie ziehen damit nur mechanisch an Gewebe, das bereits straff ist. *Es kann sogar schädlich sein, da allzu schwaches Gewebe gezerrt werden könnte*, was das Gegenteil des gewünschten Ergebnisses bedeuten würde.

Ein mechanisches Dehnen eines Muskels ist daher nur vertretbar, wenn wir loslassen können und die Muskeln von innen heraus entspannen, indem wir uns der fraglichen Region bewusst sind. Aus diesem Grund halten wir nichts von Gymnastik zur Steigerung der Beweglichkeit. Bei nahezu jeder gewöhnlichen Gymnastik werden verspannte Muskeln durch wiederholten mechanischen Zug gedehnt. Daraus ergibt sich meist nur eine scheinbare und vorübergehende Beweglichkeit, die zudem sinnlose Energieverschwendung bedeutet und zu Muskelkater oder gar Gewebeschäden führen kann.[26]

Vorbereitende Positionen

Sollten sich die Kontrollpositionen als zu schwierig erweisen, können diese vorbereitenden Positionen gute Dienste leisten. Verweilen Sie in jeder Position und entspannen Sie dort, wo sich das Unbehagen besonders deutlich zeigt, bis eine Verbesserung eintritt. Lösen Sie die Position auf, wenn sie zu schwierig wird und keine Entspannung möglich ist.[27]

26 Jedoch um schwache Muskulatur zu trainieren und zu stärken, müssen entsprechende gymnastische Übungen durchgeführt werden. Dabei geht es um Muskelkraft, nicht um die Beweglichkeit von Gelenken. Es ist möglich, einen verspannten Muskel durch aktives Bewegen zu losen, doch dazu muss der muskuläre Gegenspieler aktiv sein, nicht der betreffende Muskel. Dieses Prinzip liegt der positiven Wirkung von Dehnen zugrunde; siehe Kapitel 4.

27 Siehe auch *Wie Sie an den Kontrollpositionen arbeiten,* S. 80.

Vorbereitungen für die erste Kontrollposition (Abb. 30)

a) Verwenden Sie jede Position mit aufgestellten Zehen, in der Sie die Muskulatur durch das Lenken der Aufmerksamkeit und das bewusste Entspannen lösen und dehnen können. Beugen Sie beispielsweise eine Zehe mit den Fingern in Richtung Fußrücken; werden Spannungen spürbar, dann versuchen Sie, diese wie beschrieben zu lösen.

b) Setzen Sie sich auf den Boden, strecken Sie ein Bein nach vorne aus und beugen Sie das andere Knie. Bringen Sie den Fuß neben dem Becken mit aufgestellten Zehen in eine aufrechte Position (Abb. 77).

c) Stützen Sie sich in der Hocke nach vorne auf die Hände. Senken Sie die Knie langsam in Richtung Boden; damit verstärken Sie die Beugung der Zehen. Halten Sie beim ersten Zeichen von Unbehagen inne und versuchen Sie dort loszulassen, wo die Spannung auftritt (Abb. 78).

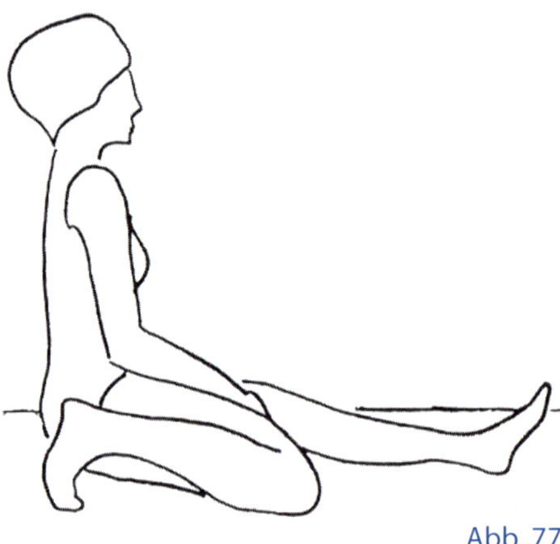

Abb. 77

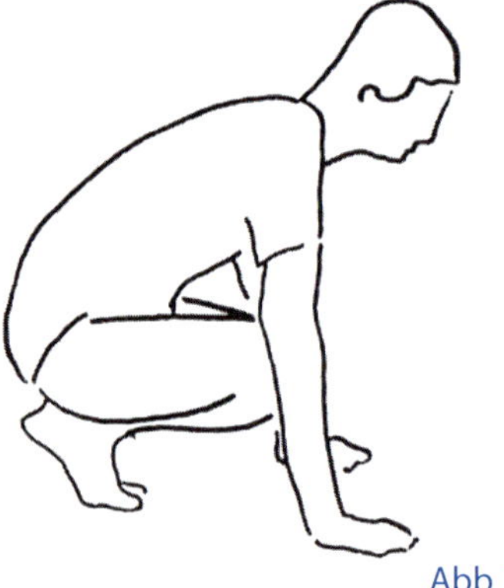

Abb. 78

d) Legen Sie sich auf den Rücken, beugen Sie die Knie und bringen Sie die Fußsohlen aneinander. Stützen Sie die nach außen weisenden Zehen an einer Wand ab (Abb. 79). Diese Position unterstützt auch das Entspannen der Oberschenkel (siehe fünfte Kontrollposition).

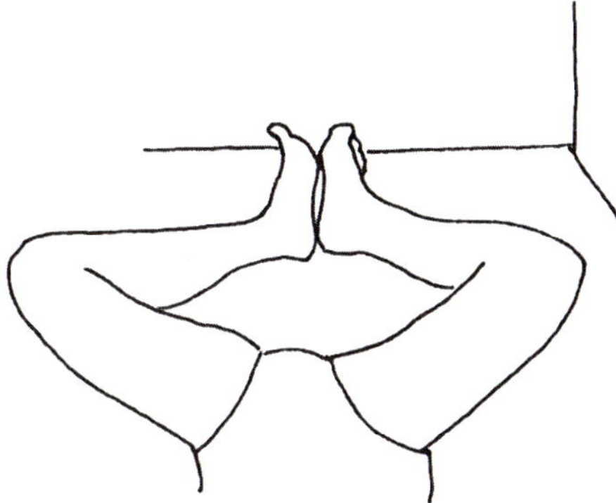

Abb. 79

Vorbereitungen für die zweite Kontrollposition (Abb. 30)

Setzen Sie sich auf den Boden, strecken Sie ein Bein nach vorne aus, beugen Sie das andere Bein und legen Sie den fuß seitlich vom Becken am Boden ab.

Lehnen Sie sich zur anderen Seite und stützen Sie sich auf die Hand. Wenn sich ein Gefühl von Entspannung einstellt, gehen Sie in die Mitte zurück und beugen sich so weit wie möglich nach vorne in Richtung Boden. Lassen Sie dabei den Kopf los (Abb. 80 und 81).

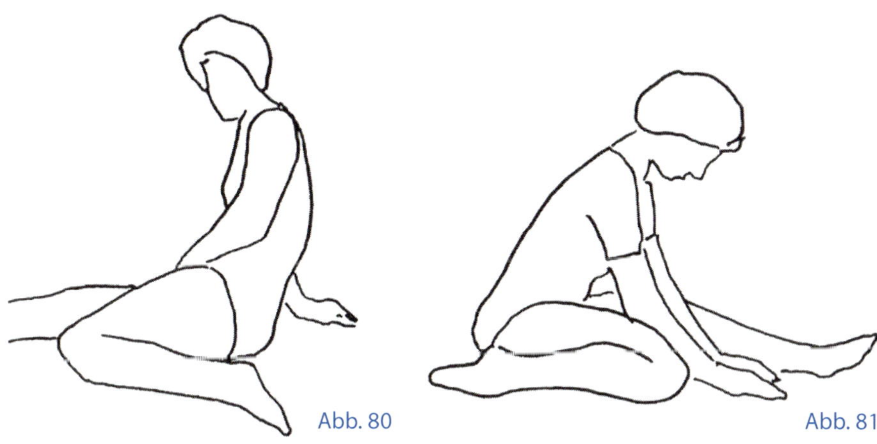

Abb. 80 Abb. 81

Vorbereitungen für die dritte Kontrollposition (Abb. 36)

a) Nehmen Sie die gleiche Position ein wie bei der Vorbereitung zur zweiten Kontrollposition. Sie haben zwei Varianten zur Auswahl: Entweder legen Sie den Fuß gestreckt neben das Becken (Abb. 81) oder Sie beugen im Sprunggelenk und lassen den Fuß nach außen weisen (Abb. 82).

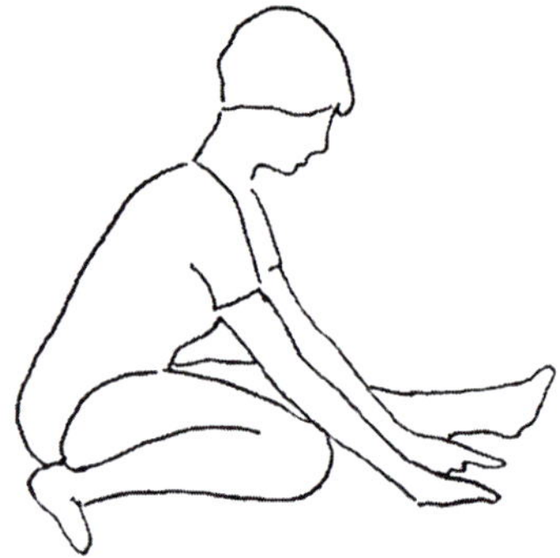

Abb. 82

Üben Sie diese Position zunächst wie in Abb. 80, dann wie in Abb. 81 und 82. Lehnen Sie sich danach nach hinten in Richtung Boden, allerdings nur so weit, wie Ihr Knie die ganze Zeit über entspannt am Boden bleiben kann (Abb. 83).

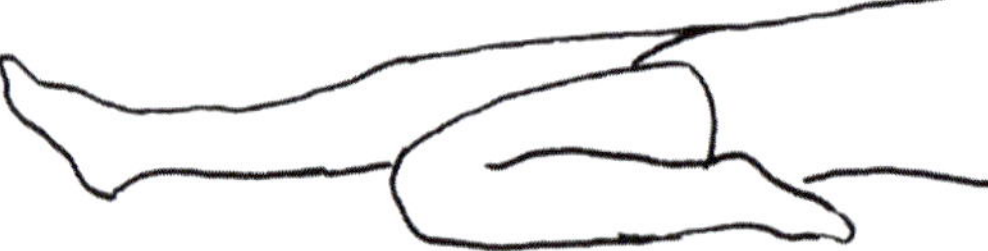

Abb. 83

b) Legen Sie sich mit aufgestellten Beinen auf den Rücken, beugen Sie ein Knie und führen es nach innen. Fassen Sie Ihren Fuß und bringen Sie ihn neben Ihr Becken, während Sie Ihrem Knie erlauben, nach vorne zu fallen. Beugen Sie im Sprunggelenk und drehen Sie den Fuß nach außen oder halten Sie den Fuß gestreckt. Bei verkürzter Muskulatur wird Ihr Knie den Boden nicht berühren. Lassen Sie es in seiner natürlichen Position und entspannen Sie (Abb. 83 und 84).

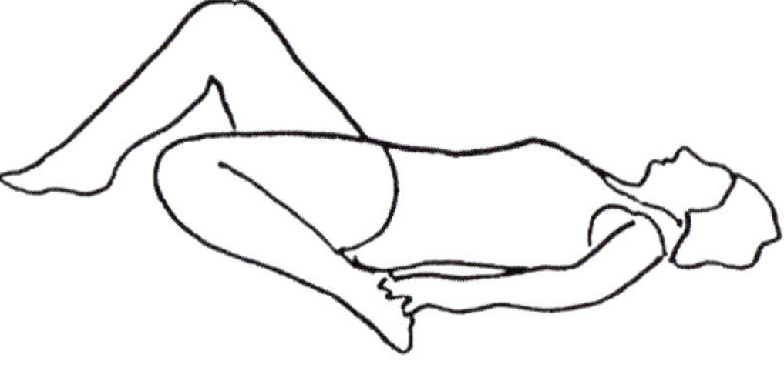

Abb. 84

c) Kommen Sie auf alle Viere, nehmen Sie die Beine etwas auseinander und erlauben Sie Ihrem Körper, durch das eigene Gewicht langsam nach hinten und unten zu sinken. Wenn Ihre Hüftgelenke es zulassen und die Muskulatur ihre normale Länge wiedererlangt, wird Ihr Becken zwischen den Füßen am Boden ankommen (Abb. 85 und 38).

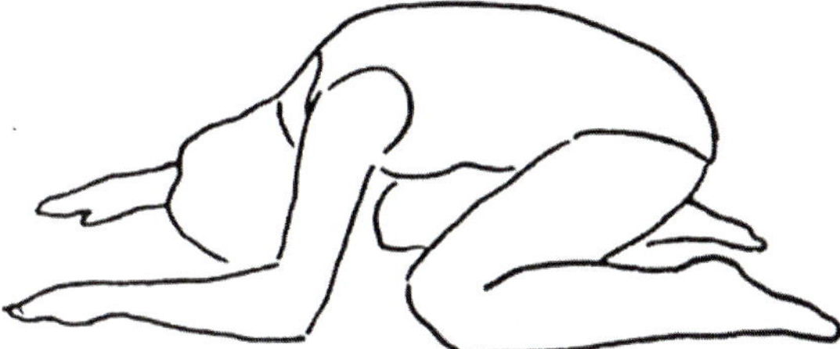

Abb. 85

Vorbereitungen für die vierte Kontrollposition (Abb. 40)

a) Legen Sie sich auf den Rücken, schlagen Sie einen Fuß über den gegenüberliegenden Oberschenkel. Halten Sie den Fuß mit der Hand fest und bringen Sie ihn mit dem Boden in Berührung. Erlauben Sie dem Knie, seinem eigenen Gewicht zu folgen und nach vorne zu kommen (Abb. 86).

b) Ziehen Sie in der Seitenlage das untere Knie zum Bauch und legen Sie den Fuß an den Oberschenkel des oberen Beines. Neigen Sie sich über das gebeugte Knie. Beide Beine sollten angenehm entspannt sein (Abb. 87).

c) Setzen Sie sich auf den Boden, beugen Sie ein Knie und legen Sie Ihren Fuß unter den gegenüberliegenden Oberschenkel. Schlagen Sie das andere Bein über das gebeugte Knie und ziehen Sie den Fuß auf dieser Seite schrittweise in Richtung Becken. Neigen Sie sich nach vorne (Abb. 88 und 41).

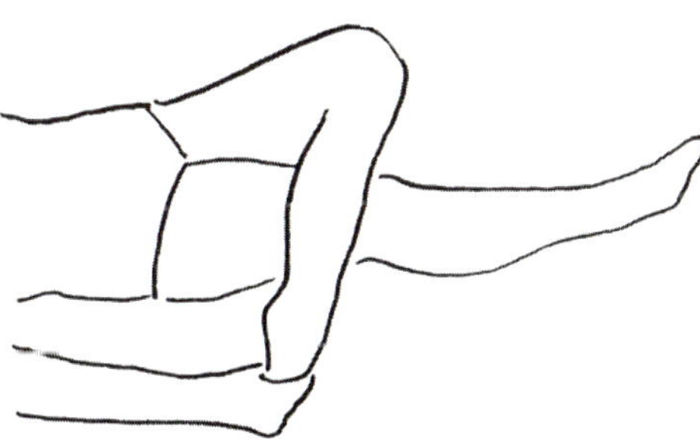

Abb. 86

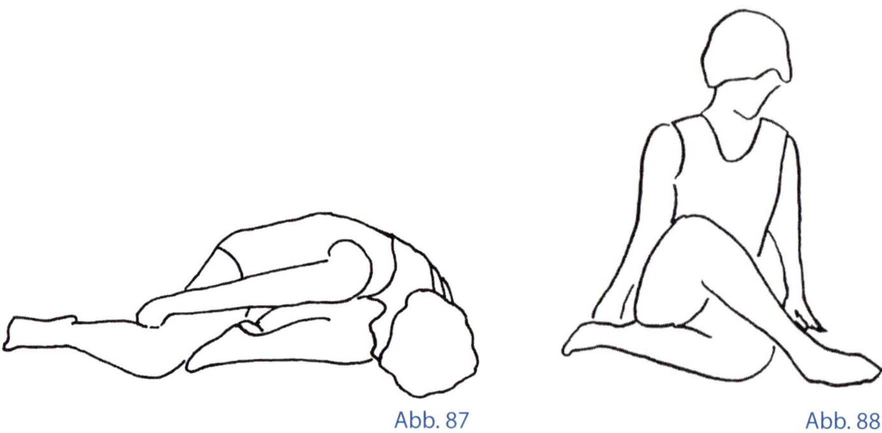

Abb. 87

Abb. 88

Vorbereitungen für die fünfte Kontrollposition (Abb. 43)

Die folgenden Übungen werden in der Rückenlage durchgeführt.

a) Beugen Sie ein Knie und führen Sie es zur Seite. Legen Sie die Fußsohle an die Innenseite des anderen Oberschenkels (Abb. 89).

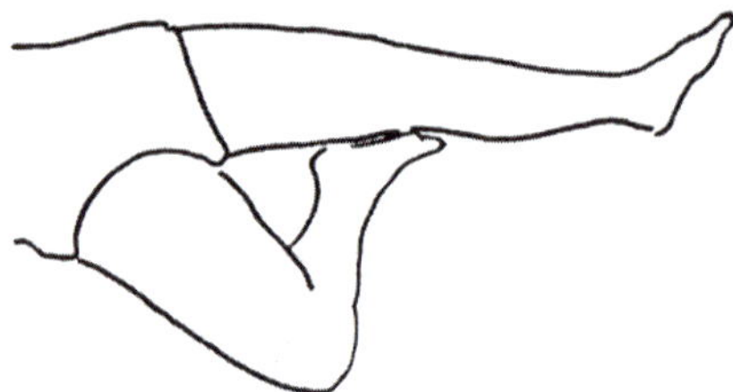

Abb. 89

b) Legen Sie Ihren Fuß erst unter das andere Knie, dann unter den Oberschenkel und schließlich unter das Becken (Abb. 90 und 91).

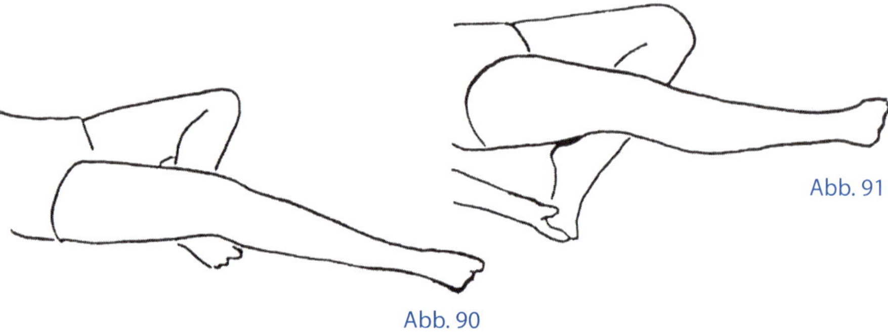

Abb. 91

Abb. 90

c) Legen Sie Ihren Fuß auf den Oberschenkel des anderen Beines und halten Sie ihn mit der Hand fest (Abb. 92).

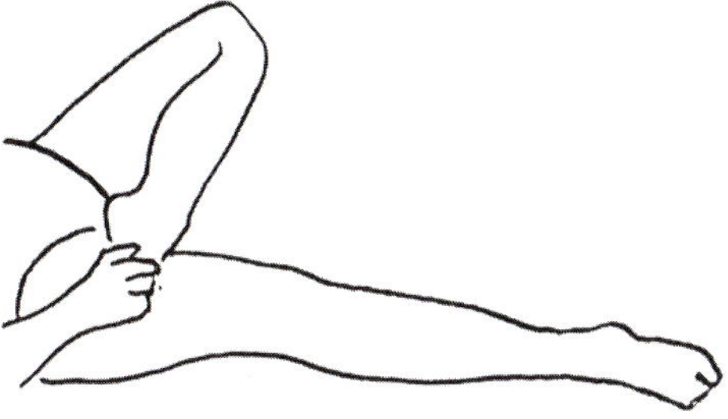

Abb. 92

d) Bringen Sie die Fußsohlen aneinander (Abb. 93).

e) Ziehen Sie die Füße in Richtung Becken und legen Sie einen Fuß vor den anderen, während Ihre Knie seitlich auseinander sinken (Abb. 94).

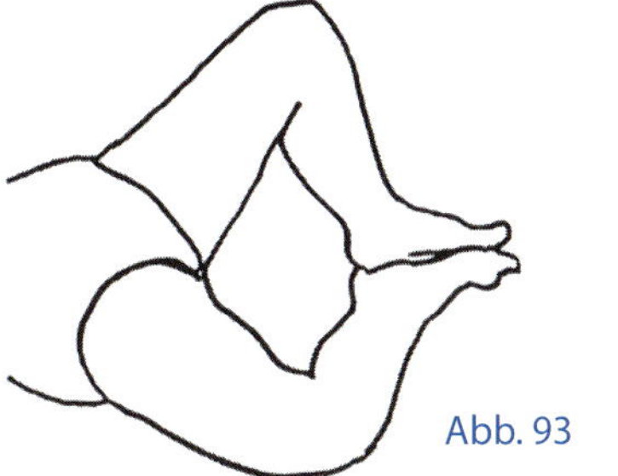

Abb. 93

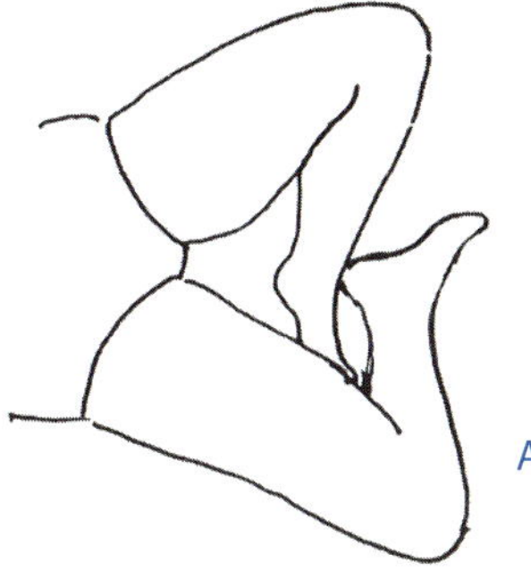

Abb. 94

f) Legen Sie einen Fuß in die gegenüberliegende Leiste und den anderen unter den gegenüberliegenden Oberschenkel; fassen Sie beide Füße mit den Händen (Abb. 95).

g) Überkreuzen Sie die Füße, so dass sie auf dem jeweils gegenüberliegenden Oberschenkel ruhen. Sie können die Füße mit den Händen festhalten (Abb. 96).

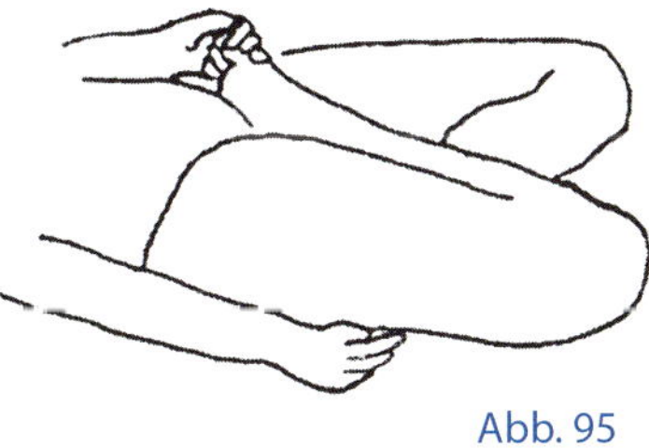

Abb. 95

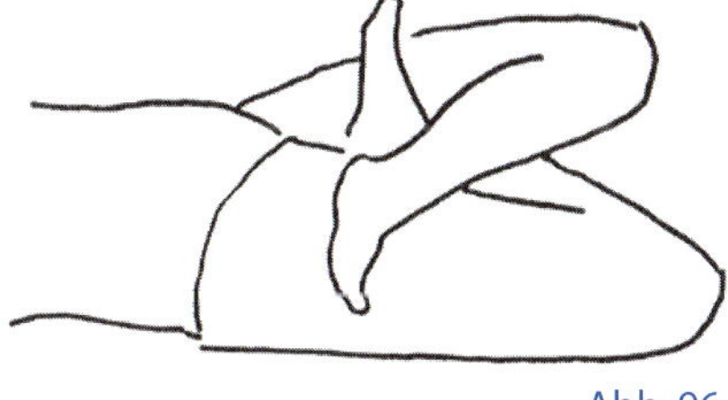

Abb. 96

h) In Rückenlage bringen Sie das Becken an eine Wand und führen Sie die Beine senkrecht nach oben. Lassen Sie die Knie nach unten rutschen und sich voneinander lösen (Abb. 97).

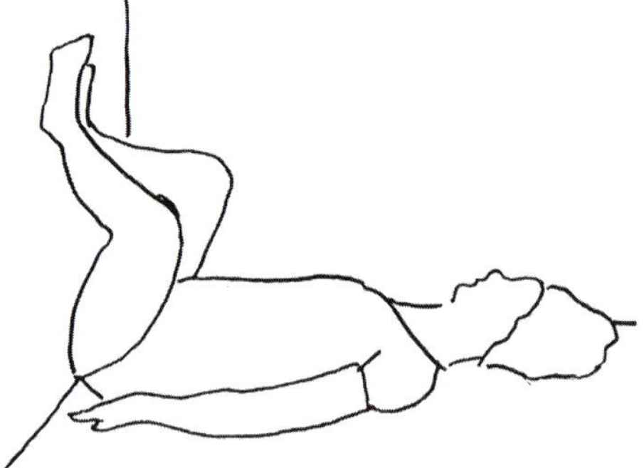

Abb. 97

i) Üben Sie die unter a) bis g) beschriebenen Positionen für die Beine im aufrechten Sitzen und in der Vorwärtsbeugung (Abb. 98).

Üben Sie die fünfte Kontrollposition im Liegen, im Sitzen, in der Vorwärtsbeugung und in der Seitenneigung mit erhobenem Arm (Abb. 99).

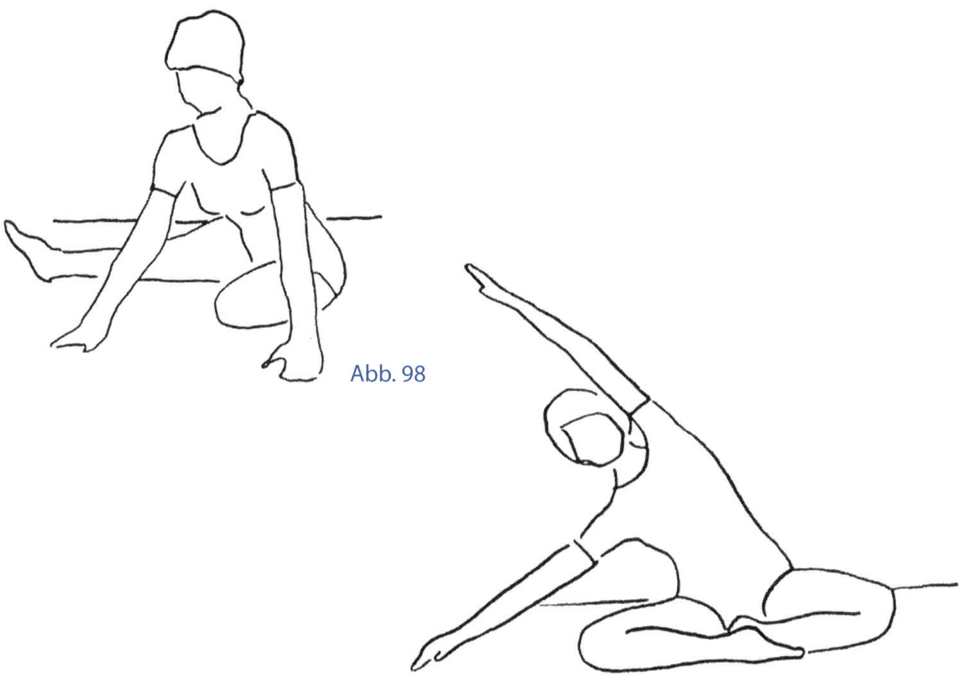

Abb. 98

Abb. 99

Vorbereitungen für die sechste Kontrollposition (Abb. 48)

a) Setzen Sie sich aufrecht an eine Wand. Das Becken berührt ständig die Wand, während Sie den Kopf und den Rumpf nach vorne sinken lassen und dabei zunehmend entspannen (Abb. 100).

b) Wiederholen Sie diese Übung mit gespreizten Beinen (Abb. 101).

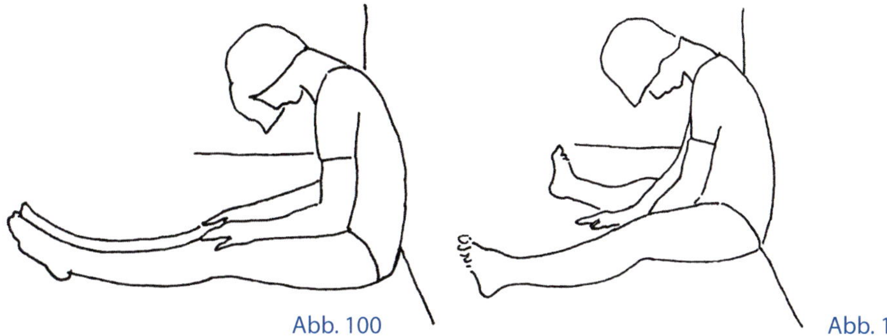

Abb. 100 Abb. 101

c) Legen Sie sich in der Rückenlage mit dem Becken an eine Wand. Nehmen Sie die Beine nach oben und bleiben Sie in dieser Position. Nur die vordere Oberschenkelmuskulatur arbeitet; die rückwärtige Beinmuskulatur und die Rückenmuskeln müssen gelöst bleiben (Abb. 102).

d) Legen Sie sich auf den Rücken und lehnen Sie die Beine in einem 45- bis 65-Grad-Winkel zum Boden an die Wand. Die Knie bleiben gestreckt, sind dabei aber entspannt (Abb. 4).

e) Stellen Sie im Sitzen ein Knie auf, fassen Sie Ihren Fuß und lassen Sie ihn nach vorne gleiten, während die Ferse am Boden bleibt. Entspannen Sie Ihr Knie, während es in die Streckung kommt, und finden Sie eine bequeme Position für Ihr anderes Bein (Abb. 103). Wiederholen Sie diese Situation mit dem anderen Knien.

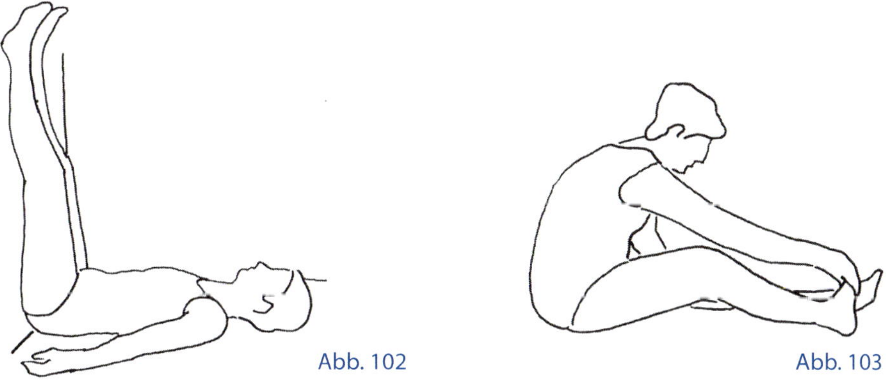

Abb. 102 Abb. 103

f) In der Rückenlage legen Sie das Becken an eine Wand und spreizen die Beine weit (Abb. 104). Sollte das zu schwierig sein, nehmen Sie die Beine näher zusammen und beugen Sie leicht in den Knie.

g) Rutschen Sie zurück, bis Ihre Beine am Boden liegen und stützen Sie Ihre Fußsohlen mit gespreizten Beinen an der Wand ab (Abb. 105).

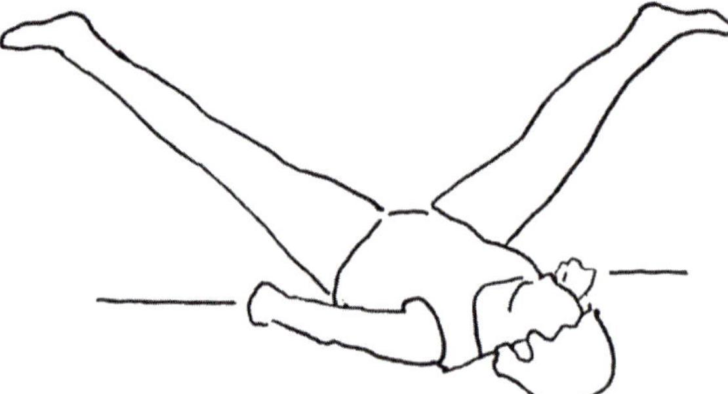

Abb. 104

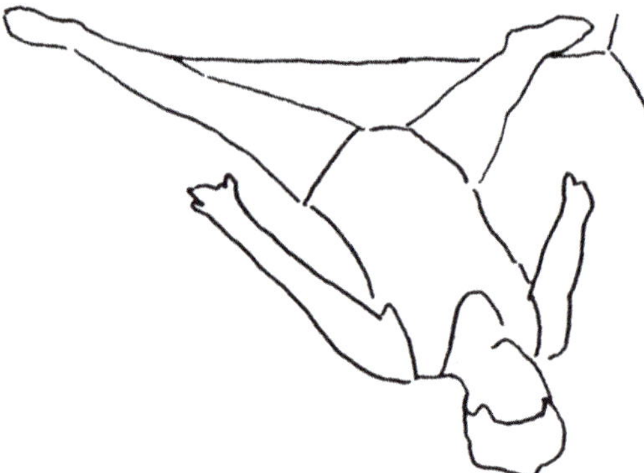

Abb. 105

Vorbereitungen für die siebte Kontrollposition (Abb. 52)

a) Legen Sie sich auf den Rücken und lehnen Sie Ihren Kopf entspannt an die Wand (Abb. 106).

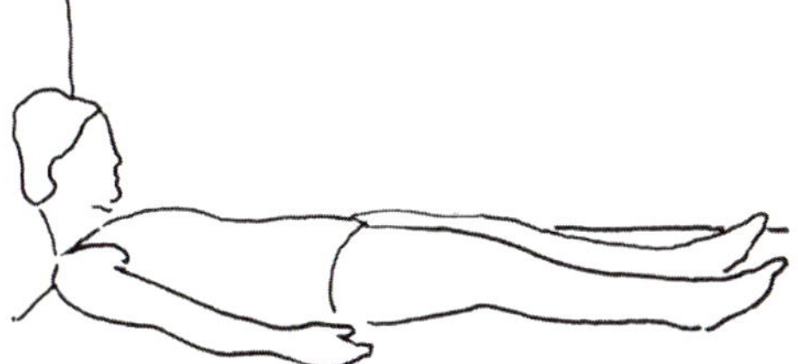

Abb. 106

b) Legen Sie sich in Rückenlage mit dem Becken an eine Wand. Strecken Sie die Beine nach oben und drücken Sie mit den Fersen gegen die Wand, bis sich der Rücken vom Boden löst und das Gewicht auf die Schultern verlagert wird (Abb. 107).

c) Stützen Sie das Becken mit Ihren Händen, nehmen Sie ein Bein nach dem anderen über den Kopf und lassen Sie die Knie zum Boden sinken (Abb. 108, 109 und 110). Kommen Sie sehr langsam in die Ausgangsposition zurück, indem Sie den Bewegungsablauf umkehren.

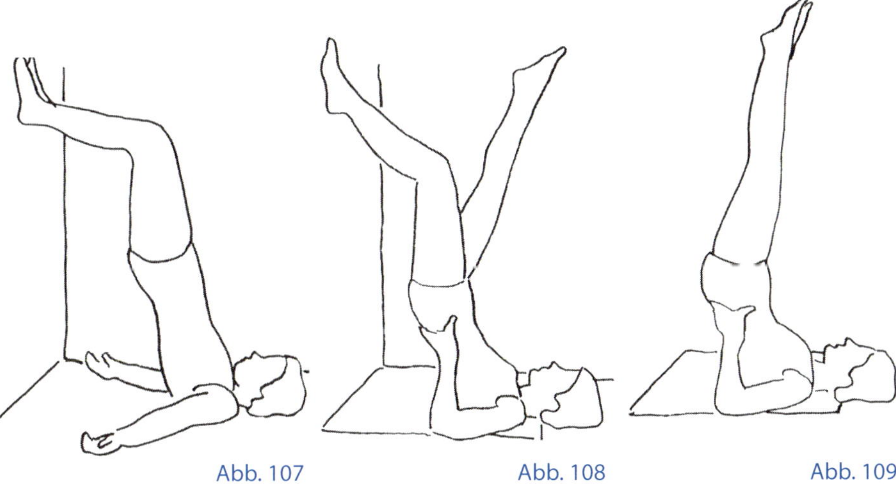

Abb. 107 Abb. 108 Abb. 109

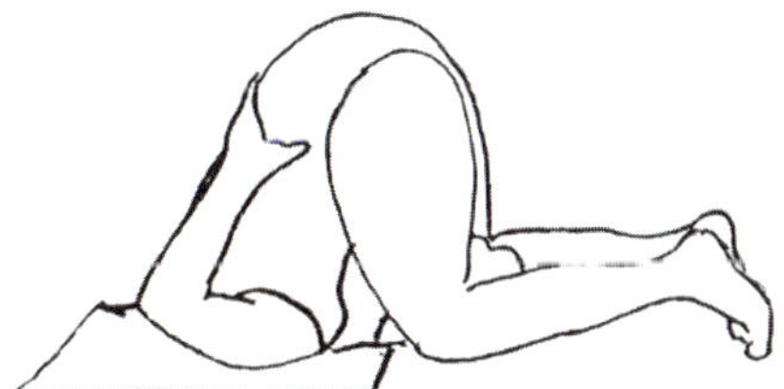

Abb. 110

Vorbereitungen für die achte Kontrollposition (Abb. 54)

a) Legen Sie sich auf den Rücken, ziehen Sie ein Knie mit beiden Händen zur Brust und nach innen, so dass die äußere Oberschenkel- und Beckenmuskulatur gedehnt wird (Abb. 64 und 65). Machen Sie das Gleiche mit dem anderen Knie.

b) Legen Sie sich in Rückenlage mit dem Becken an eine Wand und nehmen Sie die Hände unter den Kopf. Legen Sie beide Beine entspannt auf einer Seite ab, ohne die gegenüberliegende Schulter anzuheben (Abb. 111).

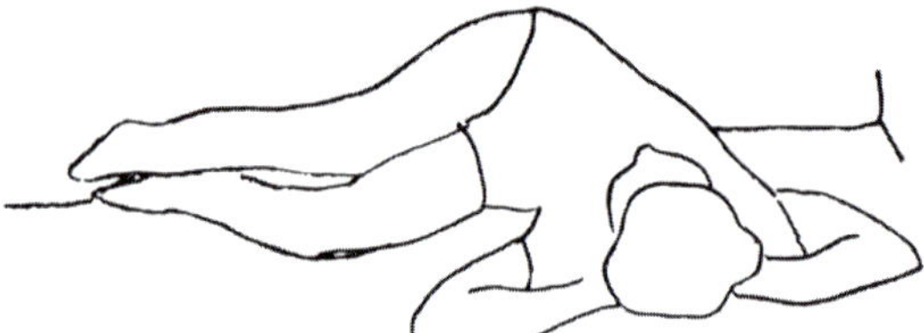

Abb. 111

Vorbereitungen für die neunte Kontrollposition (Abb. 56)

Diese Kontrollposition wird in mehreren Abschnitten geübt.

a) Legen Sie sich auf die Seite und bringen Sie das obere Bein vor das untere. Rollen Sie mit dem Oberkörper so weit wie möglich nach hinten, ohne das Knie vom Boden zu lösen, und lassen Sie den oberen Arm hinter dem Rücken zum Boden sinken. Sobald sich diese Position entspannt anfühlt, führen Sie den Arm mit nach oben weisender Handfläche zur Seite (Abb. 112). Machen Sie das Gleiche auf der anderen Seite.

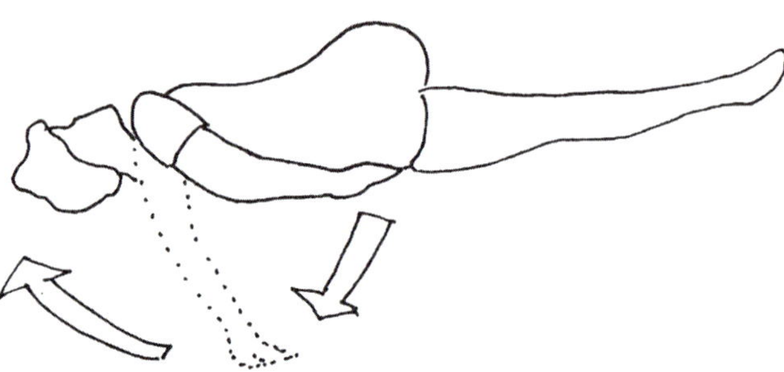

Abb. 112

b) Legen Sie Ihren Arm erst über den Kopf und bewegen Sie ihn von dort aus langsam nach unten, bis er in einem rechten Winkel zur Körperachse liegt. Machen Sie das Gleiche auf der anderen Seite.

c) Strecken Sie Ihren Arm senkrecht nach oben aus und lassen Sie ihn dann nach hinten in Richtung Boden sinken, bis er in einem rechten Winkel zur Körperachse liegt. Machen Sie das Gleiche auf der anderen Seite.

Vorbereitungen für die zehnte Kontrollposition (Abb. 58)

Die folgenden Übungen werden in der Rückenlage durchgeführt:

a) Strecken Sie die Arme über den Kopf, lassen Sie sie dann los und verweilen Sie entspannt in dieser Position (Abb. 113).

b) Verschränken Sie die Hände über dem Kopf und entspannen Sie die Ellenbogen (Abb. 114).

c) Kreuzen Sie die Handgelenke über dem Kopf, legen Sie die Handflächen aneinander und verschränken Sie die Finger. Wiederholen Sie die Übung und überkreuzen Sie die Hände dabei anders herum (Abb. 115).

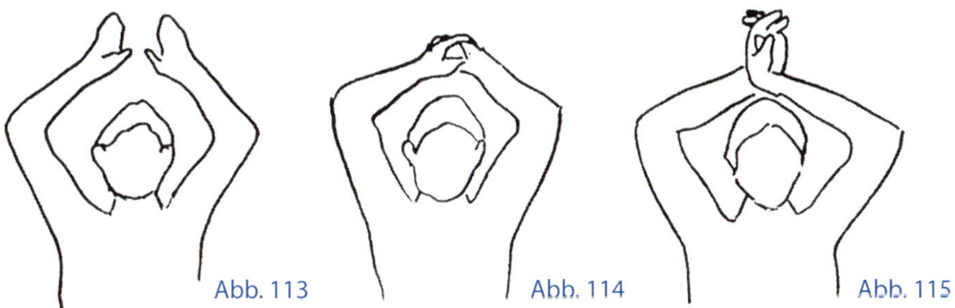

Abb. 113 Abb. 114 Abb. 115

d) Legen Sie die Hände hinter den Kopf und verschränken Sie die Finger (Abb. 116).

e) Legen Sie die Hände in den Nacken und verschränken Sie die Finger (Abb. 117).

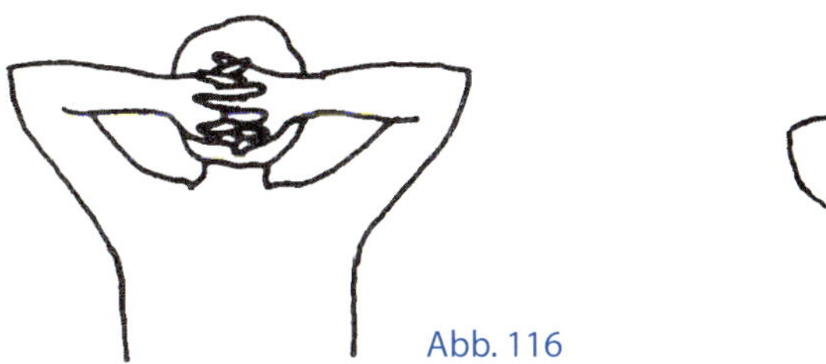

Abb. 116

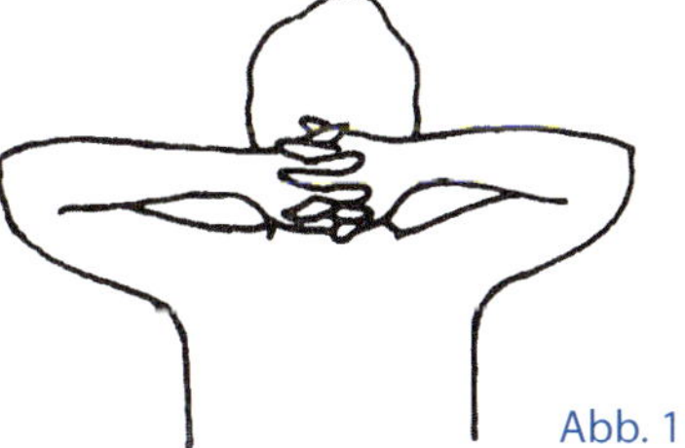

Abb. 117

f) Führen Sie die Arme über den Kopf, beugen Sie in den Ellenbogen und legen Sie die Hände flach an die Schulterblätter (Abb. 118).

g) Führen Sie die Arme über den Kopf, überkreuzen Sie die gebeugten Ellenbogen und legen Sie die Hände flach an die Schulterblätter (Abb. 119).

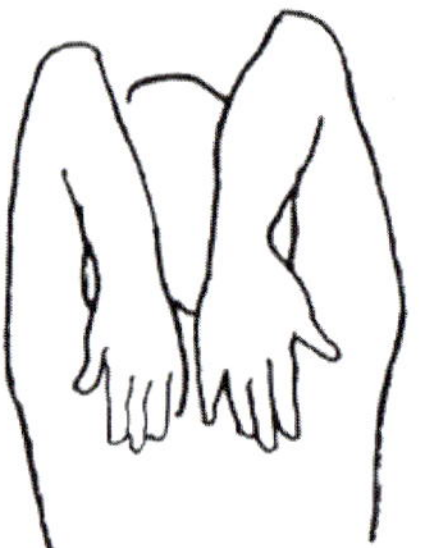
Abb. 118

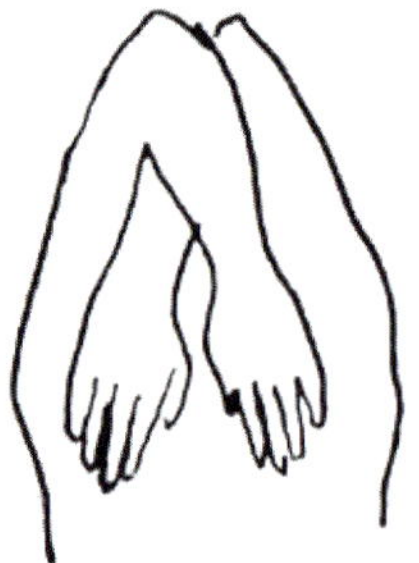
Abb. 119

h) Nehmen Sie die Arme neben den Körper und legen Sie die Hände mit zum Boden weisenden Handflächen unter das Becken (Abb. 120).

i) Nehmen Sie die Arme neben den Körper, beugen Sie in den Ellenbogen und legen Sie die Hände mit zum Boden weisenden Handflächen unter den unteren Rücken (Abb. 121).

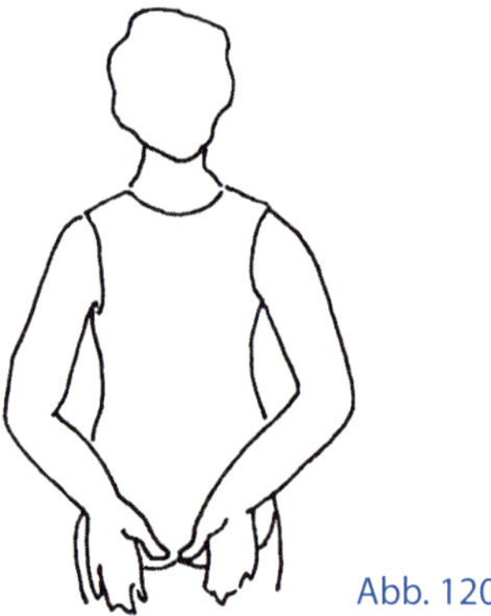
Abb. 120

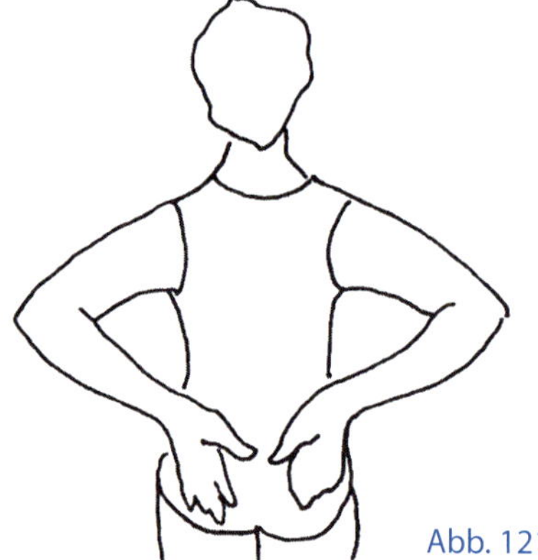
Abb. 121

j) Nehmen Sie die Arme neben den Körper, beugen Sie in den Ellenbogen und legen Sie die Hände mit zum Boden weisenden Handflächen auf Taillenhöhe übereinander (Abb. 122).

k) Nehmen Sie die Arme neben den Körper und legen Sie die Hände mit zum Boden weisenden Handflächen direkt unterhalb der Schulterblätter übereinander (Abb. 123).

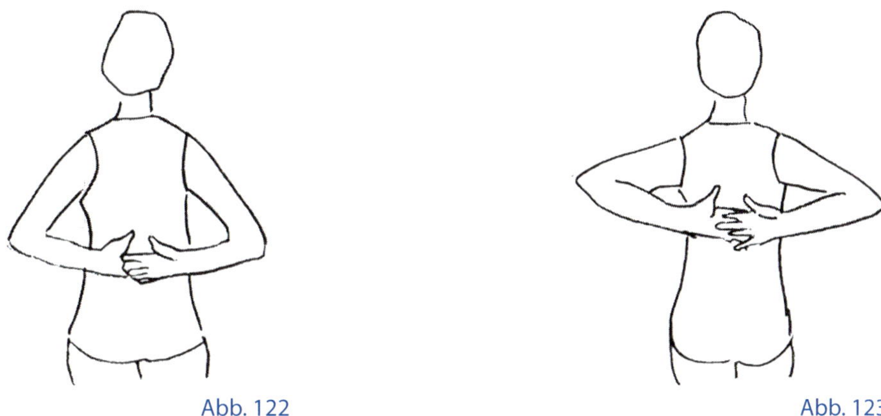

Abb. 122 Abb. 123

l) Nehmen Sie die Arme neben den Körper; legen Sie eine Hand mit zum Boden weisender Handfläche zwischen die Schulterblätter und die andere direkt darunter (Abb. 124).

m) Nehmen Sie die Arme neben den Körper und legen Sie beide Hände mit zum Boden weisenden Handflächen übereinander zwischen die Schulterblätter (Abb. 125).

n) Eine Hand liegt zwischen den Schulterblättern; beugen Sie den anderen Arm über die Schulter hinweg und legen Sie die Handflächen zwischen den Schulterblättern aufeinander (Abb. 126).

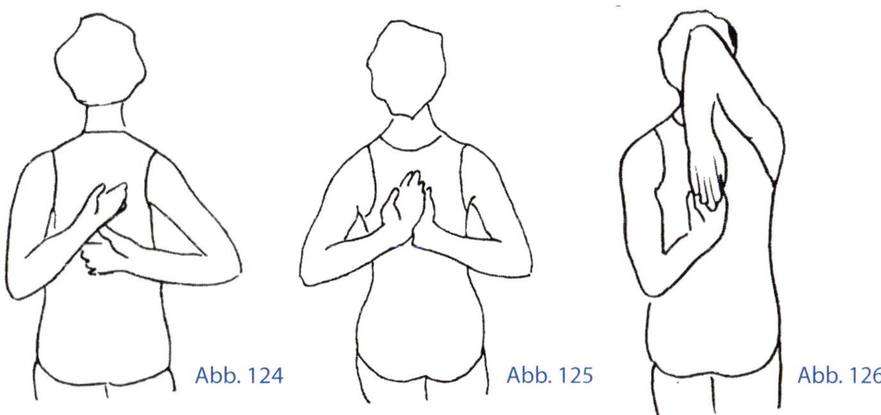

Abb. 124 Abb. 125 Abb. 126

Wie Sie an den Kontrollpositionen arbeiten

Um frei von Spannung und damit beweglich zu sein, müssen Sie unbedingt die Kunst der Konzentration beherrschen und ihre Aufmerksamkeit präzise lenken können. Der erste Schritt besteht darin, eine Position zu finden, in der Sie nur eine einzige Spannung oder einen einzigen Schmerz spüren. Sollten Sie nach Beginn der Übung von weiteren Spannungen oder schmerzhaften Bereichen abgelenkt werden, müssen Sie diese auflösen, indem Sie die Position vereinfachen, und sich dann wieder auf eine einzelne Stelle konzentrieren. Das mag wie ein Rückschritt erscheinen, doch es wird Sie später mit größerem Fortschritt belohnen. Sie werden merken, dass sich eine Position bereits durch feinste Veränderungen leichter oder schwieriger gestalten lässt. *Es ist ratsam, Verspannungen oder schmerzhafte Bereiche nacheinander zu lösen.* Sollten mehrere Störungen bestehen, die sich nicht auf eine einzelne reduzieren lassen, dann konzentrieren Sie sich auf die, die am unangenehmsten ist.

Sie erreichen Entspannung, indem Sie eine schmerzhafte Stelle objektiv untersuchen und gezielt nach ihrem Kern suchen. Mehr ist nicht nötig. Dieses objektive Untersuchen genügt, aber *es erfordert einen Wandel der inneren Einstellung.* Im Alltag zieht sich das Bewusstsein instinktiv vom Schmerz zurück und sucht ihn durch muskuläre Kontraktion zu überwinden, die ihrerseits zu einem gewissen Maß an Unempfindlichkeit führt. Indem Sie während einer Entspannungsübung Ihre Aufmerksamkeit achtsam auf einen bestimmten Schmerz richten, wird dieses Vermeidungsverhalten von interessierter Hinwendung abgelöst. *Was zuvor ein Feind war, wird nun zu einem Gegenstand des Interesses,* dem Sie nicht länger ausweichen. Die Schicht von Anspannung, die eine Schmerzquelle gewöhnlich umgibt, löst sich auf und lässt das Blut freier zirkulieren. Genaues Beobachten macht es daraufhin möglich, den Kern des Schmerzes oder der Spannung zu finden und ihn dadurch allmählich zu lösen. In diesem Moment wird Erleichterung spürbar: Spannung und Schmerz lösen sich auf.

Es ist richtig, dass Sie Ihre Konzentration während der Übung mehrmals erneuern müssen, um dieses Ergebnis zu erreichen. Und es ist auch nicht übertrieben zu sagen, dass diese Konzentration scharf und präzise sein muss wie ein chirurgisches Werkzeug. Treffender noch lässt sie sich mit einem Mikroskop vergleichen: Die verstärkte Konzentration wirkt wie eine Linse, durch die das Bewusstsein selbst winzige Details erfasst. Ist Ihr Bewusstsein in die verstecktesten Winkel vorgedrungen und *sind Sie in der unangenehmen Empfindung (dem Schmerz, der Anspannung o. ä.) selbst anwesend,* dann lässt die Kontraktion nach, löst sich auf, und die Durchblutung normalisiert sich. Zudem kann der gesamte Flüssigkeitshaushalt ungestört funktionieren. Die Körperflüssigkeiten werden in Bewegung versetzt, zirkulieren und sorgen für den notwendigen Stoffwechsel. *Alles Leben innerhalb des Körpers wird stimuliert.*

Den Effekt dieser bewussten Aufmerksamkeit, der sogenannten «Präsenz» im Körper, bezeichnen wir als *Eutonisierung*, da sie *den vitalen Tonus reguliert.* Gründliches und objektives Beobachten regt nicht nur die Durchblutung an, es reguliert und beeinflusst die autonomen Funktionen des Körpers. Das ist der therapeutische Effekt von *Eutonisierung.*[28]

Lassen Sie uns die Vorgehensweise am Beispiel der fünften Kontrollposition klären. In dieser Position, in der Sie mit überkreuzten Beinen am Boden sitzen, schmerzen meist die inneren und äußeren Bereiche von Becken und Oberschenkeln, die Knie sowie die Knochen der Füße am Boden. Haben Sie Schmerzen in all diesen Bereichen zugleich, bedeutet das, dass die Position zu schwierig ist und vereinfacht werden muss. Strecken Sie ein Bein aus und verringern Sie damit das Unbehagen im Bereich von Knie und Knöchel. Der Druck der Knöchel gegen den Boden kann gemildert werden, indem Sie ein flaches Kissen unter den Fuß legen oder die Decke, auf der Sie sitzen, doppelt falten. Wenn sich Becken und Knie entspannen, kommt Ihr Bein in eine horizontalere Position, was den Druck weiter verringert.[29]

Ist der Schmerz im Fuß gelöst, müssen Sie sich nach wie vor mit dem Schmerz in Ihrem Knie befassen. Richten Sie Ihre Aufmerksamkeit auf diesen Bereich und versuchen Sie, die Spannung zu lösen. Lassen Sie Ihr Bewusstsein in dem Schmerz weilen. Nehmen Sie wahr, ob sich die Empfindung verändert: Meist ist es so, dass der Schmerz aufgrund kleiner Veränderungen durch das Lenken der Aufmerksamkeit kommt und geht. Es kann sogar vorkommen, dass er einen Moment lang zunimmt. (Sollte er zu stark werden, dann erleichtern Sie sich die Position gerade so viel, dass Sie wieder entspannen können.) Wenn Sie diesen Prozess wiederholen, sollte der Schmerz zunehmend schwächer werden und schließlich verschwunden sein. Sie werden feststellen, dass Ihr Knie durch das Dehnen der straffen Muskeln von sich aus nach unten gesunken ist: ein äußeres Zeichen bewusster Entspannung. Womöglich zieht diese neue Position an anderen Muskeln im Körper und löst erneutes Unbehagen aus, welches analysiert und gelöst werden muss. Wenn Sie diesen Vorgang so oft wie nötig wiederholen, können Sie in einer Kontrollposition ankommen, die frei von Schmerz oder Anspannung ist.

---

28 Zu weiteren Einzelheiten siehe Kapitel 3.

29 Schmerzende oder empfindliche Knochen sind ein Zeichen für schlechte Durchblutung; bewusste Entspannung kann hier Abhilfe schaffen.

Es ist von entscheidender Bedeutung, sich des gesamten Körpers, der Position des Körpers und der Körperbereiche die den Boden berühren, bewusst zu sein. Entspannung kann somit überprüft werden, indem Sie sich deutlich machen, welche Körperbereiche eine Auflagefläche haben. In einer Situation zur Vorbereitung der sechsten Kontrollposition (Abb. 103) müssen Sie sich beispielsweise nicht nur der Spannung in Kniekehle, Wade und Oberschenkel bewusst sein, sondern auch der Auflageflächen Ihrer Fersen und Sitzbeinhöcker.[30]

Wie viel Zeit für eine Kontrollposition aufgewendet werden muss, ist von Mensch zu Mensch sehr verschieden und hängt im Wesentlichen davon ab, wie gut die Aufmerksamkeit fokussiert werden kann. Grundsätzlich sollten Sie bei einer Übung verweilen, bis eine wahrnehmbare Veränderung eintritt; das kann drei bis fünf Minuten oder auch länger dauern. Selbstverständlich können Sie diesen Zeitrahmen ausweiten, um zu tieferer Entspannung zu gelangen. Wie bereits erwähnt, erlauben einige Kontrollpositionen vollständiges Ruhen.

30 Für dieses Überprüfen von Entspannung wird die Aufmerksamkeit von einer Auflagefläche zur nächsten gelenkt. Das kann mit einer speziellen Konzentrationstechnik, dem sogenannten Durchströmen, geschult werden; siehe Kapitel 3.

Reihen von Kontrollpositionen

Die Kontrollpositionen können mitsamt den vorbereitenden Positionen zu Übungsreihen mit zunehmendem Schwierigkeitsgrad verbunden werden; eine einzelne Reihe steht für ein etwa einstündiges Übungsprogramm. Sie sollten sich jeder Position mit ruhiger und anhaltender Aufmerksamkeit widmen; denken Sie daran, dass Sie für echtes Entspannen schwierige Positionen niemals erzwingen bzw. in Angriff nehmen dürfen. Ist dies der Fall, brechen Sie die Reihe ab. Sie können sich andere Übungsreihen zusammenstellen, die Ihren individuellen Bedürfnissen angepasst sind. Üben Sie asymmetrische Positionen immer zu beiden Seiten.

Jede Übung muss mit der in Kapitel 3 beschriebenen Konzentrationstechnik durchgeführt werden. Ergebnisse werden rascher erzielt und zeigen eine größere Wirkung.

Werden die Grundsätze der Eutonie, wie bei Aufrichtung und Bewegung erläutert, auf die Kontrollpositionen angewendet, lassen sie sich leichter durchführen und ihre wohltuende Wirkung verstärkt sich.

Erste Reihe (Beweglichkeit der Beine)

Diese Übungsreihe wird in der Rückenlage durchgeführt. Wiederholen Sie 1) – 9) mit dem anderen Fuß, bevor sie mit 10) weiter machen.

1) Beugen Sie ein Knie, führen es zur Seite und legen Sie die Fußsohle an das andere Bein (Abb. 89).
2) Führen Sie das Knie nach innen und drehen Sie den Fuß so, dass die Zehen nach außen weisen. Lassen Sie das Knie nach vorne sinken; es darf, wenn nötig, über dem Boden bleiben (Abb. 84). Führen Sie den Fuß etwas nach unten oder nähern Sie das gebeugte Bein dem anderen an, um eine Position zu finden, in der Sie entspannen können.
3) Führen Sie das Knie wieder zur Seite und legen Sie den Fuß unter dem gegenüberliegenden Oberschenkel ab (Abb. 90).
4) Führen Sie das Knie wieder nach innen und drehen Sie den Fuß so, dass die Zehen nach außen weisen. Fassen Sie den Knöchel mit der Hand und erlauben Sie dem Knie, falls nötig, über dem Boden zu bleiben (Abb. 84).
5) Führen Sie das Knie wieder nach außen. Legen Sie den Fuß unter den gegenüberliegenden Oberschenkel und fassen Sie ihn mit der Hand (Abb. 91).

6) Führen Sie das Knie wieder nach innen und legen Sie den Fußrücken neben dem Becken am Boden ab; das Knie darf, falls nötig, über dem Boden bleiben (Abb. 83).
7) Führen Sie das Knie wieder nach außen. Kreuzen Sie den Unterschenkel über den gegenüberliegenden Oberschenkel und fassen Sie den Fuß mit der Hand (Abb. 86).
8) Legen Sie den Fuß auf den gegenüberliegenden Oberschenkel und fassen Sie ihn mit der Hand (Abb. 92).
9) Legen Sie die Fußsohlen aneinander (Abb. 93).
   Wiederholen Sie 1)–8) mit der anderen Seite.
10) Stellen Sie die Beine auf; platzieren Sie die Füße weit genug voneinander entfernt, so dass Ihre Knie nach innen sinken, ohne sich zu berühren (Abb. 127).

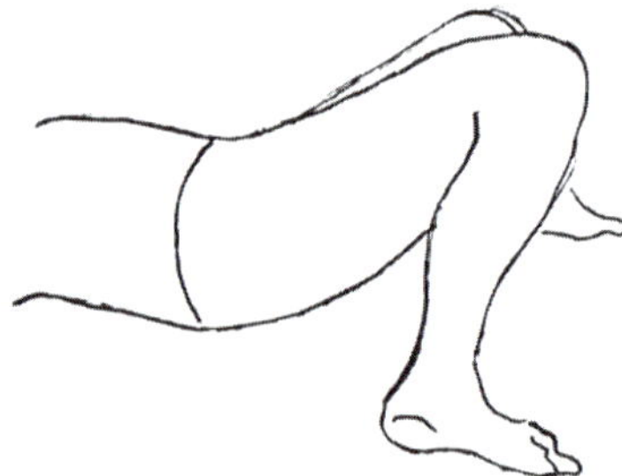

Abb. 127

11) Führen sie die Knie nach außen. Ziehen Sie die Füße zum Körper und legen Sie einen Fuß vor dem anderen am Boden ab (Abb. 94).
12) Führen sie die Knie wieder nach innen. Legen Sie die Füße mit dem Fußrücken nach unten neben dem Becken am Boden ab (Abb. 39).
13) Führen sie die Knie wieder nach außen. Legen Sie einen Fuß in die gegenüberliegende Leiste und den anderen unter den gegenüberliegenden Oberschenkel; fassen Sie beide Füße mit den Händen (Abb. 95). Wiederholen Sie andersrum.
14) Fassen Sie die Füße über Kreuz mit den Händen und ziehen Sie sie nach oben auf die Oberschenkel (Abb. 128). Wiederholen Sie andersrum.

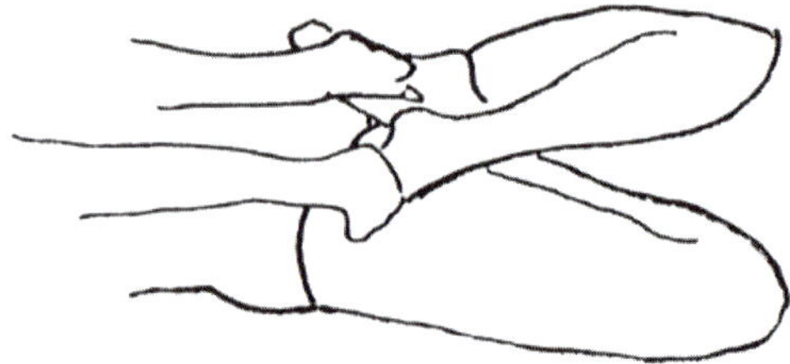

Abb. 128

Zweite Reihe (Beweglichkeit von Armen und Schultern)

Diese Übungsreihe wird in der Rückenlage durchgeführt.

1) Strecken Sie die Arme über den Kopf und lassen Sie sie so weit auseinander rutschen, dass Sie in dieser Position entspannen können (Abb. 113).
2) Führen Sie die Arme mit den Handflächen nach unten an die Seiten des Körpers und entspannen Sie in dieser Position.
3) Nehmen Sie die Arme über den Kopf und verschränken Sie die Hände. Entspannen Sie die Ellenbogen (Abb. 114).
4) Legen Sie die Hände unter das Becken, die Handflächen weisen dabei zum Boden (Abb. 120).
5) Nehmen Sie die Arme über den Kopf, überkreuzen Sie die Handgelenke, legen Sie die Handflächen aneinander und verschränken Sie die Finger (Abb. 115).
6) Legen Sie die Hände unter den unteren Rücken; die Handflächen weisen zum Boden (Abb. 121).
7) Verschränken Sie die Hände hinter dem Kopf (Abb. 116).
8) Legen Sie die Hände auf Höhe der Taille übereinander unter den Rücken; die Handflächen weisen zum Boden (Abb. 122).
9) Verschränken Sie die Hände im Nacken (Abb. 117).
10) Beugen Sie die Ellenbogen und legen Sie die Hände übereinander in den Bereich unterhalb der Schulterblätter; die Handflächen weisen zum Boden (Abb. 123).
11) Nehmen Sie die Arme nach oben, beugen Sie die Ellenbogen und legen Sie die Hände flach unter die Schulterblätter (Abb. 118).
12) Beugen Sie die Ellenbogen nach unten und legen Sie die Hände übereinander zwischen die Schulterblätter; die Handflächen weisen dabei zum Boden (Abb. 125).
13) Überkreuzen Sie die Arme über dem Kopf, beugen Sie die Ellenbogen und legen Sie die Hände flach unter die Schulterblätter (Abb. 119).
14) Beugen Sie einen Arm unter und den anderen Arm über die gegenüberliegende Schulter hinweg und legen Sie die Handflächen zwischen Ihre Schulterblätter (Abb. 126). Wiederholen Sie andersrum.

Dritte Reihe (Beweglichkeit der Beine)

Diese Übungsreihe wird im Sitzen auf dem Boden durchgeführt.

A:

1a) Setzen Sie sich mit dem Rücken an eine Wand und strecken Sie die Beine aus. Beugen Sie ein Knie, führen es nach außen, und ziehen Sie die Ferse zu sich hin. Entspannen Sie beide Beine (Abb. 66).

1b) Lehnen Sie sich über das gebeugte Bein nach vorne, ohne das andere zu beugen (Abb. 98).

1c) Beugen Sie sich über das gestreckte Bein nach vorne; lassen Sie die Hände immer weiter in Richtung Fuß gleiten, bis Sie diesen fassen können (Abb. 129). Wiederholen Sie 1a), 1b) und 1c) mit der anderen Seite.

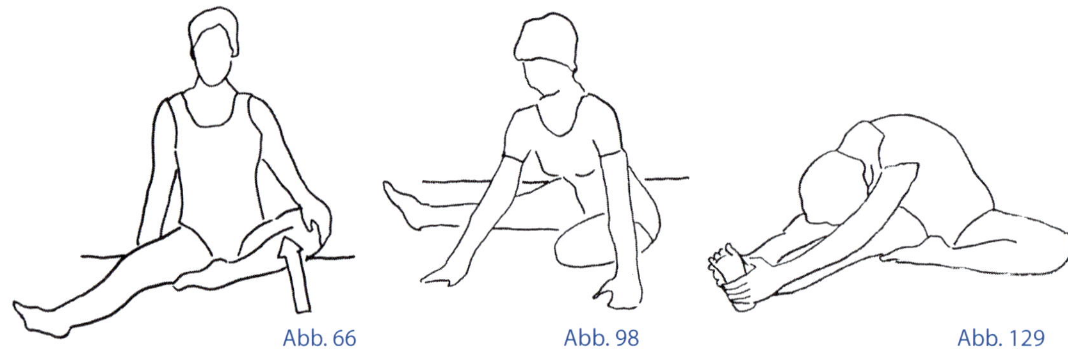

Abb. 66 Abb. 98 Abb. 129

2a) Setzen Sie sich mit dem Rücken an eine Wand und legen Sie die Fußsohlen aneinander (Abb. 130).

2b) Beugen Sie sich nach vorne (Abb. 131).

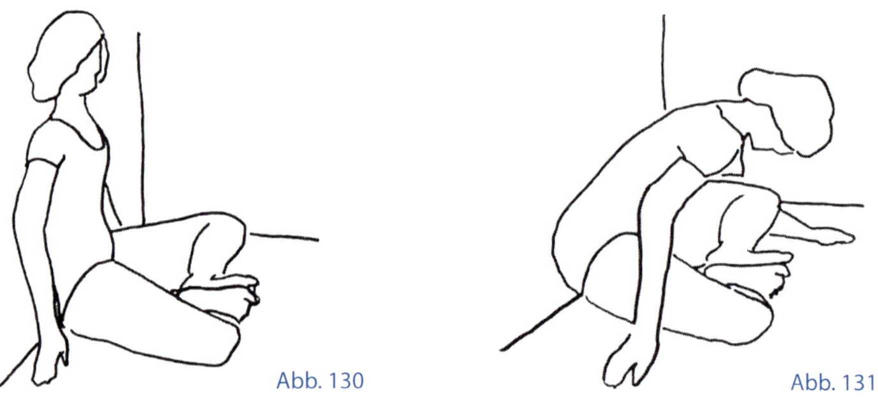

Abb. 130 Abb. 131

3a) Legen Sie einen Fuß vor dem anderen ab (Abb. 44).

3b) Lehnen Sie sich nach vorne. Stützen Sie sich auf die Hände, um die Position besser halten zu können (Abb. 132).

3c) Neigen Sie sich nach rechts und links.

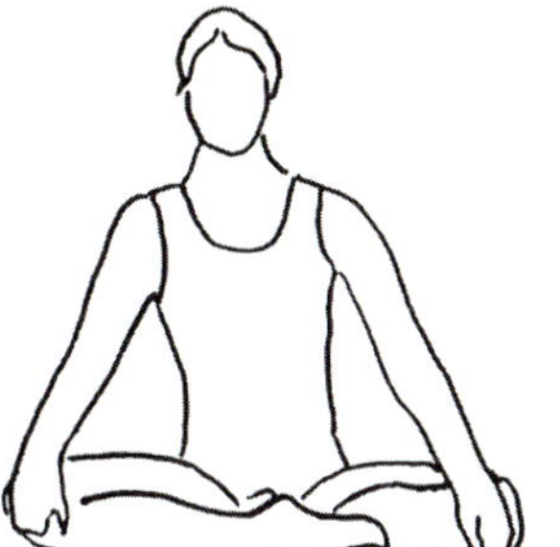

Abb. 44

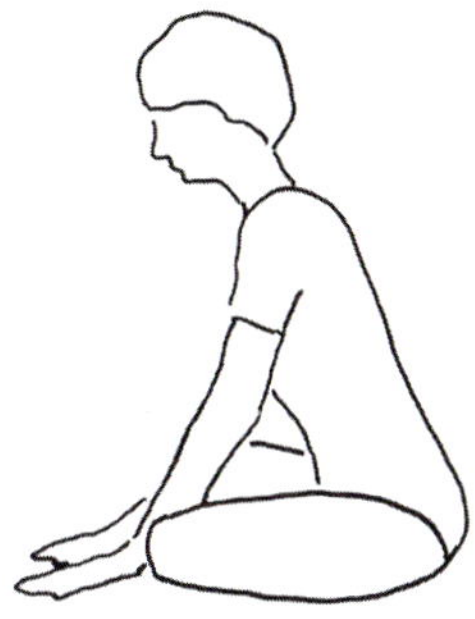

Abb. 132

4a) Überkreuzen Sie die Beine, legen Sie einen Fuß auf den gegenüberliegenden Oberschenkel und den anderen Fuß unter den anderen Oberschenkel (Abb. 43).

4b) Beugen Sie sich nach vorne.

4c) Neigen Sie sich zur Seite.

5a) Legen Sie Ihre Füße über Kreuz auf die Oberschenkel (Abb. 45).

5b) Beugen Sie sich nach vorne und legen Sie die Stirn am Boden ab (Abb. 46).

5c) Neigen Sie sich zur Seite.

Wiederholen Sie 4a) bis 5c) andersherum.

B:

1) Beugen Sie ein Knie und führen es zur Seite. Legen Sie den Fuß unter den Oberschenkel des anderen gestreckten Beines. (Abb. 90).

2) ziehen Sie den Fuß über den Oberschenkel (Abb. 92).

Wiederholen Sie andersrum.

3) Überkreuzen Sie die Beine, legen Sie die Knie übereinander und fassen Sie die Füße mit den Händen. Lehnen Sie sich nach vorne (Abb. 40 und 41).
Sie können auf eine andere Art in diese Position gelangen, indem Sie auf alle Viere kommen, die Knie überkreuzen, die Füße möglichst weit voneinander entfernen und sich nach hinten zwischen die Füße auf den Boden setzen. Wiederholen Sie andersrum.

4) Legen Sie die Knie übereinander und drehen Sie Ihren Oberkörper, so dass Sie Ihre Füße mit der gleichseitigen Hand greifen können (Abb. 42).

Wiederholen Sie andersrum.

Vierte Reihe (Beweglichkeit der Beine)

Abschnitt A wird in der Bauchlage durchgeführt.

A:

1) Beugen Sie ein Knie und fassen Sie den Fuß mit der gegenüberliegenden Hand. Wiederholen Sie die Bewegung mit der anderen Seite (Abb. 133).

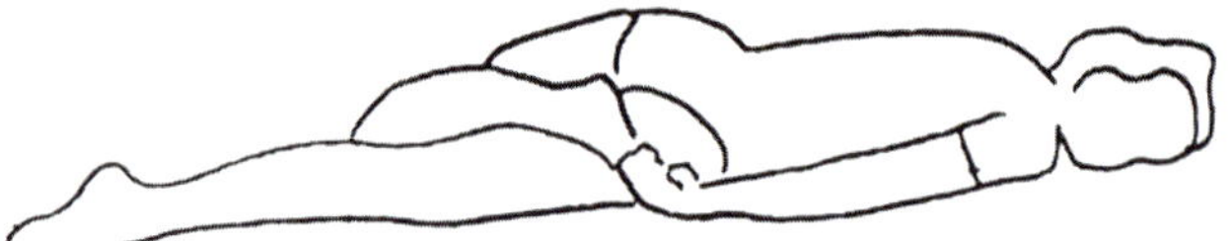

Abb. 133

2) Spreizen Sie die Beine, beugen Sie beide Knie und fassen Sie die überkreuzten Füße mit den Händen (Abb. 134). Wiederholen Sie andersrum.

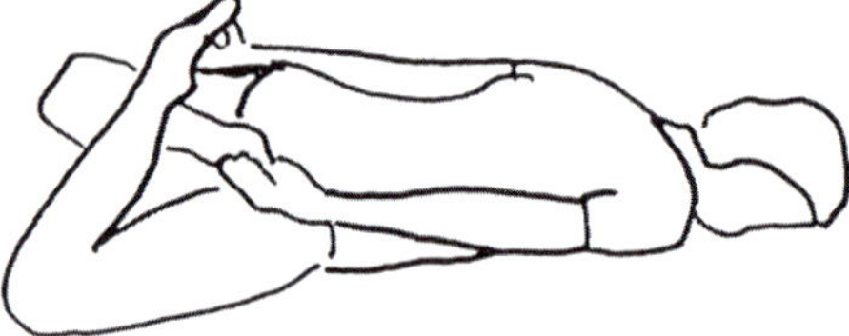

Abb. 134

3) Beugen Sie ein Knie und fassen Sie den Fuß mit der gleichseitigen Hand. Wiederholen Sie die Bewegung mit der anderen Seite (Abb. 135).

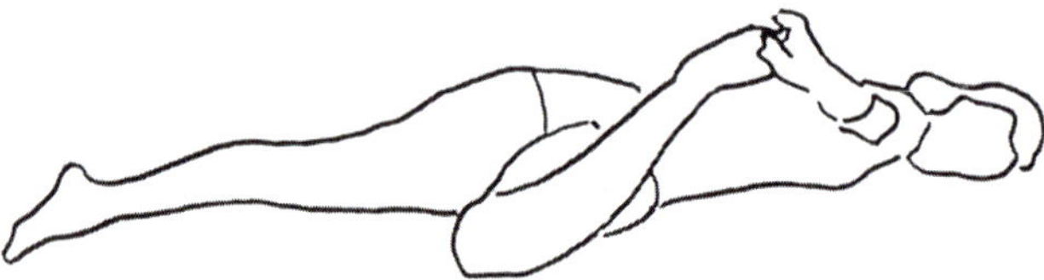

Abb. 135

4) Beugen Sie beide Knie und fassen Sie die Füße mit der jeweils gleichseitigen Hand (Abb. 136).

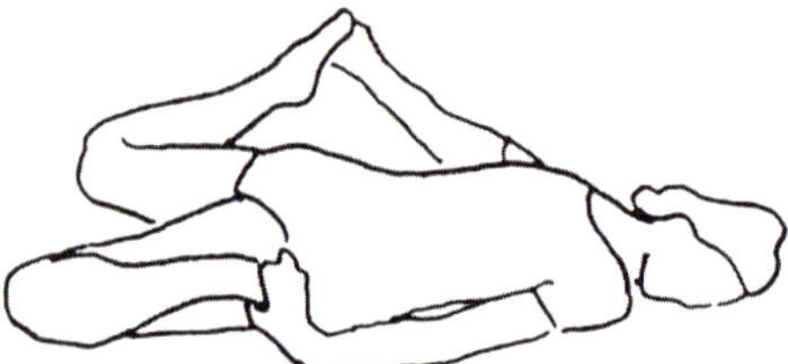

Abb. 136

B:

1a) Beugen Sie im Sitzen ein Knie nach innen und lassen Sie die Zehen nach außen weisen. Lassen Sie das andere Bein gestreckt, ohne es steif zu machen, lehnen Sie sich zu dieser Seite und stützen Sie sich auf die gleichseitige Hand (Abb. 80).

1b) Neigen Sie sich aus dieser Position über das gebeugte Knie nach vorne und lassen Sie Ihren Kopf der Richtung des Knies folgen (Abb. 82).

1c) Lehnen Sie sich nach hinten, ohne das Knie anzuheben, und stützen Sie sich auf die Hände. Legen Sie den Rücken, falls möglich, am Boden ab, ohne ihn nach oben zu wölben (Abb. 83).
Wiederholen Sie diese Reihe mit dem anderen Bein.

2) Knien Sie sich hin, legen Sie die Fußrücken am Boden ab und setzen Sie sich auf die Fersen (Abb. 33).

3) Setzen Sie sich zwischen die Füße auf den Boden (Abb. 36).

4) Kommen Sie auf alle Viere, lassen Sie die Zehen nach außen weisen, und setzen Sie sich zwischen die Füße auf den Boden (Abb. 37).

5) Kommen Sie wieder auf alle Viere, entfernen Sie Knie und Füße voneinander und lassen Sie es zu, dass Ihr Körper vom eigenen Gewicht nach hinten und unten gezogen wird, bis Ihr Becken am Boden ruht. Beugen Sie gleichzeitig den Rumpf nach vorne und legen Sie den Kopf und die Unterarme am Boden ab (Abb. 85 und 38).

Fünfte Reihe (Beweglichkeit von Rücken und Beinen)

Diese Reihe wird mit der Unterstützung einer Wand durchgeführt.

1) Setzen Sie sich mit dem Rücken an die Wand und strecken Sie die Beine aus. Führen Sie den Kopf nach unten in Richtung Boden und lassen sie dabei die Wirbelsäule folgen. Das Becken bleibt bis zum Schluss mit der Wand in Berührung. (Abb. 100). Rollen Sie die Wirbelsäule langsam Wirbel für Wirbel wieder auf.

2) Spreizen Sie die Beine und führen Sie den Kopf nach unten in Richtung Boden. Lassen Sie dabei die Wirbelsäule folgen. (Abb. 101). Richten Sie sich wie oben beschrieben wieder auf.

3) Legen Sie sich auf den Rücken und bringen Sie Ihre Sitzbeinhöckern an die Wand, strecken Sie die Beine nach oben und halten Sie diese Position aktiv. Entspannen Sie den Rücken (Abb. 102).

4) Lassen Sie die Aktivität in den Beine los und dadurch die Knie nach unten und außen fallen (Abb. 97).
5) Strecken Sie die Beine wieder aus und grätschen Sie diese (Abb. 104). Sollte das zu schwierig sein, dann nehmen Sie die Beine näher zusammen und beugen Sie die Knie leicht an.
6) Rutschen Sie etwas von der Wand weg und lehnen Sie die gestreckten Beine in einem Winkel von 45- bis 50-Grad an die Wand (Abb. 4).
7) Entfernen Sie sich noch weiter von der Wand und stützen Sie die gespreizten Beine mit den Fußsohlen an der Wand ab (Abb. 105).
8) Beugen Sie die Knie und führen sie nach außen. Bringen Sie die Fußsohlen aneinander und stützen Sie sich mit der Unterseite ihrer Zehen an der Wand ab (Abb. 79).
9) Stellen Sie Ihre Fußsohlen an der Wand ab. So, dass die Knie und Unterschenkel jeweils einen rechten Winkel bilden (Abb. 137).
10) Drücken Sie in dieser Position mit den Fersen waagrecht (in Verlängerung der Unterschenkel) gegen die Wand, so dass Sie ein wenig nach hinten rutschen; richten Sie Ihre Füße wieder ein und wiederholen Sie die Bewegung mehrmals, bis die Beine am Boden angekommen sind. Entspannen Sie in dieser Position und erlauben Sie den Fersen, sich von der Wand zu lösen (Abb. 138).

(Anm. des Herausgebers: Voraussetzung dafür ist ein gleitfähiger Boden.)

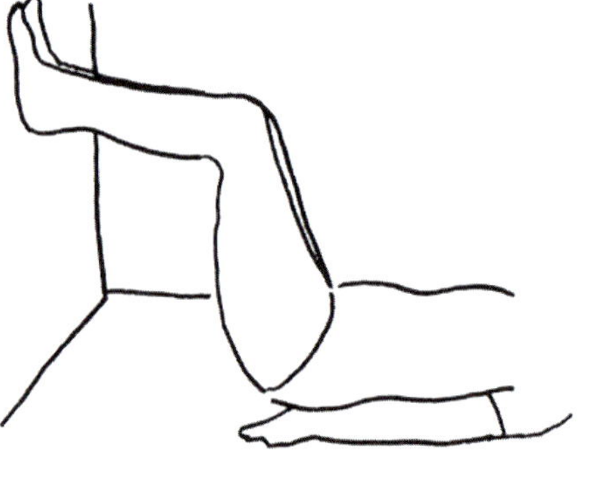

Abb. 137

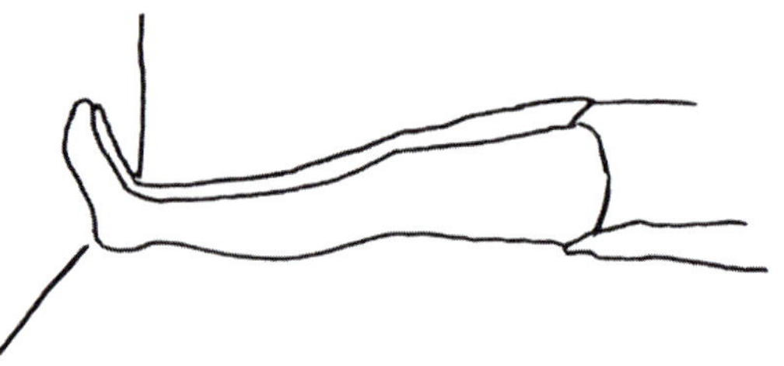

Abb. 138

Sechste Reihe (Beweglichkeit von Schultern und Nacken)

1) Legen Sie sich auf den Rücken und entspannen Sie den Kopf mit Hilfe der Auflagefläche an der Wand (Dehnen des Nackens) (Abb. 106).
2) Neigen Sie den Kopf zu einer Seite und legen Sie ihn am Boden ab (Abb. 139). Bringen Sie den Kopf wieder in die Mitte zurück und legen ihn auf der anderen Seite am Boden ab.

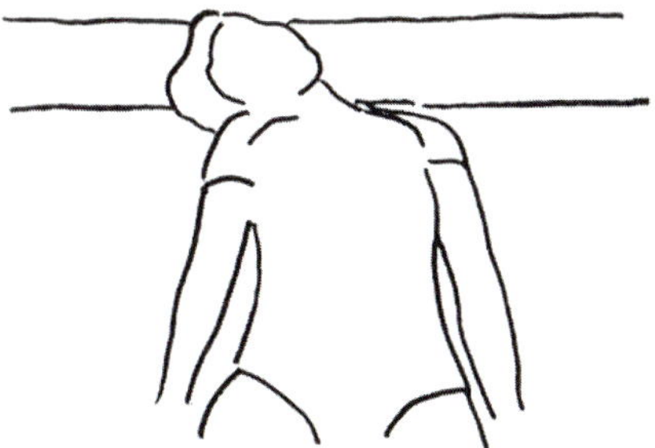

Abb. 139

3) Strecken Sie sich lang am Boden aus, der Scheitelpunkt des Kopfes hat eine leichte Berührung mit der Wand. Wenden Sie die Kontakttechnik[31] an.
4) Bringen Sie das Becken an die Wand und strecken Sie die Beine nach oben. Drücken Sie mit den Fersen gegen die Wand, so dass sich die Wirbelsäule vom Boden löst, bis der Rücken zur Gänze angehoben ist und die Knie rechtwinklig gebeugt sind. Unterstützen Sie das Becken mit den Händen, lösen Sie einen Fuß nach dem anderen von der Wand, und führen Sie beide Beine in Richtung Kopf. Lassen Sie die Knie neben dem Kopf zum Boden sinken. Entspannen Sie sich und kehren Sie langsam in umgekehrtem Bewegungsablauf zur Ausgangsposition zurück (Abb. 102, 107, 108, 109 und 110).
5) Knien Sie sich hin, öffnen Sie die Knie und neigen Sie den Oberkörper nach vorne, während Sie einen Arm zwischen den Beinen ausstrecken und den Kopf zur gegenüberliegenden Seite drehen. Legen Sie den anderen Arm um den Kopf und drehen Sie die Handfläche nach oben. Heben Sie das Becken an, bis das Gewicht gleichmäßig zwischen Knien, Kopf und Schulter (Abb. 140) verteilt ist. Kommen Sie langsam zurück ins Knien und legen Sie die Stirn am Boden ab. wiederholen Sie die Situation andersrum.

31 Siehe Kapitel 3.

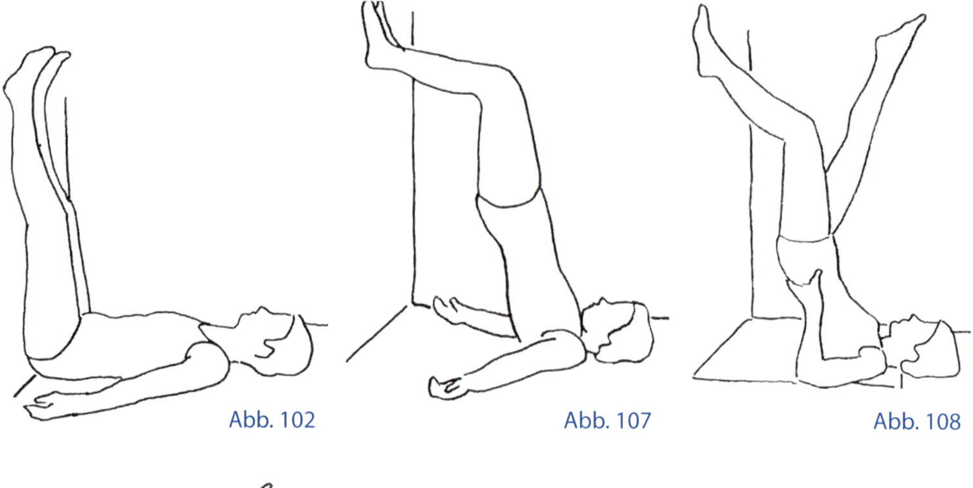
Abb. 102 Abb. 107 Abb. 108

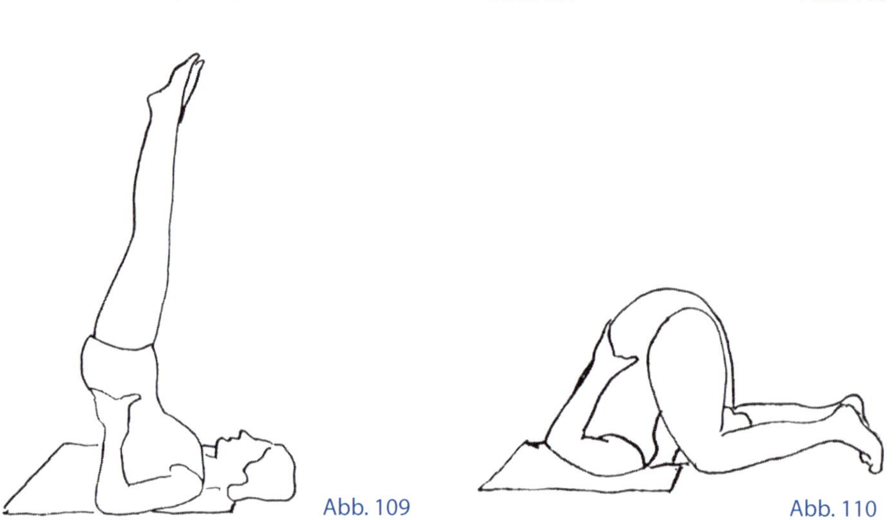
Abb. 109 Abb. 110

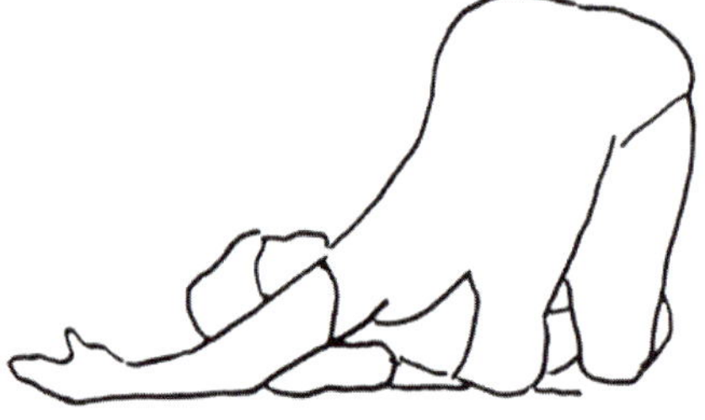
Abb. 140

6) Knien Sie sich hin, öffnen Sie die Knie, neigen Sie den Oberkörper nach vorne und unten und bringen Sie die Unterarme zum Boden. Senken Sie den Brustkorb so weit wie möglich und heben Sie das Becken an (wie ein Hund, der sich streckt). Suchen Sie wie vorhin nach dem Gleichgewicht, legen Sie den Kopf zur Seite gedreht am Boden ab und entspannen Sie (Abb. 141).

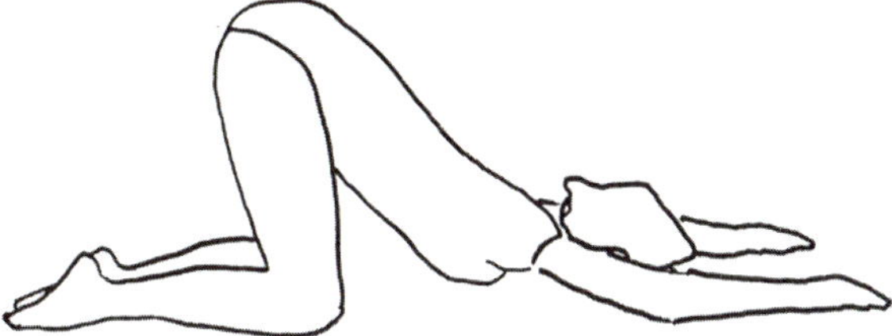

Abb. 141

Kommen Sie langsam zurück ins Knien und legen Sie die Stirn am Boden ab. Wiederholen Sie die Situation mit dem Kopf zur anderen Seite.

7) Legen Sie sich mit leicht geöffneten Beinen auf den Rücken, stützen Sie sich auf die Ellenbogen und lassen Sie den Kopf nach hinten hängen (Abb. 142). Heben Sie den Kopf wieder an, legen Sie sich ausgestreckt hin und lassen Sie den Kopf am Boden ruhen. Wiederholen Sie die Übung, doch rollen Sie den Kopf dieses Mal sanft seitlich über Ihre Schultermuskeln, anstatt ihn direkt nach hinten hängen zu lassen.

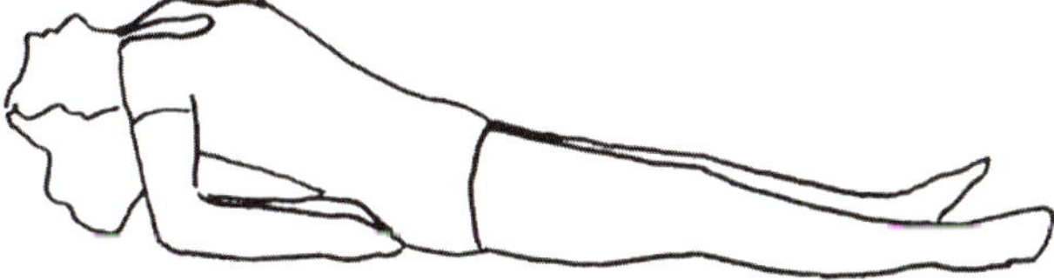

Abb. 142

Siebte Reihe (Beweglichkeit des Rumpfes und der Wirbelsäule)

Abschnitt A wird in der Seitenlage durchgeführt.

A:

1) Legen Sie sich auf die Seite und lassen Sie Ihren oberen Arm entspannt hinter dem Rücken zum Boden sinken. Führen Sie ihn dann mit nach oben gewendeter Handfläche so weit wie möglich zur Seite und lassen Sie den Schultergürtel und Oberkörper folgen, ohne das obere Knie anzuheben (Abb. 112). Kommen Sie wieder zurück.

2) Legen Sie den unteren Arm im rechten Winkel zum Körper lang am Boden ab. Neigen Sie den Kopf und legen Sie ihn vor dem Arm am Boden ab. Führen Sie den oberen Arm nach hinten und nehmen Sie dabei den Oberkörper mit (Abb. 57). Kommen Sie wieder zurück.

3) Nehmen Sie die gleiche Position ein wie unter A1) und bewegen Sie dieses Mal den Arm weiter nach oben in Richtung Kopf; Ihr Knie muss am Boden bleiben. Kommen Sie wieder zurück.

4) Legen Sie das obere Knie vor dem unteren Knie am Boden ab, strecken Sie den oberen Arm nach oben Richtung Kopf und legen Sie ihn neben dem Ohr ab. Kommen Sie wieder zurück.

5) Legen Sie das obere Knie vor dem unteren Knie am Boden ab, strecken Sie den oberen Arm diagonal hinter dem Rücken aus (Abb. 56). Berührt Ihr Arm dabei nicht den Boden, dann lassen Sie ihn in seiner natürlichen Höhe hängen; das Knie soll sich nicht vom Boden lösen.
Kommen Sie wieder zurück und Wiederholen sie die Reihe zur anderen Seite.

Abschnitt B wird in der Rückenlage durchgeführt.

B:

1) Legen Sie sich auf den Rücken, stellen Sie die Füße auf und lassen Sie beide Beine zu einer Seite in Richtung Boden sinken. Halten Sie diese Position einen Augenblick und lassen Sie dann los (Abb. 143). Wiederholen Sie die Situation zur anderen Seite.

2) Üben Sie die gleiche Situation mit hinter dem Kopf verschränkten Händen

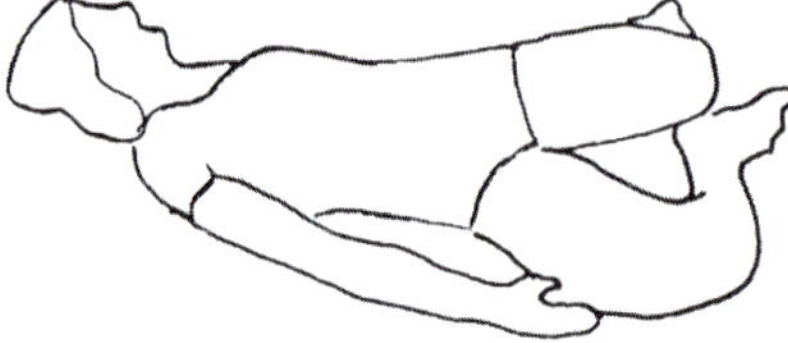

Abb. 143

(Abb. 144).

3) Stellen Sie die Beine auf und schlagen Sie ein Knie über das andere. Nehmen Sie die Hände hinter den Kopf. Lassen Sie die Knie in Richtung des freien Fußes zum Boden sinken. Die gegenüberliegende Schulter darf sich nicht vom Boden lösen (Abb. 145). Wiederholen Sie die Situation zur anderen Seite.

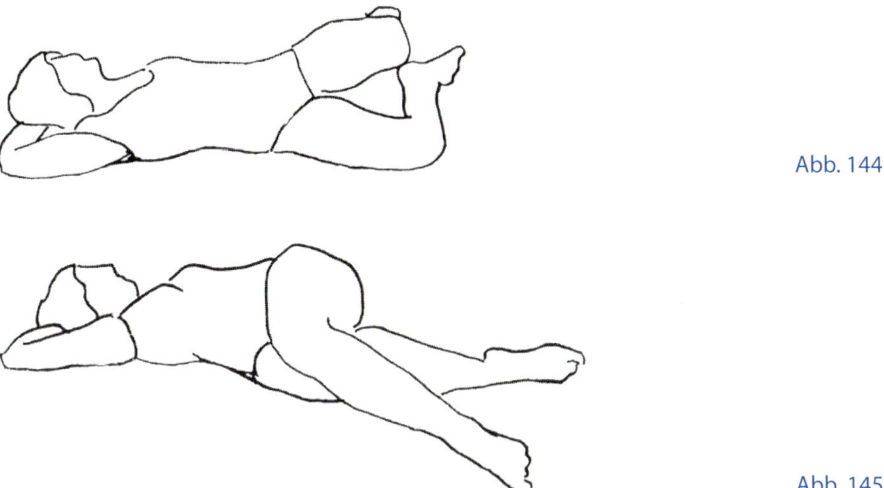

Abb. 144

Abb. 145

4) Strecken Sie die Arme zu beiden Seiten aus, führen Sie einen Fuß zur Hand der anderen Seite und fassen Sie den Fuß mit der Hand. Erlauben Sie dem Knie, sich zu beugen, aber lassen Sie den Fuß nicht los (Abb. 55). Wiederholen Sie die Situation zur anderen Seite.

5) Bringen Sie das Becken an die Wand. Beine senkrecht nach oben gestreckt. Führen Sie die Beine zu einer Seite und legen Sie diese am Boden ab; das Becken rollt zur Seite, die Schultern bleiben am Boden.
Wiederholen Sie die Situation zur anderen Seite.

6) Kommen Sie in die gleiche Ausgangsposition, aber verschränken Sie dieses Mal die Hände hinter dem Kopf. Legen Sie beide Beine auf einer Seite am Boden ab, ohne die gegenüberliegende Schulter zu heben (Abb. 111).
Wiederholen Sie die Situation zur anderen Seite.

Gemischte Reihe

Diese Übungsreihe nutzt die Unterstützung einer Wand.

a) Setzen Sie sich mit dem Rücken an die Wand und strecken Sie die Beine nach vorne aus. Lassen Sie den Kopf und Oberkörper los und in Richtung Boden sinken (Abb. 100). Kommen Sie Wirbel für Wirbel zurück.

b) Wiederholen Sie dieselbe Übung mit gespreizten Beinen (Abb. 101).

c) Legen Sie sich auf den Rücken und lassen Sie den Kopf gelöst an der Wand ruhen. Lösen Sie im Nacken, während Sie den Kopf von einer Seite zur anderen drehen (Abb. 106).

d) Bringen Sie das Becken an die Wand, strecken Sie beide Beine nach oben und halten Sie diese Position aktiv (Abb. 102).

e) Lassen Sie die Knie los und dabei die Füße nach unten rutschen. Wechseln Sie so oft, wie es Ihnen nötig erscheint, zwischen d) und e) ab (Abb. 97).

f) Bringen Sie das Becken an die Wand und strecken Sie beide Beine nach oben. Spreizen Sie die Beine und erlauben Sie den Knien, sich leicht zu beugen.

g) Strecken Sie die Beine nach oben und drücken Sie mit den Fersen gegen die Wand, so dass sich der Rücken anhebt und nur noch Kopf, Schultergürtel und Arme am Boden liegen. Bringen Sie die Wirbelsäule langsam zum Boden zurück. Wiederholen Sie diese Übung mehrere Male (Abb. 102 und 107).

h) Drücken Sie mit den Fersen gegen die Wand, bis der Rücken angehoben ist und die Oberschenkel mit den Unterschenkeln einen rechten Winkel bilden. Stützen Sie das Becken mit den Händen, lösen Sie die Füße nacheinander von der Wand und bringen Sie beide Füße gemeinsam über den Kopf; lassen Sie die Knie zu beiden Seiten des Kopfes zum Boden sinken. Entspannen Sie in dieser Position, bevor Sie den Bewegungsablauf langsam und fließend umkehren (Abb. 102, 107, 108, 109 und 110).

i) Führen Sie die Hände hinter den Kopf und entspannen Sie mit nach oben gestreckten Beinen. Legen Sie beide Beine auf einer Seite am Boden ab; das Becken dreht sich, die gegenüberliegende Schulter bleibt am Boden liegen (Abb. 111). Wiederholen Sie die Situation zur anderen Seite.

j) Rutschen Sie etwas von der Wand weg, bleiben Sie auf dem Rücken. Stützen Sie die Beine in einem Winkel von 45–50 Grad an der Wand ab und entspannen Sie das Becken und die Beine (Abb. 4).

k) Stellen Sie die Fußsohlen an die Wand und drücken Sie sich mit den Füßen gegen die Wand ab. Lassen Sie sich nach hinten gleiten, bis Ihre Beine lang am Boden zu liegen kommen und die Fersen den Boden berühren. Entspannen Sie die Füße und erlauben Sie Ihren Fersen, sich von der Wand zu lösen. Entspannen Sie den gesamten Körper (Abb. 138).

3. Konzentrationstechniken: Kontakt und Durchströmen

Allgemeine Grundsätze

Bei allen bislang aufgeführten Übungen ist es von grundlegender Wichtigkeit, wie Sie Ihre Aufmerksamkeit lenken. Sie sollten sowohl Ihren Körper als Ganzes als auch jede einzelne Empfindung sorgfältig beobachten. Das Ergebnis einer Übung hängt vollständig davon ab, wie viel Aufmerksamkeit Sie ihr widmen, und welche Schlüsse Sie aus Ihren Beobachtungen ziehen. Aufmerksamkeit kann auf verschiedene Art und Weise gelenkt werden. Jede Art wirkt sich spezifisch aus, und es liegt an Ihnen, sich für eine zu entscheiden. Die Eutonie bietet verschiedene Möglichkeiten an. Bevor wir diese im Einzelnen beschreiben, müssen wir uns jedoch mit dem Thema der Konzentration im Allgemeinen befassen.

Der Begriff «Konzentration» wird hier in seinem üblichen Sinne verwendet und bezeichnet einen mentalen Zustand, bei dem das Bewusstsein im Wesentlichen mit einem einzigen Thema befasst ist. Gute Konzentration lässt sich idealerweise kaum oder gar nicht von störenden Gedanken beeinträchtigen, wohingegen schlechte Konzentration von sogenannten parasitären Gedanken stark behindert wird. Diese ist durch das Verschwenden von Energie gekennzeichnet wie (Hochziehen der Augenbrauen, Zusammenkneifen der Augen usw.); das verursacht Müdigkeit oder Kopfschmerzen und vermindert die Chancen auf Erfolg. Gute Konzentration ist frei von überflüssiger Anspannung und Bewegung.

Eine der ersten Bedingungen für gute Konzentration besteht darin, sorgfältig zu klären, womit Sie sich beschäftigen möchten. Letztendlich hängt die Qualität der Konzentration von dieser Wahl ab. Wird eine schlechte Wahl oder – was häufiger vorkommt – überhaupt keine bewusste Wahl getroffen, erweist sich Konzentration als schwierig oder gar unmöglich. Sie müssen bewusst entscheiden, worauf Sie Ihre Aufmerksamkeit richten möchten.

Damit wird klar, dass *die natürliche Basis für Konzentration Interesse ist.* Je größer das Interesse, desto leichter ist es, sich zu konzentrieren. Besteht kein spontanes Interesse, muss es geweckt werden, indem Sie sich möglichst viele Fragen zum Thema stellen. Zu versuchen, sich auf etwas zu konzentrieren, für das Sie sich nicht interessieren, ist sinnlos. Selbst wenn es nur zu Übungszwecken geschieht: Grundlegende Bedingung ist und bleibt, ein Motiv zu finden und Interesse zu wecken.

Sobald Sie sich für ein Thema entschieden und Ihre Aufmerksamkeit entsprechend fokussiert haben, muss jede Ablenkung vermieden bzw. beseitigt werden. Das ist nicht leicht, und nicht selten sind selbst angestrengte Bemühungen kaum von Erfolg gekrönt. Die Frage ist, warum wir scheitern, wo wir doch alles tun, damit unser Vorhaben gelingt.

Für dieses Scheitern gibt es zahlreiche Gründe. Einer dieser Gründe ist praktischer Natur und kann als schlechte Konzentrationstechnik bezeichnet werden: Im Glauben, sich richtig zu konzentrieren, versuchen Sie, sich auf einen einzelnen Gedanken zu beschränken, und «krallen» sich mental an ihm fest. Leider ist diese starre Konzentration ermüdend; binnen kurzem tauchen spontan assoziierte Gedanken auf, und plötzlich merken Sie, dass Sie an etwas anderes denken. Das kann entmutigend sein; Unerfahrene neigen dazu, keinen weiteren Versuch zu unternehmen und das Interesse zu verlieren. Diese verständliche Reaktion kann ihnen nicht verübelt werden, doch das bedeutet nicht, dass echte Konzentration nicht möglich gewesen wäre. Es handelt sich schlicht um einen Fehler in der Technik.

Erfolgreiche Konzentration ist nicht starr. Im Gegenteil: Sie ist sehr mobil, sehr flexibel und nahezu ständig in Bewegung. Um das besser nachvollziehen zu können, denken Sie an ein Gemälde. Wenn Sie es betrachten, stehen Ihre Augen niemals still. Sie bewegen sich unaufhörlich, von einer Seite zur anderen, von unten nach oben, sie folgen Linien und Kurven und nehmen Farben wahr. Es wäre unnatürlich, die Augen auf eine bestimmte Stelle zu fixieren, denn dadurch wäre das entstehende Abbild unzureichend differenziert. Genau das gleiche Phänomen geschieht während der Konzentration. Sie auf einen einzelnen Gedanken zu reduzieren macht sie starr und unbeweglich; damit wird das Thema, um das es geht, weder erkannt noch verstanden. Aus diesem Grund ist es nötig, eine Art der Konzentration zu finden, die sowohl mobil als auch stark, in einem Wort: *lebendig* ist.

Wann ist Konzentration lebendig? Wenn Sie verstanden haben, dass das gewählte Thema aus jedem Blickwinkel betrachtet werden muss, so wie Sie beispielsweise eine Skulptur betrachten würden. Konzentration entfaltet ihre Wirkung, wenn der untersuchte Gegenstand Fragen aufwirft und Antworten anbietet.

Das bedeutet, eine sehr detaillierte Studie durchzuführen, die geradezu wissenschaftlich genannt werden könnte.

An diesem Punkt sollten Sie den Aspekt, den Sie untersuchen möchten, neu festlegen, denn jede neue Phase verlangt nach einer noch klareren und genauer differenzierten Entscheidung. Das folgende praktische Beispiel verdeutlicht diese Vorgehensweise.

Konzentration im Hinblick auf Entspannung

Angenommen, Sie erleben in einer Kontrollposition ein gewisses Unbehagen. Verändern Sie zunächst die Position, um das Unbehagen auf einen einzelnen Bereich zu beschränken. Ist das geschehen, suchen Sie bewusst nach den charakteristischen Eigenschaften der Schwierigkeit. Woraus besteht sie, woher rührt sie, und welche Reaktionen weckt sie tief in Ihrem Innern?

Im Versuch, diese Fragen zu beantworten, werden Sie sich vielleicht bewusst, dass Sie an einer Stelle ein Ziehen und an einer anderen einen Schmerz verspüren. Das Gefühl von Zug wird durch das Gewicht eines bestimmten Bereichs verursacht, das an den Muskeln eines anderen klar umrissenen Bereichs zieht; bei diesen Bereichen handelt es sich oft um Knochen, an denen die Muskeln ansetzen. Das Bewusstsein für die Knochen und das Wissen um ihre Bedeutung für die muskuläre Entspannung ist daher sehr wichtig.[32] Wurde ein Muskel zu oft kontrahiert, verkürzen sich die Muskelfasern zwischen zwei Knochen; mechanischer Zug deckt diese muskuläre Kontraktion auf, die somit exakt lokalisiert werden kann. Im Zentrum dieses zunehmend genauer definierten Bereichs liegt der Kern der Kontraktion, und damit die Wurzel des Schmerzes. Kontraktion kann als die Tendenz zweier Bereiche beschrieben werden, sich einander aktiv anzunähern.

Es ist normal zu versuchen, Spannung und Unbehagen auszuweichen, indem Sie die Position verändern. Versuchen Sie dennoch, das trotz des Unbehagens zu lassen, und bemühen Sie sich vielmehr, noch präziser in den Kern von Schmerz oder Spannung hinein zu entspannen.

Gelingt es Ihnen, Ihre Aufmerksamkeit wirklich in den Kern hinein zu lenken, vollzieht sich ohne jedes weitere Bemühen Ihrerseits automatisch ein Wandel. Anfangs kann sich das allerdings auch in intensiverem Schmerz oder zunehmender Anspannung äußern, weil das Bewusstsein sich verschärft hat, doch durch fortgesetztes

32 Siehe *Entspannung meistern*, Seite 39.

Entspannen und objektives Beobachten werden diese Beschwerden abnehmen und sich zerstreuen. Sollten Schmerz oder Anspannung erneut auftreten, werden sie weniger intensiv sein und schließlich ganz verschwinden. Nun wird womöglich eine andere Spannung oder ein anderer Schmerz spürbar; mit ihnen und allen folgenden Beschwerden gilt es auf die gleiche Weise zu verfahren, bis alles Unbehagen vollständig aufgelöst ist.

Wenn das Unbehagen zu groß ist und Sie unbewusst versuchen, es zu unterdrücken, sind Ihre Bemühungen zum Scheitern verurteilt: Ihr Bewusstsein mag zwar auf den schmerzenden Bereich gerichtet sein, doch es weigert sich, diesen zu durchdringen. Sie müssen Ihre Position vereinfachen, damit Sie *die Empfindung leben können, ohne sich irgendeine Veränderung zu wünschen.* Erst in diesem Moment wird Entspannung vollständig umgesetzt, und Schmerz oder Spannung lassen nach.

Dieser Prozess braucht Zeit, doch je öfter er detailliert erfahren wird, desto schneller lässt er sich wiederholen. Entspannung ist anfangs unkontrolliert und oberflächlich, doch sie gewinnt durch Übung an Tiefe und erreicht die verspannten Stellen des Körpers mit feiner Präzision. Es ist, als entwickle sich diese Arbeit von der makroskopischen zur mikroskopischen Ebene. Sobald es Ihnen gelingt, den zentralen Punkt zu finden, wird es Ihnen vorkommen, als seien Sie zum Kern der Muskelfaser selbst vorgedrungen. Welche physiologische Funktion diesem sensorischen Eindruck entspricht, ist nicht so leicht erklärbar; für praktische Zwecke ist jedoch keine physiologische Erklärung erforderlich. Ergebnisse können nur durch die individuelle Schulung von Geist und Körper erzielt werden.

Bei Krankheit oder Verletzungen

Bei Krankheit oder Unfällen kann diese Konzentrationstechnik die medizinische Versorgung begleiten; Schmerzen werden oft beträchtlich verringert und die Genesung erfolgt rascher. Extrem heftige Schmerzen sind bei vollem Bewusstsein nicht auszuhalten, und wir nehmen die Erlösung durch betäubende Schmerzmedikation dankbar an. Vergessen wir jedoch nicht, dass zahllose kleinere Beschwerden auf Entspannung ansprechen – ein therapeutisches Vorgehen, das insgesamt gesünder und effektiver ist als der übliche Medikamentenmissbrauch. Bei konsequenter Übung wird es zunehmend einfacher, diese Technik praktisch umzusetzen, und sie steht stets als Quelle der Linderung bereit.

Durch Konzentrationsübungen, die auf eine *Eutonisierung*, also eine Regulierung des Tonus der behandelten Körperbereiche abzielen, kann diese Methode später weiter ausgebaut werden. Dieses therapeutische Vorgehen stimuliert hypotones und beruhigt hypertones Gewebe; es versetzt den Tonus in den günstigsten Zustand: in Eutonie.

Arbeitsweisen für allgemeinen und lokalen Tonusausgleich

1) Das Bewusstsein für die Beziehung zwischen dem Körper und dem Boden. Das Empfinden von Gewicht und das Loslassen dieses Gewichts an die jeweilige Auflagefläche, gefolgt von dem Erleben, getragen zu werden.[33]
2) Das Inventar.[34]
3) Passives und neutrales Beobachten der Atembewegungen.[35]
4) Unvoreingenommenes Beobachten und Wahrnehmen aller Empfindungen, wodurch Ihre Aufmerksamkeit die Möglichkeit bekommt, dominanten Eindrücken nachzugehen.[36]
5) Objektive und systematische Untersuchung verschiedener Arten von Empfindung.
6) Der Kontakt.
7) Das Durchströmen.

Die Methoden 1 bis 4 wurden in Kapitel 1 behandelt; die Methoden 5 bis 7 werden in diesem Kapitel erklärt; Konzentration spielt bei allen eine tragende Rolle. Sie kann ganz wesentlich gestärkt werden, wenn Sie das Ziel der Übung und die verschiedenen Empfindungen, die auftreten, *möglichst präzise formulieren*. Sollte für Sie das rein gedankliche Verfolgen zu schwierig sein, dann sprechen Sie Ihre Beobachtungen laut aus. Es wird Ihnen helfen, sich bewusst auf den Gegenstand der Übung zu konzentrieren.

Objektives Untersuchen verschiedener Arten von Empfindung

Auch für das objektive Untersuchen von Empfindungen ist verbales Beschreiben hilfreich. Obwohl dieses in jeder Körperhaltung und sogar in Bewegung erfolgen kann, ist es leichter, wenn Sie eine bestimmte Reihenfolge einhalten. Anfangs – und

33 Siehe *Grundübungen für globales Entspannen*, S. 22.
34 Siehe *Grundübungen für globales Entspannen*, S. 22.
35 Siehe *Atmung*, Kapitel 6.
36 Siehe *Grundübungen für globales Entspannen*, S. 22.

eine ganze Weile lang – kann es in einer Position geschehen, die besonders bequem ist, d. h. meist im Liegen. Am besten legen Sie sich auf den Boden; sollte das unangenehm hart sein oder Ihr Gesundheitszustand nur schwer zulassen, können Sie sich auch aufs Bett legen. Entspannen Sie sich vollständig und vermeiden Sie jede willentliche Bewegung. Richten Sie Ihre Aufmerksamkeit auf die Empfindungen von Gewicht, der Konsistenz des Körpers, Temperatur, Aktivität, Müdigkeit, Ruhe, Prickeln usw.; gehen Sie bei diesen Beobachtungen systematisch und detailliert vor.

Gewicht

Spüren Sie das Gewicht Ihres Körpers. Beobachten Sie, welcher Teil Ihres Körpers am schwersten ist, und versuchen Sie, das Gewicht an die zur Verfügung stehende Auflagefläche abzugeben. Gehen Sie dann zu den anderen Auflageflächen weiter und beobachten Sie auch da, wie das Gewicht über die jeweilige Auflagefläche zum Boden abgegeben werden kann. Achten Sie auch auf Empfindungen, die einen weniger schweren oder sogar sehr leichten Eindruck von Gewicht vermitteln, und prüfen Sie, ob Sie auch dieses Gewicht abgeben können oder ob Sie es unwillentlich zurückhalten bzw. im Gegenteil absichtlich gegen die Auflagefläche pressen. Ihre Beobachtung muss vollkommen objektiv sein; das bedeutet, dass Sie auch akzeptieren, überhaupt kein Gewicht zu fühlen, wenn das der Fall sein sollte.

Unterschiedliche Eindrücke können auftreten: Vielleicht bemerken Sie die Abwesenheit von Gewicht oder ein Gefühl von Leichtigkeit bis hin zum Eindruck, über dem Boden zu schweben. Während der Übung verwandelt sich ein Gefühl von Leichtigkeit sehr oft in ein Gefühl von Schwere oder umgekehrt. *Jede Wahrnehmung soll urteilsfrei und ohne Reaktion registriert werden.* Das Erleben eines leichten Körpergewichts kann die Befürchtung auslösen, ein Teil Ihres Körpers könnte «wegfliegen», wenn Sie ihn nicht länger festhalten. Diese Angst ist normalerweise zwar nicht bewusst, aber dennoch real. Gewicht loszulassen kann den Eindruck erwecken, nach oben zu schweben, zu sinken oder zu fallen, und von positiven oder negativen emotionalen Reaktionen begleitet sein.[37]

Obwohl Gewichtserleben oft mit der Empfindung von Körpermasse einhergeht, handelt es sich um zwei unterschiedliche Dinge, die nicht miteinander verwechselt werden sollten. Große Körpermasse oder Korpulenz vermittelt oft wenig Empfindungen von Gewicht und umgekehrt. Dieses Thema wird im Abschnitt «Form und Volumen» näher behandelt.

37 Siehe Kapitel 7.

Beschaffenheit der Gewebe

Es ist wichtig, die Beschaffenheit der Körpergewebe wahrzunehmen; hart, weich und in allen Abstufungen. Extrem hartes Gewebe kann ein Hinweis auf eine Spannung sein, die es zu lösen gilt, und ist ein Symptom von Restspannung, welches sorgfältig erkundet werden muss.

Das Empfinden der Beschaffenheit ist – ebenso wie das Gewicht – mit der Empfindung von Masse verbunden. Beachten Sie, dass Sie, wenn Sie die Konsistenz Ihres Körpers erfassen, im Grunde der Knochen, Muskeln, (straffer oder entspannter) Sehnen usw. gewahr werden, kurz: der unterschiedlichen Gewebe, aus denen sich der menschliche Körper zusammensetzt.

Temperatur

Beobachten Sie jede Empfindung von Temperatur, indem Sie sowohl die verschiedenen Grade von Wärme und Kälte wahrnehmen als auch Ihre persönliche Reaktion darauf. Um zu entspannen, müssen Sie versuchen, positiv zu reagieren. Eine Empfindung von Kälte wird normalerweise als unangenehm erfahren. Vielleicht sind Sie versucht, dieser Situation auszuweichen und sich bewusst aus dem kalten Bereich zurückzuziehen, doch damit verringern Sie die Durchblutung zusätzlich und setzen einen Teufelskreis in Gang. Um die Einheit Ihres Körpers wiederherzustellen und die Durchblutung anzuregen, muss der kalte Bereich wieder integriert werden. Sie sollten warme Kleidung tragen, der Raum sollte ausreichend geheizt und mit Teppichen oder Decken ausgestattet sein.

Aktivität – Passivität (Kontraktion – Loslassen)

Beobachten Sie die Empfindungen, die auf extreme Spannung und maximale Entspannung (Ruhe) hinweisen; diese können sowohl willentlicher als auch unwillentlicher Natur sein, was eine sehr spezifische Betrachtung erfordert.

Beim Versuch zu entspannen erscheint jede auftretende Spannung als Hindernis und die Empfindung von Spannung wird oft vermieden oder instinktiv unterdrückt. Vielleicht glauben Sie, die Spannung sei verschwunden, wenn Sie sie nicht länger spüren, doch der Schein trügt. Echtes Entspannen erfordert zumeist ausnehmend exaktes Beobachten; Sie müssen sich durch *zwei Schichten von Spannung* arbeiten, die mit zwei unterschiedlichen Arten von Spannung zusammenhängen.

Das erste Stadium von Entspannung ist das willentliche loslassen der gesamten Muskulatur, die der direkten Kontrolle Ihres Gehirns untersteht. Das löst die erste Spannungsschicht und stellt – abgesehen davon, dass das Loslassen beständig erneuert und während des zweiten Stadiums (und darüber hinaus) aufrechterhalten werden muss – keine besondere Schwierigkeit dar.

Im zweiten Stadium von Entspannung treten die verbleibenden Kontraktionen zutage, d. h. diejenigen, die auf Ihren Willen allein nicht reagieren. Diese Spannungsschicht liegt tiefer als die erste und zieht ernstere Konsequenzen nach sich als die oberflächliche Spannung. Es ist daher außerordentlich wichtig, sich dieser Kontraktionen bewusst zu sein und einen Weg zu finden, sie zu lösen.[38]

Das geschieht in zwei klar umrissenen Phasen. Die erste, die darin besteht, *sich der tiefliegenden Spannung bewusst zu werden*, ist schwierig, weil das unangenehm ist – so unangenehm, dass es schwerer anzunehmen ist als Schmerz. Die Versuchung, sich dem Gefühl von Spannung zu entziehen, kann so groß sein, dass Sie ihr sofort unbewusst verfallen und nicht erkennen, dass Sie die Spannung damit nur hinter einer Kontraktion verbergen, die ein gewisses Maß an Unempfindlichkeit schafft. Sie haben es also mit zwei übereinander liegenden Spannungen zu tun, und es leuchtet ein, dass zunächst die oberflächlichere gelöst werden muss. Die zweite Phase, *das Entspannen der tiefen Kontraktion* (Restspannung), wirft folgende Frage auf: Ist das wirklich möglich, obwohl diese besondere Form der Spannung nicht dem Willen unterworfen ist? Die Antwort lautet, ja, in der Tat, doch nur durch ein Abweichen des Bewusstseins und des unmittelbaren Willens; die gesamte innere Einstellung muss transformiert werden. In dieser Situation reicht der bloße unmittelbare Wille nicht aus; es ist daher nur logisch, auf diese Vorgehensweise zu verzichten. Angesichts der Restspannung kommt irgendwann der Moment, an dem Sie merken, dass die einzige Lösung darin besteht, den Status quo zu akzeptieren. Gleichzeitig setzen Sie das direkte Entspannen der oberflächlichen Spannung fort und verweilen während der gesamten Übung in äußerer Bewegungslosigkeit. In diesem Zustand willentlicher Passivität sind Sie in der Lage, Ihr inneres Erkunden zu verfolgen und können sogar versuchen, sich mit der Spannung zu versöhnen, so, als hätten Sie diese absichtlich herbeigeführt. Diese Spannung beruht auf tiefen Beweggründen; indem Sie sie akzeptieren, versöhnen Sie sich sozusagen mit dem Unterbewussten.

Gelingt das, dann fühlen Sie, dass Sie sich im Innern der Spannung befinden und Kontakt zu ihr hergestellt haben. Die Situation verändert sich, die Empfindungen sind nicht mehr die gleichen, und Entspannung setzt ohne weiteres Bemühen

38 Siehe auch Kapitel 7.

ein. Der gleiche Prozess geschieht, wenn Sie in engen Kontakt mit einem Gefühl von Schmerz kommen und beobachten können, wie sich dieses dadurch auflöst.[39] *Solange das Bewusstsein danach strebt, das Unbewusste zu bekämpfen (um Entspannung zu erzwingen), besteht ein Konflikt und damit Spannung. Wird die Spannung jedoch bis zu dem Punkt, eins mit ihr zu werden, angenommen, endet der Konflikt, und Entspannung kann global wirksam werden.*

Manchmal führt dieses Vorgehen nicht zum gewünschten Erfolg; in diesem Fall kann eine psychologische Untersuchung notwendig sein, um den Grund der Kontraktion zu bestimmen und zu klären, wie sie am besten behandelt werden kann.[40]

Andere Empfindungen

In der weiteren Beobachtung von unterschiedlichen körperlichen Empfindungen lässt sich vielleicht auch Müdigkeit, Ruhe, Steifheit, Weichheit, Prickeln, Pulsieren, Brennen, Jucken, Übelkeit, Verstopfung, Ersticken, Atemlosigkeit usw. wahrnehmen. Beobachten Sie die grundlegenden Empfindungen, eine nach der anderen. Angenehme oder neutrale Empfindungen stellen kein Problem dar; bei jeder unangenehmen Empfindung hingegen sollten Sie die oben beschriebene Einstellung anstreben. Selbst wenn die auf diesem Weg erreichte Entspannung die unangenehme Empfindung nicht ganz löst, wird sie zumindest die Selbstheilungskräfte des Körpers fördern und das Unbehagen damit auf ein erträgliches Maß reduzieren.

Form und Volumen (Linien und Raum)

Empfindungen von Form und Volumen sind komplexer, aber extrem wichtig. Das Bild, das Sie von Ihrem Körper und dessen Innenraum haben, ist die Synthese aller elementaren Empfindungen. Das Erforschen von Form und Volumen Ihres Körpers versetzt Sie in die Lage, ein Körperbewusstsein[41] zu entwickeln, das sich auf verschiedenen Gebieten in physischer Hinsicht sehr stark auswirkt. Äußere Bewegung wird als Ganzes und im Detail einfacher, die Durchblutung wird im gesamten Körper angeregt und reguliert. Sie bewegen sich mit größerer Leichtigkeit, sind unempfindlicher gegenüber Kälte, und Ihre Fähigkeit, Form und Volumen von Gegenständen Ihrer Umgebung einzuschätzen, nimmt ebenso zu wie Ihr Vermö-

39 Siehe *Wie Sie an den Kontrollpositionen arbeiten*, S. 80.

40 Siehe Kapitel 7.

41 Siehe Kapitel 7.

gen, diese zu benutzen. Sie werden insgesamt beweglicher und bewältigen Ihren Alltag müheloser. Das Bewusstsein vom Innenraum des Körpers klärt die Konzepte «oben», «unten», «vorne», «hinten», «links», «rechts» usw. Die Strukturierung des realen Raums wirkt sich auch auf das Strukturieren von Raum im übertragenen Sinne aus; sie führt zu einem besser organisierten Gebrauch Ihrer Intelligenz und erleichtert damit intellektuelles Arbeiten.

«Kontakt» und «Durchströmen»

Kontakt und Durchströmen sind wichtige und komplexe Phänomene, die getrennt erlebt und erfahren werden müssen. Alle diesbezüglichen Übungen sind ein wesentlicher und charakteristischer Bestandteil der Methode von Gerda Alexander.

Übungen zu «Kontakt»

Zuerst gilt es *die Beziehung zwischen Ihrem Körper und seiner Umwelt* sorgfältig zu analysieren. Für die erste Entspannungsübung ist der Kontakt mit dem Boden unerlässlich; das Bewusstsein für die Auflageflächen, die der Boden ermöglicht, muss zur Gewohnheit werden. Das ist ein wichtiger Faktor: Egal ob im Liegen, Sitzen oder Stehen – Im Ende werden Sie immer vom Boden getragen. Diese Tatsache bewusst zu erleben hilft Ihnen zu entspannen und damit Spannung zu vermeiden, die andernfalls Ihre Energie in Anspruch nehmen würde. (Entspannung ist in dieser Situation das Ergebnis davon, sich als Mensch sicher zu fühlen.)

Kontakt mit Werkzeugen oder ähnlichen Objekten ist eine andere Notwendigkeit des Alltags. Lassen Sie uns diesen Kontakt am Beispiel eines Holzstabs (Bambusstabs) studieren; dieser sollte etwa 60 Zentimeter lang sein und einen Durchmesser von etwa zwei Zentimetern aufweisen (ein halber Besenstiel eignet sich gut). Die Übung ist in vier Schritte unterteilt:

1) Setzen Sie sich bequem hin, halten Sie den Stab in den Händen und lassen Sie die Hände auf den Oberschenkeln ruhen (Abb. 146).
2) Achten Sie auf alle *Empfindungen, die vom Stab kommen,* und beschreiben Sie diese detailliert: das Empfinden von Glätte, Rundung, Länge usw. Versuchen Sie, die realen Empfindungen wahrzunehmen, und nehmen Sie sich vor Interpretationen in Acht. Nehmen Sie sich für diese Beobachtung ein paar Minuten Zeit.
3) Wahrscheinlich rühren einige *Empfindungen von Ihren Händen* her; diese müssen ebenso präzise beschrieben werden.

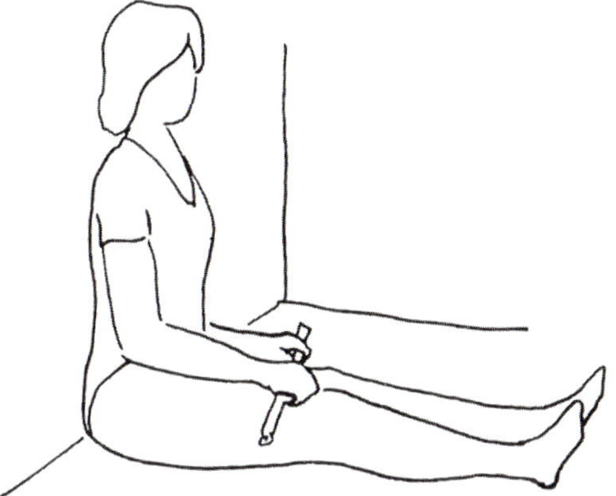

Abb. 146

4) Stellen Sie den Stab in einem rechten Winkel am Boden oder auf dem Stuhl ab. Achten Sie auf alle *Empfindungen*, die vom Stuhl bzw. Boden, vom Stab und von Ihren Händen herrühren (Abb. 147).

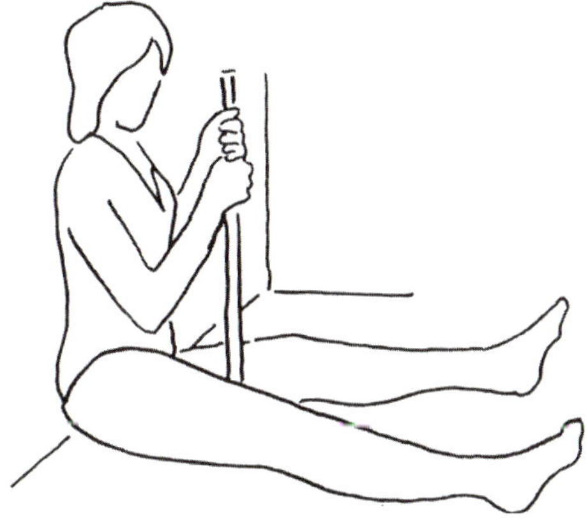

Abb. 147

Sie sollten diese Übung machen, bevor Sie weiterlesen, um jede Suggestion hinsichtlich ihrer Wirkung zu vermeiden. Sollten Sie keinen Stab zur Verfügung haben, nehmen Sie einen anderen Gegenstand, den Sie gut in den Händen halten können: einen Regenschirm, einen Stock oder ein Lineal. Die wahrgenommenen Empfindungen sind teilweise von Person zu Person verschieden und können in unterschiedlichen Reihenfolgen auftreten. Im Allgemeinen werden folgende Empfindungen wahrgenommen:

1) Empfindungen, die vom Objekt herrühren und Ihnen ermöglichen, dessen Form, Temperatur, Oberfläche, Konsistenz, Gewicht usw. zu erfassen.

2) Empfindungen, die von Ihren Händen herrühren und Ihnen ermöglichen, deren Position, Form, Gewicht und Temperatur sowie den Grad ihrer Spannung, Müdigkeit oder Ausgeruhtheit, Prickeln, Pulsieren usw. zu erfassen.
3) Empfindungen, die von der Auflagefläche des Objekts herrühren und Ihnen ermöglichen, die Oberfläche dieser Auflagefläche, ihre Konsistenz bis zu einer gewissen Tiefe usw. zu ermitteln. Vielleicht nehmen Sie wahr, wie die Temperatur Ihrer Hand ansteigt; das belegt einen wichtigen Faktor: *Bewusster Kontakt regt die Durchblutung an.*

Vielleicht stellen Sie fest, dass Sie *Ihr Bewusstsein über Ihren Körper hinaus* projizieren können. Im Verlauf der Beobachtung entsteht der Eindruck, bewusst ins Innere des betreffenden Gegenstands vorzudringen, durch ihn hindurch bis zu seiner Auflagefläche und in diese hinein. Vielleicht kommt es Ihnen auch vor, als sei das Objekt zu einem Teil von Ihnen selbst geworden.

Gelingt es Ihnen nicht, Ihr Bewusstsein in ein Objekt hinein oder zumindest auf dessen Oberfläche zu erweitern, werden Sie keinen wirklich bewussten Kontakt fühlen und die Durchblutung wird nicht stimuliert. Das bedeutet, dass Sie noch keine bewusste Beziehung zum betreffenden Gegenstand aufgebaut haben und nur spärliche, vage Empfindungen auftreten. Anfangs ist das häufig so; die Übung muss wiederholt werden, bis Empfindungen erlebt werden. Versuchen Sie, *in Kontakt zu kommen*, d. h. Kontakt zu erzeugen, indem Sie Ihre Aufmerksamkeit willentlich von Ihren Händen in das Objekt hinein lenken; also die Aufmerksamkeit aus dem Inneren Ihres Körpers nach außen in das Objekt erweitern.

Bei einem detaillierten Durchführen dieser Übung denken Sie zuerst an Ihre Knochen, danach an die Muskeln und das Gewebe, das die Knochen umgibt, dann an die Haut, die Oberfläche des Gegenstands, seine Konsistenz, seine Form und zuletzt an alles, was er berührt. *Führen Sie sich jeden Bereich, einen nach dem andern, innerlich vor Augen, während Sie gleichzeitig die auftretenden Empfindungen objektiv beobachten.* Diese detaillierte Analyse sollte Ihre Aufmerksamkeit in die Lage versetzen, sich rascher aus Ihrem Innern nach außen zu erweitern.

Wir können hier sehen, in welchem Ausmaß diese Übung dazu beiträgt, einen Menschen in Bezug zu seiner Umwelt zu bringen. Dadurch kann auf der psychischen Ebene ein Gefühl von emotionaler Isolation beendet werden. Die Erfahrung von bewusstem Kontakt bringt den Menschen in Berührung mit der Außenwelt.

Zugegebenermaßen müssen Sie anfangs Ihre Vorstellungskraft nutzen, um Kontakt aufzubauen, und sich das betreffende Objekt innerlich vor Augen führen und lokalisieren. Erfolgt jedoch gleichzeitig ein objektives Beobachten, kann leicht zwischen Präsenz bzw. Abwesenheit von *realen* Empfindungen unterschieden werden. Es besteht *ein großer Unterschied zwischen einem imaginierten Eindruck und einer tatsächlich erfahrenen Sinnesempfindung*. Schon der geringste Zweifel bedeutet, dass Sie sich die Empfindung nur vorstellen. Die fundamentale Wichtigkeit dieses Unterschieds sei nochmals in Erinnerung gerufen, um die Gefahr von Illusion, Suggestion oder Autosuggestion zu vermeiden.

Sobald Sie erfolgreich Kontakt aufbauen konnten und spüren, dass Sie bewusst in den Gegenstand hinein vorgedrungen sind, nimmt die Zahl der Eindrücke zu und die Wahrnehmung wird präziser; zudem verbessert sich die Durchblutung in der Kontaktstelle. Aus genau diesem Grund wird diese Methode zu therapeutischen sowie prophylaktischen Zwecken eingesetzt. Kombiniert mit dem Wahrnehmen des «Innenraums» wirkt sich Kontakt positiv auf die Nerven und Muskulatur aus, was wiederum den Abtransport von Abfallstoffen verbessert. Neben einer verbesserten körperlichen Widerstandsfähigkeit werden Sie merken, dass sich Ihre Arbeitsfähigkeit erheblich steigert. Letztendlich geht es darum, Kontakt im Alltag zu nutzen (Kontakt mit dem Boden, dem Stuhl, Werkzeugen usw.); wird Kontakt in Ruhe geübt, regeneriert sich das Gewebe rascher und besser. Daher die folgenden Übungen:

1) Legen Sie in Rückenlage einen Stab unter die Schulterblätter (Abb. 148). Entspannen Sie und kommen Sie auf die beschriebene Weise in Kontakt: wandern Sie mit Ihrer Aufmerksamkeit von Ihrem Rücken durch den Stab zum Boden und nehmen Sie die Eindrücke wahr, die von diesen drei spezifischen Bereichen herrühren. Das sollte nicht weiter schwierig sein; ist das Gewebe Ihres Rückens jedoch in keinem guten Zustand und die Durchblutung aufgrund von Spannung schwach, kann die Position schmerzhaft sein. Wenn Sie entspannen und bewusst in Kontakt gehen, wird sich der Schmerz allmählich auflösen; die Durchblutung wird reaktiviert, was oft zu einem Gefühl von Wärme führt. Sollte nach einigen Minuten keine Veränderung eintreten und Sie keinen Kontakt herstellen können bzw. der Schmerz zu

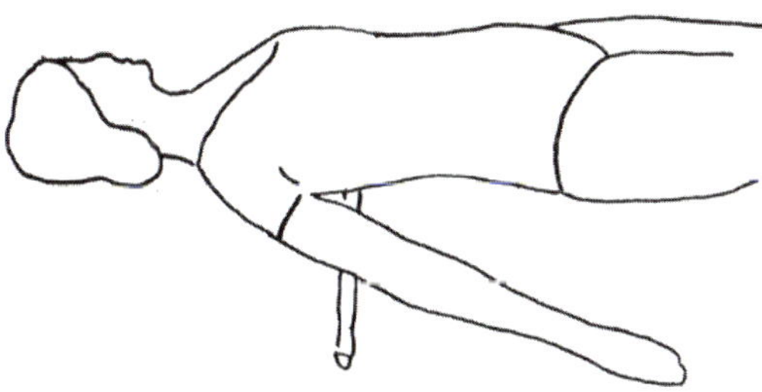

Abb. 148

heftig sein, ist es besser, den Stab an einen einfacheren Ort zu legen, anstatt auf der ursprünglichen Stelle zu beharren, um danach schrittweise zu dem schwierigen Bereich zurückzukehren. Es ist wichtig, der schmerzenden Stelle *nicht auszuweichen*, sondern zu entspannen und *mit ihr und durch sie hindurch Kontakt aufzunehmen.*

2) Sie können den Stab an verschiedenen Stellen unter den Körper legen; seine Funktion besteht im Wesentlichen darin, die Aufmerksamkeit auf einen spezifischen Bereich zu lenken und dort zu halten. Auf diese Weise erreichen Sie das, was wir lokale *Eutonisierung/Tonusausgleich* nennen; ohne diesen Druck von außen wäre diese schwierig zu erlangen, da wir nur wenig detailliertes Bewusstsein für die Rückseite unseres Körpers haben. Sie können den Stab auch unter den Kopf, die Beine, das Becken oder den Bauch legen bzw. ihn quer über die Stirn halten (Abb. 149–153).

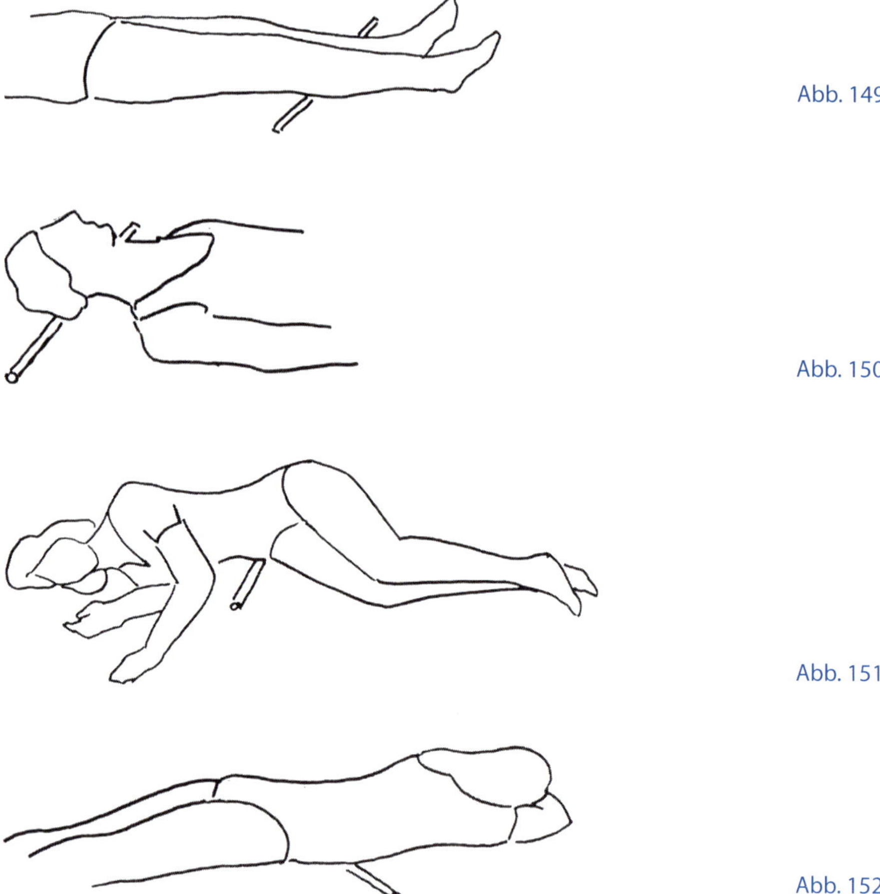

Abb. 149

Abb. 150

Abb. 151

Abb. 152

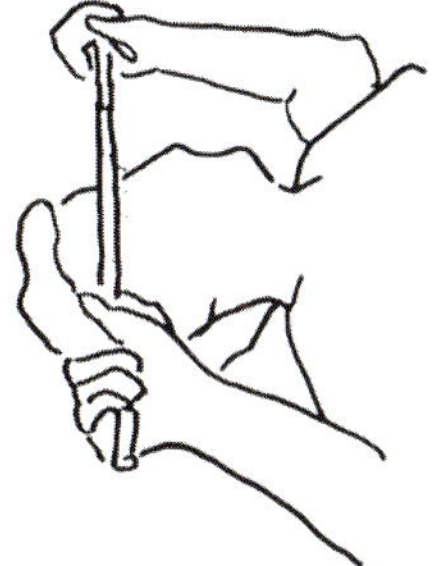

Abb. 153

3) Je nachdem, welchen Bereich Sie erreichen wollen, können Sie anstelle eines Stabs auch einen Ball oder einen anderen kleinen, harten Gegenstand benutzen. Ein Ball beispielsweise durchdringt die Muskulatur tiefer als ein Stock. In jedem Fall *besteht die Funktion des Gegenstands einzig und allein darin, Ihnen zu helfen, Ihr Bewusstsein zu steigern*. Wie zuvor hängt das Ergebnis maßgeblich von der Qualität Ihrer Konzentration ab, der Gegenstand an sich hat keinen spezifischen Effekt. Sie können sich nicht auf einen Stab legen, ein Buch lesen und dann auf Ergebnisse hoffen! Das wäre unnütz und sogar potentiell schädlich.

4) Kontakt zwischen den Händen bzw. zwischen den Händen und einem anderen Körperteil ist besonders angezeigt, um verschiedene Zustände von Schmerz oder Müdigkeit rasch zu lindern oder zu heilen. Wir legen instinktiv die Hand auf eine schmerzende Stelle; kommt bewusster Kontakt dazu, verstärkt sich ihre heilende Wirkung. Massieren, Streichen, Kneifen, Klopfen usw. ist sehr viel effektiver, wenn es mit bewusstem Kontakt geschieht (Abb. 154 und 155).

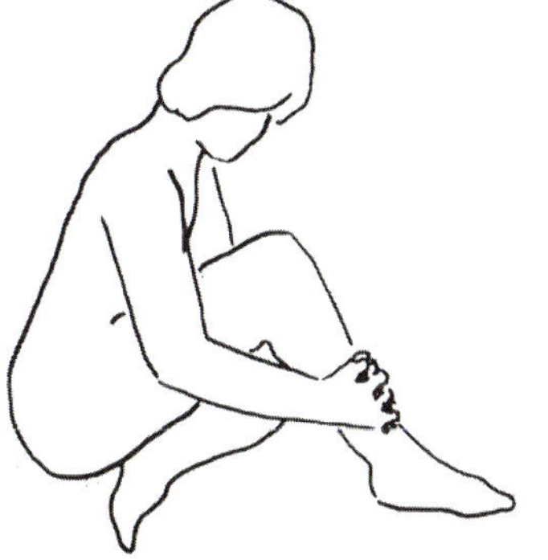

Abb. 154

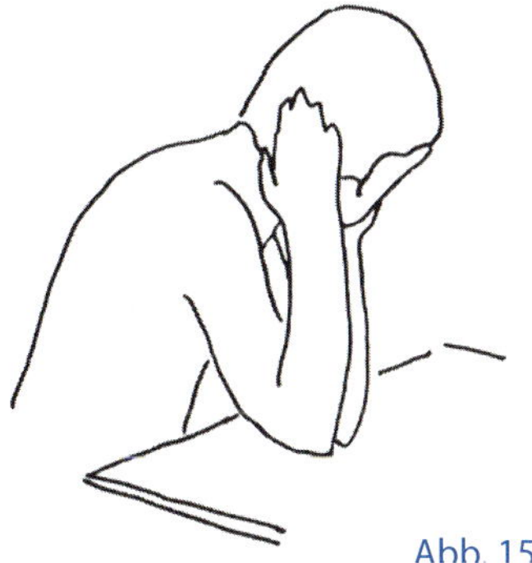

Abb. 155

Übungen zu «Durchströmen»

In der Eutonie wird Durchströmen als bewusstes Lenken der Aufmerksamkeit durch den Körperinnenraum hindurch, wodurch Empfindungen wie Prickeln, Wärme oder Fließen entstehen können, definiert. Dieses Empfinden eines Strömens, das auf gesteigerter Durchblutung beruht, ist eine wissenschaftlich fundierte Tatsache. Möglicherweise spielen weitere Phänomene wie Elektrizität, Elektromagnetismus oder Bioelektrizität eine Rolle, doch dieses Gebiet ist bislang kaum erforscht. Wie dem auch sei: Das Phänomen von Durchströmen existiert, und seine unmittelbaren Ergebnisse sind hinlänglich befriedigend, so dass es sich lohnt, diese Technik zu nutzen. Die erste der nachfolgenden Übungen zeigt, wie Durchströmen auf besonders einfache Art und Weise erreicht werden kann.

1) Verschränken Sie im Sitzen oder in der Rückenlage die Finger vor dem Körper. Entspannen Sie die Schultern, Ellenbogen, Hände und Finger, die als gesamte Einheit keinen Grund zu muskulärer Aktivität haben sollten; stützen Sie die Arme nötigenfalls mit Kissen. Fühlen Sie den Kontakt zwischen den beiden Händen. Entspannen Sie die Finger und schrittweise auch die Arme, während Sie Ihr Bewusstsein von einer Hand zur anderen wandern lassen, von einem Handgelenk zum anderen, von einem Ellenbogen durch Unterarme, Handgelenke und Hände zum anderen, von einer Schulter durch die Arme zur anderen und schließlich durch den Oberkörper von Schulter zu Schulter, was den «Kreis der Arme» schließt. Wenn Sie mit Ihrer Aufmerksamkeit bewusst und zunehmend schneller in einer oder beiden Richtungen durch diesen Kreis wandern, wird ein Empfinden von Durchströmen in Form von Prickeln, Pulsieren oder Wärme spürbar. Diese Übung ist beruhigend und anregend zugleich und leistet hervorragende Dienste, wenn Sie sich regenerieren möchten (Abb. 156).

2) Die gleiche Übung ist auch mit den Beinen möglich: Legen Sie im Sitzen oder Liegen die Fußsohlen aneinander. Lenken Sie Ihr Bewusstsein von einem Fuß zum anderen, von einem Knöchel zum anderen usw.; schließen Sie den Kreis, indem Sie durch den unteren Beckenraum wandern. Entspannen Sie im Verlauf dieses bewussten Durchwanderns jeden einzelnen Abschnitt des Kreises. Sollte die Position unbequem werden, dann heben Sie die Knie leicht an oder lösen Sie die Position einen Moment lang auf (Abb. 157). Diese Übung eignet sich sehr gut dazu, Spannung zu lösen oder Schmerzen zu lindern.

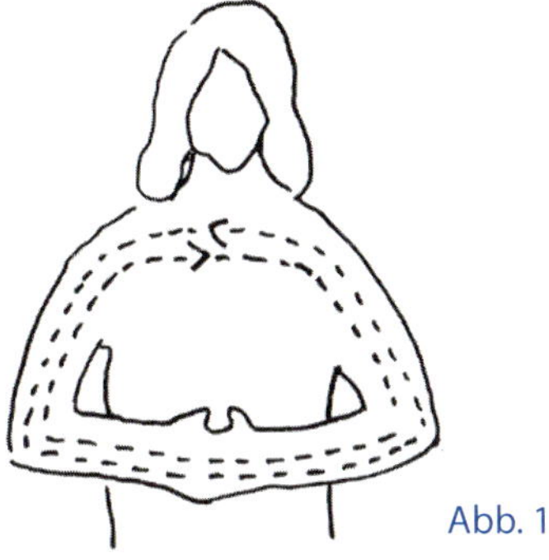
Abb. 156

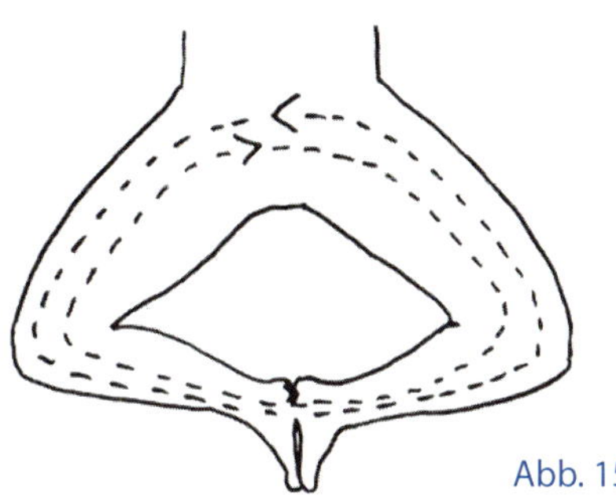
Abb. 157

3) Die nächste Übung hat eine besonders beruhigende Wirkung. Legen Sie in Rückenlage die Hände über- oder nebeneinander auf den Bauch; sie müssen sich nicht unbedingt berühren. Wandern Sie bewusst durch den Kreis der Arme zu den Händen, setzen Sie den Weg in den Körper unter den Händen und von dort nach oben zu den Schultern fort; danach geht es wieder in die Arme. Das Strömen kann auch in die andere Richtung gelenkt werden; wählen Sie die Richtung, die Ihnen besonders gut tut (Abb. 158).

4) Legen Sie in Rückenlage die Fußsohlen aneinander und verschränken Sie die Hände vor dem Bauch. Wandern Sie bewusst von den Händen vertikal in den Körper und durch das Becken nach unten in die Beine. Stellen Sie Kontakt zwischen den Füßen her, wandern Sie durch die Beine nach oben zum Becken und in die Hände. Wiederholen Sie diesen Kreislauf mehrmals (Abb. 159).

5) Legen Sie im Sitzen oder Liegen die Fußsohlen aneinander und nehmen Sie die Hände zusammen. Verbinden Sie den Kreis der Arme mit dem Kreis der Füße (Abb. 158 und 159).

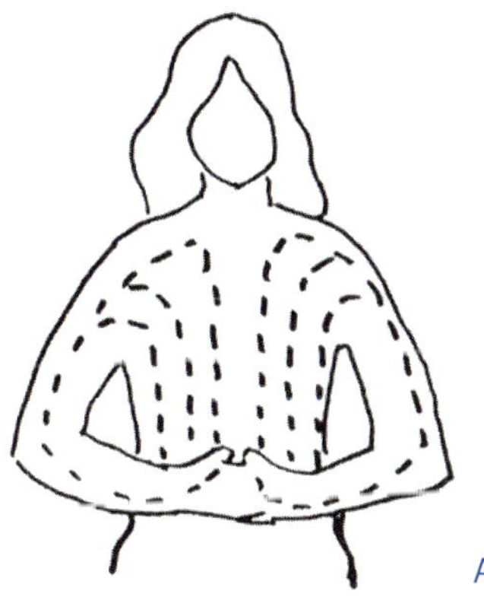
Abb. 158

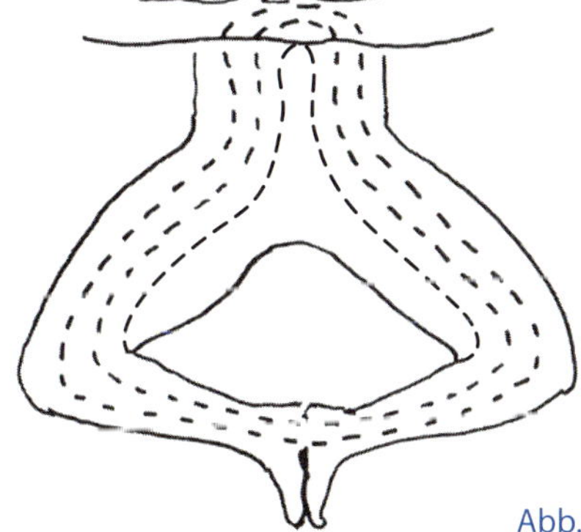
Abb. 159

6) Legen Sie in der Rückenlage die Fußsohlen aneinander und nehmen Sie die Hände über dem Kopf zusammen. Verbinden Sie die beiden Kreisläufe durch den ganzen Körper miteinander (Abb. 160).

Variante: Formen Sie den Kreislauf gedanklich zu einer Acht, die den Rumpf diagonal durchkreuzt (Abb. 161).

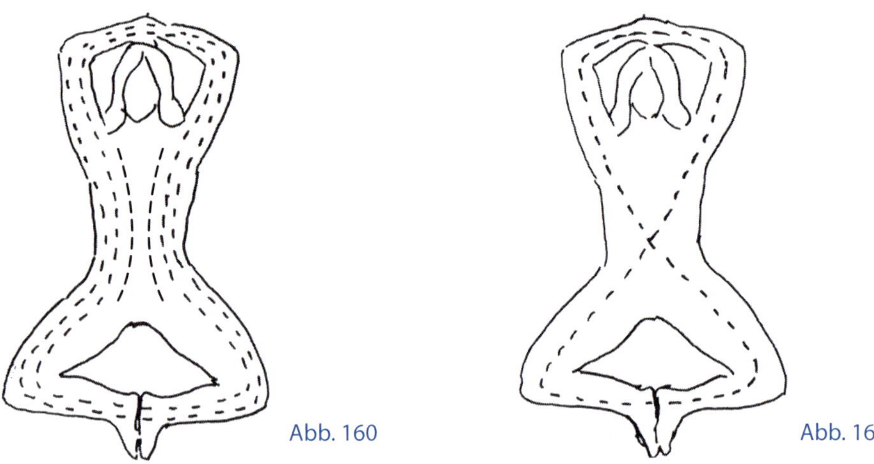

Abb. 160 Abb. 161

7) Setzen Sie sich auf den Boden, legen Sie die Fußsohlen mit etwas Abstand zum Körper aneinander und umschließen Sie diese mit den Händen. Entspannen Sie sich nach vorne und lassen Sie den Kopf in Richtung Füße sinken. Wandern Sie bewusst durch die Kreisläufe von Armen und Beinen und verbinden Sie beide Kreisläufe durch den ganzen Körper miteinander (Abb. 162).

Variante: Wenn die Beweglichkeit Ihrer Gelenke es zulässt, können Sie den Kopf auf die Füße legen und eine neue Kreisbahn hinzufügen, die vom Steißbein durch die Wirbelsäule nach oben zum Kopf und von dort aus in die Hände verläuft (Abb. 163).

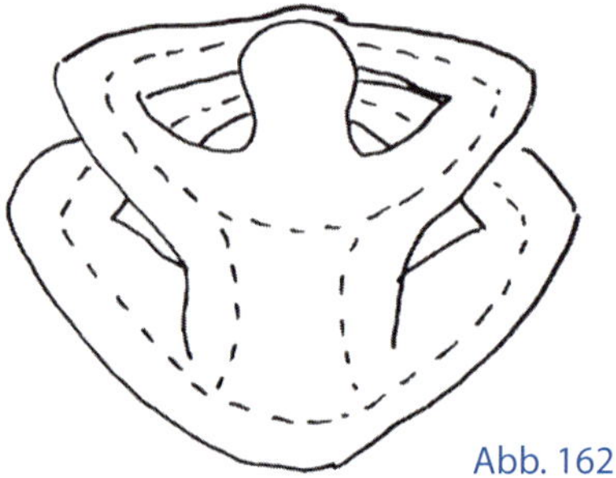

Abb. 162

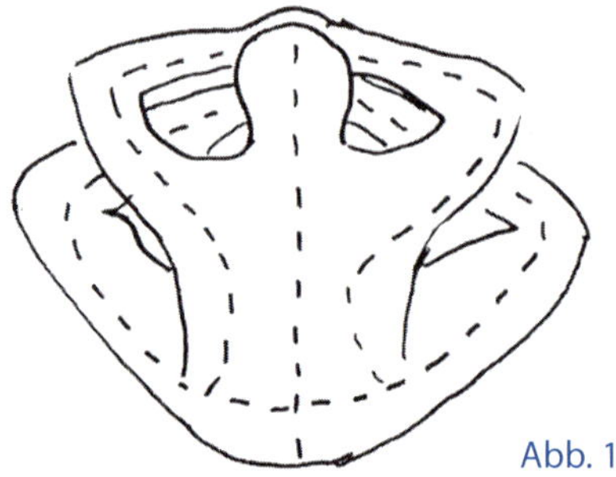

Abb. 163

8) Legen Sie sich auf den Rücken, ziehen Sie die Knie zur Brust, kreuzen Sie die Beine und fassen Sie die Füße mit den Händen; stellen Sie Kontakt zwischen Händen und Füßen her und vervollständigen Sie den Arm-Bein-Oberkörper-Kreislauf diagonal durch den Oberkörper. Es gibt zwei Kreisbahnen: Arbeiten Sie erst einzeln an ihnen, dann an beiden zugleich (Abb. 164).

9) Legen Sie sich auf den Rücken, ziehen Sie die Knie hoch und legen Sie die Fußsohlen aneinander. Fassen Sie Ihre Füße, verschränken Sie die Finger und entspannen Sie die Knie. Gehen Sie bewusst durch den Kreis der Arme und den Kreis der Beine und verbinden Sie danach beide durch den Rumpf (Abb. 165).

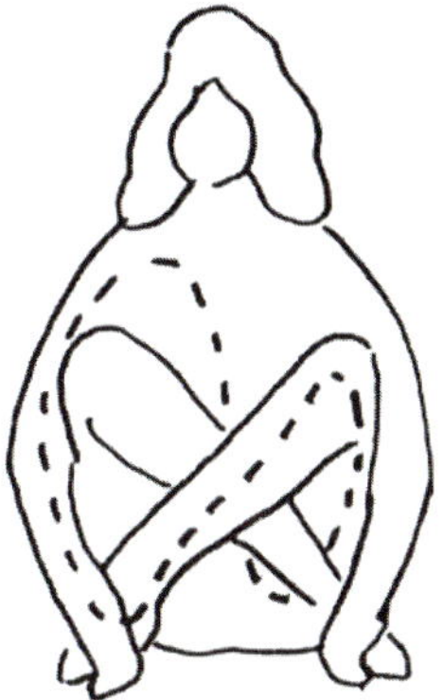

Abb. 164

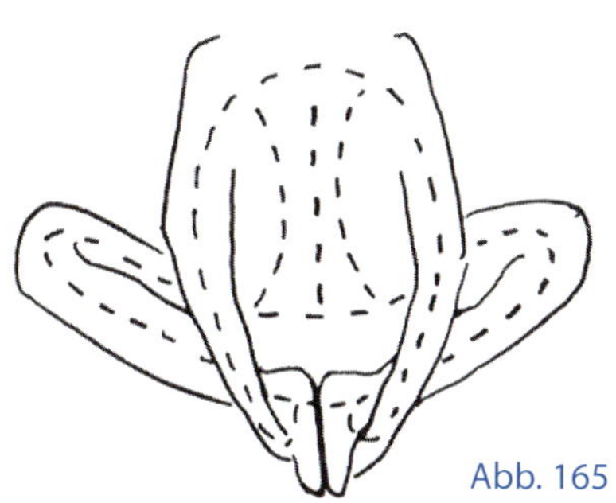

Abb. 165

10) Setzen Sie sich hin, schließen Sie die Beine, schlingen Sie die Arme um die gebeugten Knie und fassen Sie die Ellenbogen mit den Händen. Stellen Sie Kontakt zwischen Armen und Beinen her und durchströmen Sie Beine, Rumpf und Arme. Wenn Sie den Kopf auf den Knien ablegen, verläuft der Kreislauf durch Kopf, Arme, Knie und Rumpf und wandert von den Sitzbeinhöckern durch die Beine zu den Füßen (Abb. 166).

11) Heben Sie im Sitzen die geschlossenen Knie leicht an, beugen Sie sich nach vorne, verschränken Sie die Arme unter den Kniekehlen und fassen Sie die Ellenbogen. Lassen Sie einen Kreislauf durch die Arme entstehen; wandern Sie dann von den Sitzbeinhöckern zu den Fersen, während diese nach vorne rutschen, und legen Sie die Unterarme am Boden ab. Durchströmen Sie den Oberkörper vom Steißbein bis zum Kopf (Abb. 167).

12) Setzen Sie sich mit gestreckten Beinen hin, beugen Sie sich nach vorne, lassen Sie den Kopf sinken und fassen Sie die Knöchel oder die Füße. Wandern Sie durch den Kreis von Armen, Beinen und Rumpf und integrieren Sie dann ein Strömen vom Steißbein zum Scheitelpunkt des Kopfes, während Sie die

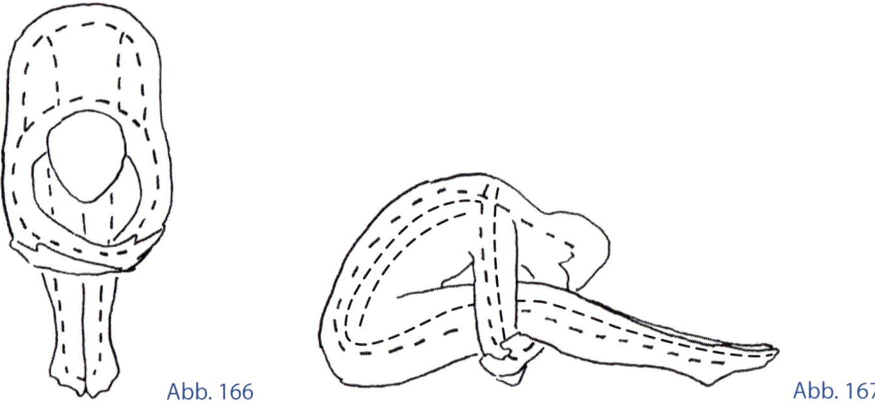

Abb. 166 Abb. 167

Wirbelsäule und den Kopf entspannen. Wiederholen Sie die Übung mit gegrätschten Beinen (Abb. 168).

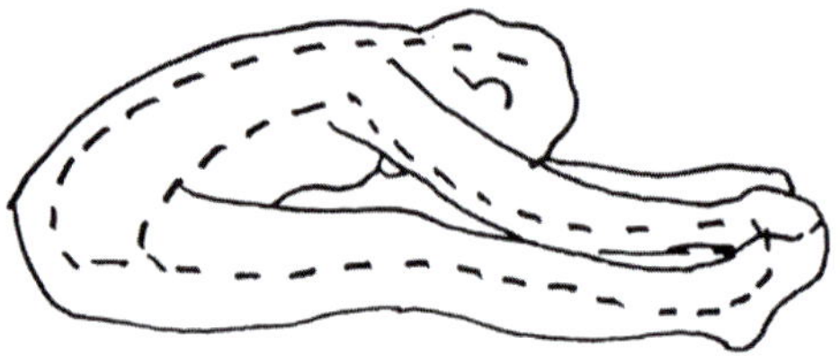

Abb. 168

13) Beugen Sie im Sitzen oder Liegen das Knie, führen Sie den Unterschenkel nach hinten in Richtung Becken und legen Sie den Fuß neben dem Körper am Boden ab. Fassen Sie den Fuß mit der gleichseitigen Hand, stellen Sie Kontakt zwischen Hand und Fuß her und wandern Sie durch den Kreis, der das Bein, den Arm und die Seite des Oberkörpers miteinander verbindet. Wiederholen Sie diese Übung auf der anderen Seite und wandern Sie dann zugleich durch beide Kreisläufe (Abb. 169).

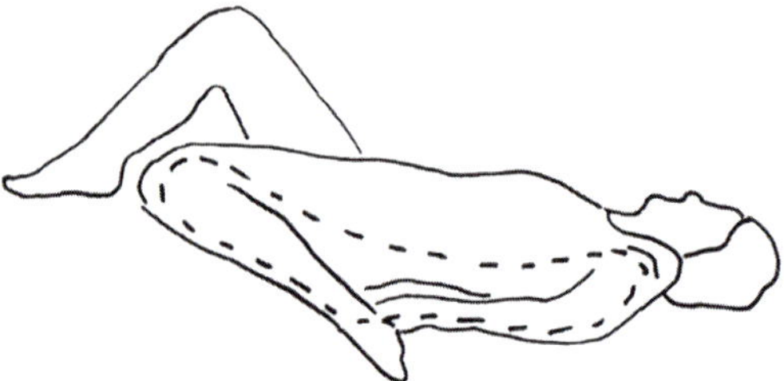

Abb. 169

14) Beugen Sie im Sitzen oder Liegen ein Knie, legen Sie den Fuß unter den Oberschenkel des anderen Beins und fassen Sie ihn mit der Hand. Stellen Sie Kontakt zwischen Fuß und Hand her und wandern Sie durch den Kreis, der durch den Arm, das Bein und diagonal durch den Oberkörper verläuft (Abb. 170).

15) Setzen oder legen Sie sich hin, kreuzen Sie ein Knie über das andere und fassen Sie die Füße mit den Händen. Stellen Sie Kontakt zwischen Händen und Füßen her und lassen Sie einen Kreislauf durch die Beine, Arme und den Oberkörper entstehen (Abb. 171).

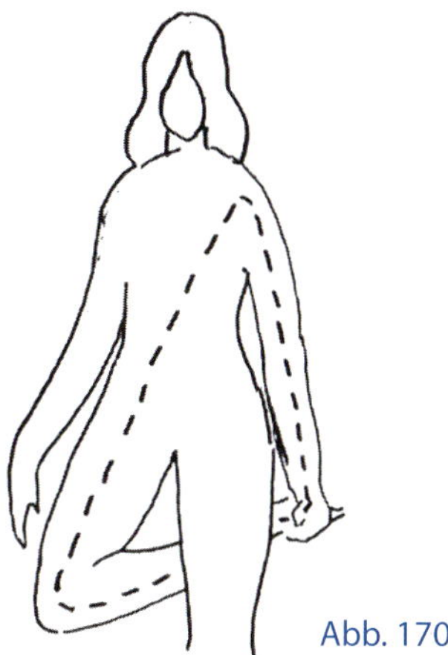

Abb. 170

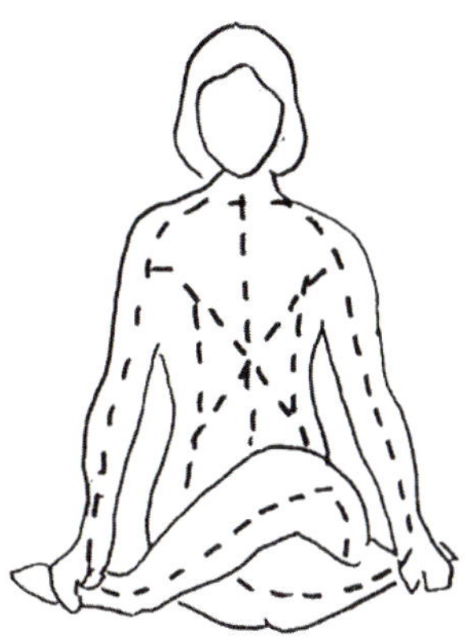

Abb. 171

16) Besonders anregend ist es, wenn die Wirbelsäule im Liegen, Sitzen oder Stehen von unten nach oben durchströmt wird. Diese Übung ist einfach und schwierig zugleich. Einfach, weil es sich schlicht positiv auswirkt, wenn die Aufmerksamkeit bewusst von unten nach oben durch die Wirbelsäule wandert; schwierig, weil wir unsere Wirbelsäule nur eingeschränkt wahrnehmen und es keine einfache Sache ist, sich zu konzentrieren, wenn die Empfindungen spärlich und vage sind. Es kann hilfreich sein, mit einer anatomischen Abbildung der Wirbelsäule zu arbeiten. Sie spüren, ob Empfindungen in Ihren eigenen Wirbeln auftreten, während Sie Ihre Aufmerksamkeit auf jeden einzelnen abgebildeten Wirbel richten. Erinnern Sie sich daran, dass *Knochen kein totes Gewebe sind.* Wir neigen oft dazu, sie uns als solches vorzustellen, doch das trifft nicht zu. *Sie sind von zahlreichen Blutgefäßen durchzogen*; rote Blutzellen werden sogar in den Knochen erzeugt. Es ist daher nur logisch, die Techniken von Kontakt und Durchströmen auf die Knochen anzuwenden. Die Wirkung, die damit erzielt wird, ist äußerst real und kann

die häufig auftretende schmerzhafte Empfindlichkeit des Periosts[42] lösen. Diese Übung verhilft Ihnen zu einer guten Aufrichtung und trägt dazu bei, Rückenschmerzen zu bearbeiten.

17) Es ist sehr nützlich, ein Strömen zwischen beiden Händen durch einen anderen Teil des Körpers hindurch herstellen zu können. Sie können Ihren Fuß, Ihren Knöchel (das erste, was Sie bei einer Verstauchung tun sollten), Ihre Wade, Ihr Knie, Ihr Hüftgelenk, Ihr Becken, Ihren Kopf usw. mit den Händen umschließen. Das trägt beträchtlich dazu bei, Schmerzen in diesen Bereichen zu lindern[43] (Abb. 154 und 155).

Kontakt und Durchströmen können den jeweiligen individuellen Bedürfnissen entsprechend auf unzählige Arten und Weisen so häufig wie nötig angewendet werden. Durchströmen ist überall im Körper möglich, indem Sie Ihr Bewusstsein entsprechend lenken. Vergessen Sie nie, Kontakt zum Boden, Stuhl oder Werkzeug aufzunehmen – zu allem, mit dem Sie umgehen.[44] Übungen zu zweit, bei denen Kontakt oder Strömen von einer Person zur anderen übergeht, stellen eine Erweiterung dieser Übungen dar.

In der professionellen Anwendung von Eutonie wird dieses Prinzip bei der Behandlung von Kranken eingesetzt, um Schmerzen zu lindern. Ist die behandelte Person in der Lage, ihren eigenen Kontakt und ihr eigenes Strömen hinzuzufügen, wird die Wirkung immens verstärkt.

Zusammenfassung

1) *Erfolgreiches Entspannen* erfordert:
   a) die Spannungen zu lösen, die spontan auf den bloßen Willen reagieren, und während der zwei folgenden Phasen entspannt zu bleiben;
   b) zu beobachten, ob Restspannungen vorhanden sind, und die eigene emotionale Reaktion auf diese zu verfolgen;
   c) in Kontakt mit diesen Restspannungen zu kommen, sie anzunehmen, bewusst zum Kern der Empfindungen vorzudringen und einen bewussten Wandel der inneren Einstellung zu ermöglichen.

---

42 Die dichte fibrovaskuläre Membran, welche die Knochen dort umhüllt, wo sie nicht von Knorpelgewebe überzogen sind; siehe S. 39 und 80.

43 Berder, Germaine. *Your Hands Can Help to Heal You*; siehe Literatur.

44 Siehe Kapitel 4 und 5.

Das führt zu einer gelassenen und zutiefst regenerierenden Entspannung, die nicht als Abwesenheit von Spannung empfunden wird, sondern als positive Ruhe.

2) *Erfolgreich Kontakt herzustellen* erfordert:
   a) den Gegenstand in seiner Beschaffenheit wahrzunehmen;
   b) die Empfindungen zu beobachten, die am Ort der Kontaktstelle vom eigenen Körper herrühren;
   c) die Beziehung zwischen sich und dem Objekt zu erleben, indem sowohl auf alle auftretenden Empfindungen als auch auf jede emotionale Reaktion genau geachtet wird;
   d) das Bewusstsein vom Innenraum des Körpers nach außen in das Objekt hinein zu erweitern und diesen Vorgang, von innen nach außen, beständig zu wiederholt.

Das führt zu einem spezifischen Gefühl von Kontakt und wirkt sich positiv auf die Zirkulation aus. Jedes Gefühl von körperlicher oder seelischer Isolation[45] verschwindet, und Sie können sich darauf verlassen, dass Ihr Körper bei Arbeit und Bewegung bestmöglich funktioniert; das erlaubt Ihnen wiederum, länger zu arbeiten, ohne zu ermüden.[46]

3) *Erfolgreiches Durchströmen* erfordert:
   a) Präsenz für jeden einzelnen Abschnitt des gewählten Kreislaufs um alle bestehenden Spannungen, die dem bewussten Willen unterstehen, zu lösen;
   b) ein entwickeltes Körperbewusstsein für alle Abschnitte, um mit der Aufmerksamkeit zunehmend schneller durch den Kreis zu wandern;
   c) falls sich kein Strömen einstellt braucht man die Bereitschaft aller beteiligten Abschnitte erneut *langsam* zu untersuchen. Es ist nötig das Bewusstsein der Reihe nach auf jeden einzelnen Bereich zu richten, bis eine klare Wahrnehmung entsteht. Es reicht nicht aus, bloß an den betreffenden Teil des Körpers zu denken oder ihn sich in Gedanken vorzustellen; Sie müssen *ihn inwendig fühlen*; erst dann kann Ihre Aufmerksamkeit schneller wandern.[47]

Ein angenehmes leichtes Prickeln ist als Ergebnis ausreichend, doch letztendlich sollten Sie ein vitales Durchströmen empfinden, das von angenehmer Wärme begleitet wird und ebenso erholsam und beruhigend wie anregend wirkt.

45 Siehe Kapitel 7.
46 Siehe Kapitel 4.
47 Bei Abwesenheit von Empfindungen siehe S. 206 und Kapitel 7.

4. Eutonie in Bewegung

Organische (eutonische) Bewegung

In den ersten drei Kapiteln haben wir uns hauptsächlich mit Passivität und Entspannung in der Ruhe befasst. Gibt es Entspannung in der Bewegung? Können wir von dynamischer Entspannung[48] sprechen, von entspannter Bewegung? Das bringt uns zu der Frage nach den natürlichen Gesetzen der Bewegung. Welchen Kriterien zufolge ist muskuläre Aktivität als «gut» zu betrachten? Unser Ziel ist, eine Art des Bewegens zu finden, die mit den Naturgesetzen im Einklang steht, weder die Durchblutung, die Atmung noch irgendeine andere organische Funktion beeinträchtigt und bei minimalem Energieaufwand maximale Wirksamkeit ermöglicht. Diese natürliche Bewegung, die sich wohltuend auf den Körper auswirkt, bezeichnen wir als *eutonische* oder organische Bewegung.

Solche natürlichen Bewegungen sind zunächst in instinktiven und angeborenen Gesten zu finden: Dehnen, Räkeln, Gähnen, Seufzen, dem energischen Reiben, mit dem wir uns aufwärmen, spontanen Bewegungen, mit denen wir Freude ausdrücken, uns verteidigen oder unmittelbar schützen usw.

Instinktives Dehnen

Dehnen und Gähnen verdienen es, eigens betrachtet zu werden (Abb. 172). Dehnen folgt natürlicherweise auf Ruhe, es bereitet den Körper bestmöglich auf Aktivität vor. Es trägt dazu bei, die Lymphflüssigkeit zu verteilen, die sich aufgrund der ausbleibenden Bewegung im Schlaf im Gewebe angesammelt hat. Das lymphatische System hat die Aufgabe, Stoffwechselrückstände wegzuschwemmen; es reinigt

48 Dieser Ausdruck ist dem Buch *Die Kunst des Sehens* von Aldous Huxley entnommen; siehe Literatur.

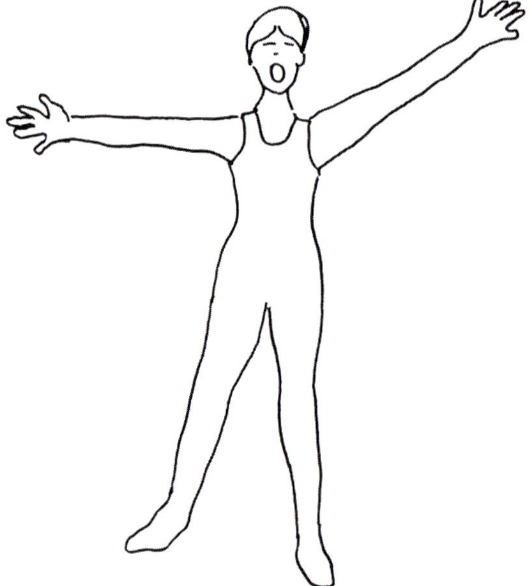

Abb. 172

das Gewebe und macht den Weg für die Nährstoffe des Blutes frei. Das Dehnen der Muskulatur regt über physiologische Reflexe den Grundtonus an,[49] und hat zudem den zusätzlichen Vorteil, die Beweglichkeit der Gelenke zu fördern.

Gähnen

Jedes natürliche Dehnen wird vom Gähnen begleitet, das an sich ein Dehnen der Atemmuskulatur mit allen oben erwähnten Auswirkungen darstellt. Die Atemorgane, die als ein System von Röhren betrachtet werden können, öffnen sich beim Gähnen vollständiger. Das erlaubt die zusätzliche Aufnahme von Luft (Sauerstoff). Das Ausatmen, das folgt, wird oft durch ein Seufzen verstärkt, welches die Lungen befreit, indem es verbrauchte Luft energisch ausstößt. Gähnen versetzt die Atemorgane in einen guten Zustand und bereitet den Körper ebenso wie das Dehnen auf Aktivität vor.

Dehnen und Gähnen beim Aufwachen sichern einen guten Start in den Tag und spielen eine große Rolle für die Regeneration während des Tages oder nach der Arbeit.

49 Siehe Werke zu Physiologie.

Die entspannende Wirkung von Dehnen kann folgendermaßen erklärt werden: Bei diesem Geschehen ist vor allem die Streckmuskulatur in Aktivität, während die Beuger entspannt und gedehnt werden.[50] Da übermäßige Spannung meist auf einer Überlastung der Beuger und einem hypotonen Zustand der Strecker beruht, ist dieses aktive Dehnen und Entspannen mit seiner antagonistischen Wirkung ideal. Beim Gähnen öffnen sich Rachen und Atemorgane weit; die Schließmuskeln, die besonders oft hyperton sind, werden automatisch entspannt. Es ist daher gut, sich nach dem Aufwachen, nach der Arbeit und vor dem Schlafengehen zu dehnen, sowie immer dann, wenn ein spontanes Bedürfnis nach umgehender Belebung und dem Abbau von Spannungen auftritt.

Leider bestehen in der Erziehung oft Vorurteile gegenüber Dehnen und Gähnen; Kinder sind angehalten, ihren natürlichen Instinkt zu unterdrücken. Dehnen trägt jedoch dazu bei, eine gute Aufrichtung beizubehalten; zudem beugt es durch einen angemessenen Gebrauch der Streckmuskulatur einer Überlastung der Beugemuskulatur vor.

Willentliches Dehnen

Wenn die Funktion antagonistischer oder entgegengesetzter Kräfte Entspannung bewirken kann, muss es demzufolge möglich sein, sich ohne das geringste Gefühl von Erschöpfung zu bewegen, sofern wir uns an dieses Gesetz halten. Sobald unsere Muskulatur so arbeitet, dass die Anstrengung einer bestimmten Muskelgruppe von den entsprechenden antagonistischen Muskeln umgehend aufgelöst wird, kann sich Müdigkeit weder aufbauen noch zu einem Dauerzustand werden. Wie können wir das erreichen? Eine gründliche anatomische Kenntnis der Muskulatur wäre nur begrenzt von praktischem Nutzen und würde ein beachtliches intellektuelles Studium erfordern. Es ist daher erneut geboten, sich auf die eigenen Sinne zu verlassen und dem zu vertrauen, was uns unser Körper mitteilt.

Instinktives Dehnen geschieht, weil wir ein dringendes Bedürfnis, einen unwiderstehlichen Drang, danach verspüren; nach dem Dehnen spüren wir intensive Erleichterung und Wohlbehagen.

Beobachten wir die Empfindungen, die mit Dehnen und Gähnen einhergehen, dann erkennen wir, dass uns nichts daran hindert, sie absichtlich herbeizuführen. Wir können instinktives Dehnen *imitieren*, uns willentlich dehnen, und dabei das gleiche Wohlbefinden erfahren. Das zeigt, dass zahllose Empfindungen unter-

50 Siehe physiologische Literatur zum Gesetz der Antagonisten.

drückt wurden, die – wären sie erkannt worden – instinktives Dehnen ausgelöst hätten. Je öfter wir gähnen und uns dehnen, desto instinktiver wird das Bedürfnis danach werden. Katzen gähnen und dehnen sich beispielsweise häufig, und das trägt ohne Zweifel zu ihrer Beweglichkeit und Geschicklichkeit bei.

Willentliches Gähnen

Wenn jemand, der nicht mehr weiß, wie man gähnt (was ein sicheres Zeichen von überhöhter Spannung ist), sich ausgiebig dehnt und gleichzeitig seinen Mund möglichst weit und lange öffnet, wird sich nahezu immer der gewünschte Effekt einstellen.

Kontinuierliches Dehnen

Beim Dehnen entdecken wir, dass Krafteinsatz angenehm sein kann; dies ist ein Beispiel für ideale muskuläre Aktivität, die wir als «Eutonie in Bewegung» bezeichnen. Dehnung ist das Gegenteil von Beugen, aber eine Beugung bringt reflektorisch eine Dehnung der antagonistischen Muskulatur mit sich. Es gilt dieses Dehnen wahrzunehmen um dadurch das Gefühl des Dehnens weiter führen zu können, damit jede Bewegung eine Dehnung beinhaltet. Diese Erfahrung von Wohlbefinden in der Aktivität kann der Fokus einer besonderen Übung sein: dem kontinuierlichen Dehnen.

Diese Übung erfordert eine äußerst wache Aufmerksamkeit; konzentrieren Sie sich also zunächst auf einen kleinen Teil Ihres Körpers. Beginnen Sie beispielsweise mit Ihrer rechten Hand (bzw. Ihrer linken Hand, wenn Sie Linkshänder sind). Richten Sie die gesamte Aufmerksamkeit auf Ihre Hand und nehmen Sie die Empfindungen wahr, die auftauchen. Meldet sich ein leises Bedürfnis, diesen Finger zu beugen und jenen zu strecken? Gehen Sie dem geringsten Wunsch nach Bewegung nach, während Sie gleichzeitig die damit einhergehenden und die darauf folgenden Auswirkungen verfolgen. Ist kein natürlicher Bewegungsimpuls vorhanden, gehen Sie zu einem systematischen Überprüfen der Beweglichkeit jedes einzelnen Gelenks über, so wie ein Mechaniker untersuchen würde, ob seine Maschine funktioniert. Nehmen Sie bei jeder Bewegung genau wahr, von welchen Empfindungen sie begleitet wird: Genau diese Empfindungen sind es, die Ihre nächste Bewegung bestimmen könnten.

Ziel ist es, eine Art des Bewegens zu finden, die in sich angenehm ist und darüber hinaus allgemeines Wohlbefinden bewirkt. Es geht darum die besondere

Qualität muskulärer Aktivität zu erreichen, die dieses angenehme Gefühl in der Muskulatur und in ihrer Umgebung erzeugt. Dazu ist echtes Forschen nötig; unbewusste Automatismen wären komplett sinnlos. Suchen Sie also danach, etwaige derartige Muster zu erkennen.

Da diese Übung einzig und allein darauf ausgerichtet ist, Wohlbefinden zu schaffen, ist jede unangenehme Empfindung ein Hinweis darauf, dass Sie Ihr Ziel noch nicht erreicht haben und anders vorgehen müssen. Verändern Sie die Bewegung; bewegen Sie sich schneller oder langsamer, energischer oder sanfter, ändern Sie die Richtung oder bewegen Sie einen anderen Teil Ihres Körpers.

Gelingt diese Übung, führt sie zu nahezu ununterbrochenem Bewegen und *einem wachsenden Wohlbehagen*. Sie verspüren nicht das geringste Gefühl von Müdigkeit, fühlen sich in Hochform und im Vollbesitz Ihrer körperlichen und geistigen Fähigkeiten. Ist die Bewegung stimmig, können Sie die Übung nahezu endlos fortsetzen.

Arbeiten Sie erst mit jedem Teil des Körpers separat, dann mit dem Körper in seiner Gesamtheit. Eine mögliche Reihenfolge wäre: Rechte Hand, rechter Arm, linke Hand, linker Arm, beide Arme zusammen mit dem Oberkörper; rechter Fuß, rechtes Bein, linker Fuß, linkes Bein, beide Beine zusammen mit dem Becken; der Kopf, dann der Körper als Ganzes. Achten Sie genau auf den Teil des Körpers, mit dem Sie gerade arbeiten. Der restliche Körper muss nicht bewegungslos verweilen, im Gegenteil: Kommen Sie ruhig in Bewegung, solange dies zum Wohlbefinden des betreffenden Körperteils beiträgt.

Wenn Sie den Bauch- und Brustbereich bewegen, werden Sie innere Empfindungen wahrnehmen, die mit den Organen von Bauch- und Brustraum in Verbindung stehen.[51] *Wenn Sie die Wirbelsäule bewegen*, kann sich die Funktion eines jeden einzelnen Segments zeigen.

Gehen Sie für eine systematische Arbeit die gesamte Übungsreihe in der Rückenlage, Bauchlage, Seitenlage sowie im Sitzen und Stehen durch.

Freies Bewegen

Wenn Sie in diesen unterschiedlichen Positionen mit kontinuierlichem Dehnen experimentiert haben, gehen Sie zu vollkommen freiem Bewegen über. Lassen Sie eine Position in die nächste übergehen, indem Sie Ihren Impulsen folgen. Beobachten Sie während des gesamten Bewegungsablaufs Ihren ganzen Körper. Diese

51 Siehe Kapitel 6.

Übung kann erst dann gemacht werden, wenn Sie genügend Bewusstsein für Ihren Körper entwickelt haben. Extreme geistige Wachheit ist vonnöten, um nicht in gewohnheitsmäßige automatische und oberflächliche Bewegungen zu kommen. Sollte das geschehen, verliert die Übung allen Wert und es ist sinnlos, sie fortzusetzen. Beginnen Sie erneut, dieses Mal mit mehr Bewusstsein. Bei korrekter Ausführung präsentiert sich eine unbegrenzte Vielfalt von Bewegungen, und Ihre Fähigkeit zu improvisieren nimmt zu. Diese Übung erweitert die Selbsterkenntnis und wirkt sich seelisch befreiend aus.[52]

Es ist wichtig, jedes Gefühl von Müdigkeit, Schmerz[53] oder Unbehagen auf der Stelle aktiv zu lösen und eine angemessene Bewegung dafür zu finden. Auch das verlangt nach einer klaren und detaillierten Studie und einem sorgfältigen Umgang mit jeder Bewegung, die, einmal begonnen, bis zu ihrem Ende begleitet werden muss, um ihre Effizienz zu gewährleisten. *Löst eine Bewegung in ihrem Verlauf körperliches Unbehagen aus, soll sie unbedingt abgebrochen werden.* Halten Sie entweder insgesamt inne oder gehen Sie zu einer anderen Bewegung über.

Vielleicht wissen Sie manchmal nicht, welche Bewegungen Sie machen sollen, und manche erscheinen Ihnen langweilig und sinnlos. Sie spüren keine Notwendigkeit, sich hierhin oder dorthin zu bewegen; dieser Mangel an spontanen Impulsen steht für einen Mangel an Empfindungen, die eine Bewegung normalerweise lenken würden. In diesem Fall muss das Bewusstsein erneuert werden. Verweilen Sie dazu in einer aktiven Position mehr oder weniger bewegungslos, bis Sie eine unbehagliche Empfindung wahrnehmen (meist Ermüdung). Reagieren Sie beim ersten Zeichen von Ermattung und finden Sie eine aktive Bewegung, die diese auflöst. Verweilen Sie danach erneut bewegungslos, warten Sie auf das nächste Zeichen von Ermüdung und verfahren Sie mit ihm in der gleichen Art und Weise. Nach und nach werden Sie ein größeres Spektrum an Empfindungen erfahren, die Ihnen helfen, Ihre Bewegungen zu lenken (propriozeptive Empfindungen wie Zug, Zerren, Druck, Kompression, Ausdehnung oder Kontraktion im Gewebe).

Achten Sie darauf, sich der Müdigkeit nicht zu ergeben, indem Sie in einen passiven Zustand verfallen, denn dadurch machen Sie das Ziel der Übung – *eutonische Bewegung* – zunichte. Überwinden Sie sich, aktiv zu bleiben, und verändern Sie Ihre Bewegungen, bis Sie eine finden, die sie von allem Unbehagen befreit. Fahren Sie ohne Unterlass fort, um den Zustand jedes einzelnen Körperteils zu verbes-

52 Siehe Kapitel 7.

53 Gemeint sind damit Abgeschlagenheit oder kleinere Beschwerden bei einer mehr oder weniger gesunden Person. Starke bzw. anhaltende Schmerzen sind Anzeichen eines schlechten Gesundheitszustands; in diesem Fall ist ärztlicher Rat einzuholen.

sern. Korrekt ausgeführt führt diese besondere Form der muskulären Aktivität zu einem ständig zunehmenden Gefühl von Wohlbehagen. Es unterstützt nicht nur die vitalen Funktionen des Körpers wie die Durchblutung, die Atmung usw., sondern verbessert auch den Zustand der Zellen. Das führt zu einem ganz spezifischen Gefühl der Befriedigung.

Ein Mangel an Empfindungen kann auch durch unzureichende Aufmerksamkeit verursacht sein. Um dem entgegenzuwirken, verlangsamen Sie Ihre Bewegungen; das gibt Ihnen genügend Zeit zu versuchen, sie klarer und präziser wahrzunehmen. Langsame, fließende Bewegungen erzeugen sehr viel mehr Empfindungen als schnelle Bewegungen. Erweist sich eine Bewegung als schwieriger als gedacht, wechseln Sie zu einer anderen, die Ihrer unmittelbaren Wahrnehmung besser entspricht.

Es geht darum, *den inneren Bedürfnissen Ihres Körpers zu lauschen* und echte Empfindungen nicht mit vorweggenommenen und auf Gedanken oder abstrakten Überlegungen beruhenden Empfindungen zu verwechseln. Es bringt nichts zu *denken,* diese oder jene Bewegung wäre gut geeignet: Jeder einzelne Bereich und der Körper als Ganzes *müssen die Bewegung als wohltuend empfinden*, daher geht es darum die richtige Bewegung zu finden. Unterlassen Sie vor allem ruckhafte oder unkontrollierte Bewegungen; derartige Unregelmäßigkeiten sind unangenehm und sind zu vermeiden. Finden Sie die richtige Art von Bewegung, die vollkommene Gleichmäßigkeit ohne jedes Gefühl von Müdigkeit gewährleistet. Bewegen Sie sich dazu noch langsamer; Missstände werden klarer zutage treten und sich dadurch leichter auflösen lassen.

Es ist normal, während dieser Übung das Bedürfnis nach Gähnen zu verspüren. Sie sollten diesem Bedürfnis ungehindert nachgehen, denn Gähnen bedeutet einen kompletten Gasaustausch in den Lungen. Beständig wechselnde Bewegung komprimiert und entspannt das Gewebe des Körpers und hält die venöse Pumpe am Laufen. Die Flüssigkeiten zirkulieren und verhindern Stagnation, Abfallstoffe werden über das Blut abtransportiert, in Nieren, Lungen oder Darm aufgespalten und später ausgeschieden. Insgesamt bedeutet das eine gründliche Reinigung des Systems. Gähnen regt häufig die Schleimhäute der Nase und die Tränendrüsen an. Aufgrund der vermehrten Sekretion putzen wir uns die Nase oder wischen uns die Augen; auch darüber werden Unreinheiten beseitigt. Zudem stärkt freies Bewegen die Muskulatur. Kaum eine andere Übung birgt mehr Vorteile für den Körper oder ist heilsamer. Freies Bewegen ist eine unvergleichliche Quelle aktiven Wohlseins.

Kontrollbewegungen

Langsam ausgeführte Kontrollbewegungen sind eine spezifische Form eutonischer Bewegung; ihren Namen verdanken sie dem Umstand, dass sich mit ihrer Hilfe die Beweglichkeit der Gelenke sowie Innervation, Kraft und Dehnfähigkeit der Muskulatur kontrollieren lässt. Sie dienen nicht nur der Überprüfung, sondern sind auch eine Form von Training.

Führen Sie die Bewegungen *so langsam wie möglich* aus, denn nur diese Langsamkeit erlaubt die beschriebene Kontrolle. Sie müssen regelmäßig, fließend und unter anhaltend bewusster Kontrolle stattfinden. In den Bewegungen nach unten sollte kein Fallen geschehen.

Für diese Kontrolle ist es erstens nötig, Energie perfekt abgestimmt in der richtigen Menge an den richtigen Ort zu schicken; zweitens verlangt sie eine Regelmäßigkeit der muskulären Innervation. Um die Bewegung vollenden zu können, müssen drittens die Muskeln in der Lage sein, ihre normale Länge zu erreichen. Dieses langsame Aktivieren einer Muskelgruppe sichert über einen physiologischen Reflex das allmähliche Entspannen der Antagonisten. Positionen, die zuvor schwierig oder sogar schmerzhaft waren, werden leichter und lassen sich schneller einnehmen, wenn es auf diese Weise geschieht.[54] Das Üben von Kontrollbewegungen stärkt die Muskulatur, macht die Gelenke beweglicher und führt zu einer besseren Beherrschung des neuromuskulären Systems.

Wesentliche Kontrollbewegungen

1) Legen Sie sich auf den Rücken und richten Sie die Arme senkrecht nach oben aus, die Handflächen weisen nach vorne. Führen Sie die Arme langsam und ohne Rucken über den Kopf zum Boden und entspannen Sie. (Die Übung besteht nur aus der Bewegung nach unten) (Abb. 173).

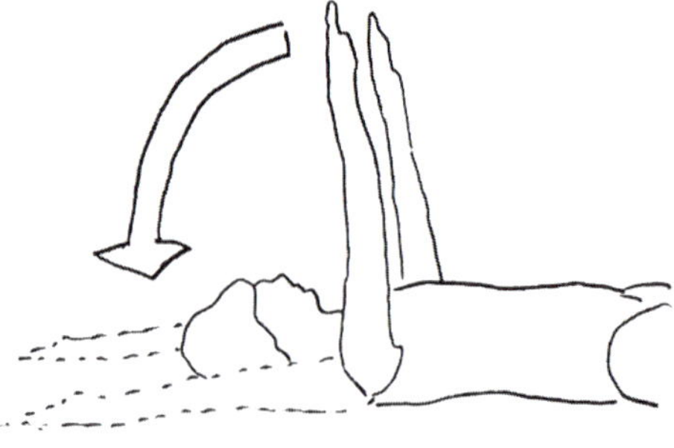

Abb. 173

54 Siehe *Wie Sie an den Kontrollpositionen arbeiten,* S. 80.

Variante: Legen Sie Ihre Arme zu den Seiten und nach vorne ab.

2) Legen Sie sich auf den Rücken, stellen Sie die Beine auf und lassen Sie die Fußsohlen flach am Boden stehen. Führen Sie ein Knie zur Brust und bringen Sie es ohne Rucken langsam wieder zurück, bis der Fuß am Boden ankommt. Machen Sie die gleiche Bewegung mit dem anderen Knie. Entspannen Sie vollständig. Wiederholen Sie die Bewegung, indem Sie beide Knie gleichzeitig zur Brust führen (Abb. 174).

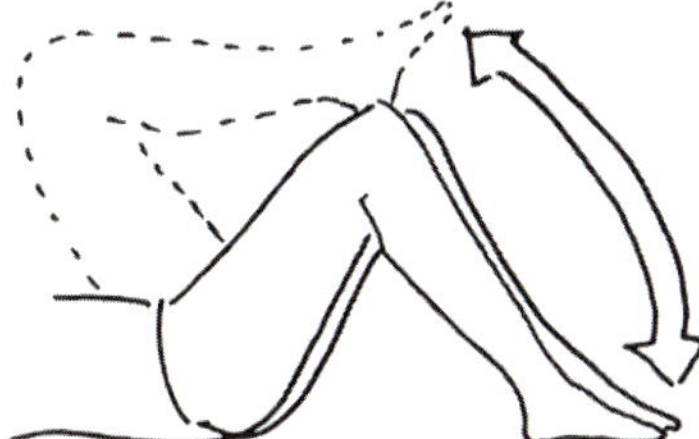

Abb. 174

3) Legen Sie sich auf den Rücken, verschränken Sie die Hände hinter dem Kopf und richten Sie die Ellenbogen nach oben in Richtung Decke aus. Führen Sie die Ellenbogen langsam zum Boden. Wiederholen Sie die Bewegung; führen Sie erst einen Ellenbogen nach dem anderen, dann beide gleichzeitig in Richtung Boden (Abb. 175).

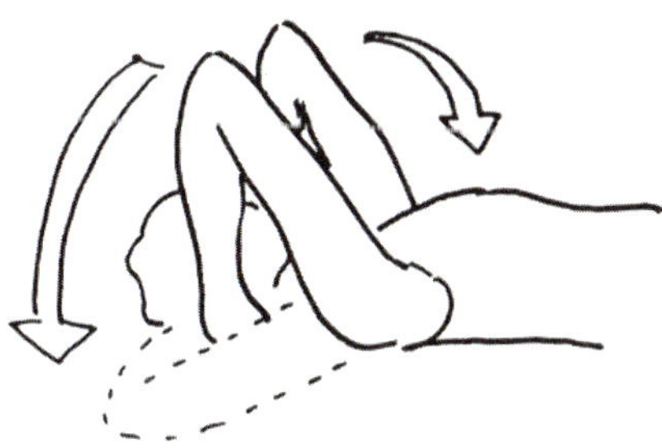

Abb. 175

4) Legen Sie sich auf den Rücken, stellen Sie die Beine auf und schlagen Sie ein Bein über das andere. Beschreiben Sie mit dem hängenden Fuß Kreise, ohne das Bein zu bewegen (Abb. 176). Machen Sie die gleiche Bewegung mit dem anderen Fuß.

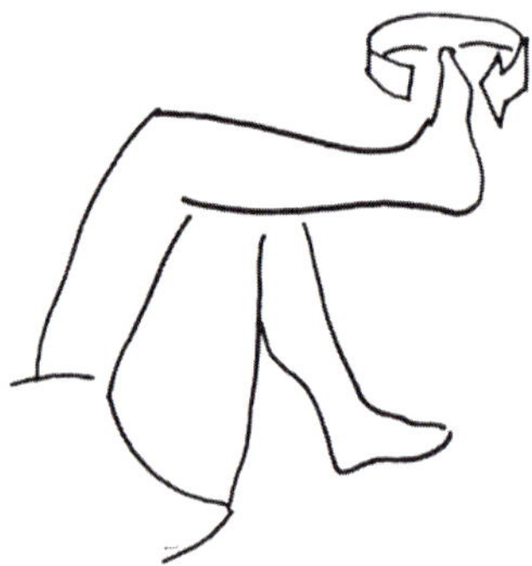

Abb. 176

5) Strecken Sie in Seitenlage beide Arme im rechten Winkel zur Körperachse nach vorne aus und legen Sie die Handflächen aufeinander. Führen Sie den oberen Arm in einem Halbkreis über die Vertikale nach hinten und lassen Sie den Oberkörper und den Kopf folgen. Das obere Knie muss am Boden bleiben (Abb. 177). Variante: Bewegen Sie den Arm in einem horizontalen Halbkreis über den Kopf nach hinten. Machen Sie die gleiche Bewegung mit dem anderen Arm.

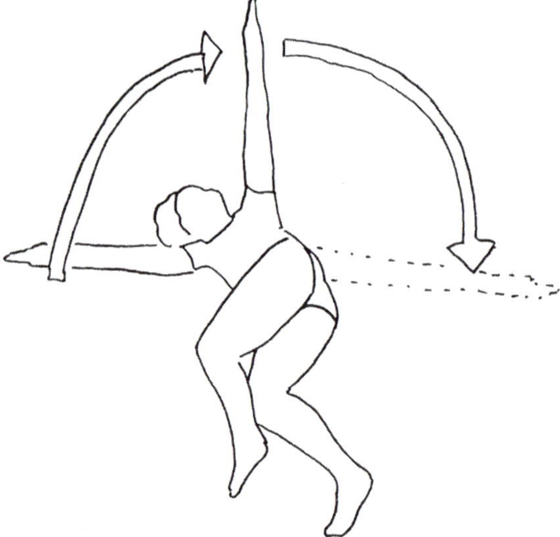

Abb. 177

6) Legen Sie sich auf den Rücken, nehmen Sie die Hände unter den Kopf und lassen Sie die Ellenbogen am Boden ruhen. stellen Sie die Füße auf und schlagen Sie ein Bein über das andere. Führen Sie die Knie in Richtung des freien Fußes zum Boden, die gegenüberliegende Schulter bleibt am Boden liegen. Ihr oberes Knie sollte sich dem Boden immer weiter annähern (Abb. 145). Machen Sie die gleiche Bewegung auf die andere Seite.

7) Legen Sie sich auf den Rücken, stellen Sie die Beine auf, verschränken Sie die Hände hinter dem Kopf und heben Sie die Ellenbogen nach oben an.
   7a) Führen Sie die Ellenbogen in Richtung Knie, während Sie gleichzeitig den Kopf nach vorne mitnehmen.
   7b) Halten Sie die Ellenbogen am Boden, führen Sie die Knie langsam zur Brust und danach wieder zurück.
   7c) Heben Sie Knie und Ellenbogen gleichzeitig an, bis sie sich berühren. Kehren Sie zur Ausgangsposition zurück; achten Sie darauf, dass Füße und Hände gleichzeitig am Boden ankommen (Abb. 178 und 179).

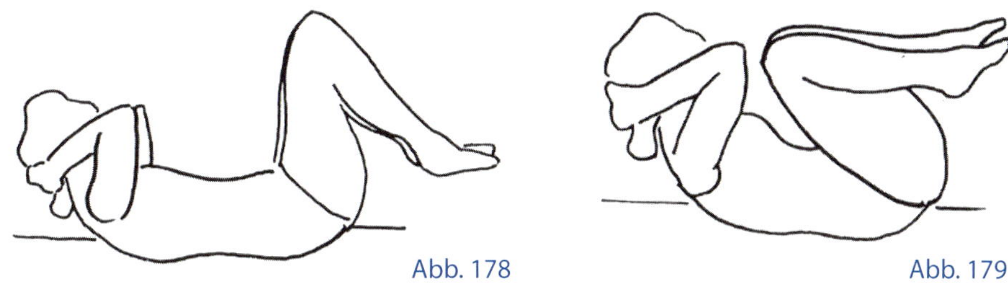

Abb. 178 Abb. 179

   7d) Verschränken Sie die Hände hinter dem Kopf, legen Sie die Ellenbogen am Boden ab, lassen Sie die aufgestellten Beine auseinander sinken und legen Sie die Fußsohlen aneinander, so dass Ihr Körper eine Art Acht bildet. Heben Sie Knie und Ellenbogen vertikal an, bringen Sie sie in gegenseitige Berührung. Führen Sie sie dann wieder zurück.

8) Legen Sie sich auf den Rücken und fassen Sie ein Knie mit beiden Händen. Versuchen Sie, ins Sitzen zu kommen, indem Sie von Ihrem Knie aus nach vorne streben, und legen Sie den Oberkörper wieder ab, während Sie die Bewegung durch kontrollierten Druck des Knies gegen die Hände bremsen. Die Bauchmuskeln dürfen nicht arbeiten, und die Ellenbogen müssen gestreckt bleiben. (Nur wenn die Wirbelsäule nicht genug nachgibt, muss die Bauchmuskulatur aktiv werden.) Das Gegengewicht des Beines, das nach vorne drückt, hebt Ihren Körper ins Sitzen. Machen Sie die gleiche Bewegung mit dem anderen Knie.

Varianten:

8a) Drücken Sie mit beiden Knien gleichzeitig; die Knie berühren sich dabei nicht.

8b) Bringen Sie die Knie zusammen (Abb. 180, 181 und 182).

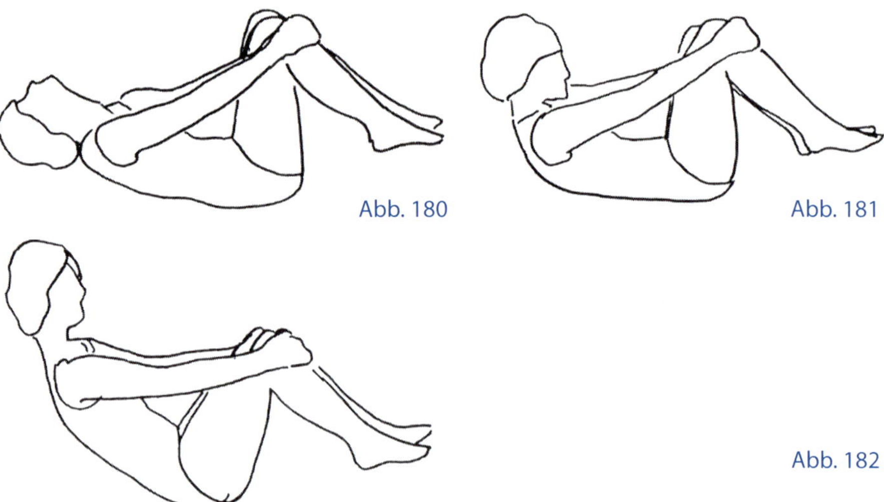

Abb. 180

Abb. 181

Abb. 182

9) Setzen Sie sich mit dem Rücken an eine Wand, strecken Sie die Beine nach vorne aus, neigen Sie den Kopf und den Rumpf nach vorne und rollen Sie Ihre Wirbelsäule nach unten ein; üben Sie keinerlei Druck aus. Kommen Sie Wirbel für Wirbel wieder nach oben. Wenn die Muskulatur nachgibt, kann der Kopf allmählich die Knie erreichen (Abb. 100).

10) Legen Sie sich auf den Rücken, drücken Sie mit den aufgestellten Füße gegen den Boden, lassen Sie den Rumpf Wirbel für Wirbel vom Boden lösen und führen ihn wieder zurück. Achten Sie darauf, dass die Lendenwirbel vor dem Becken zum Boden kommen (Abb. 183).

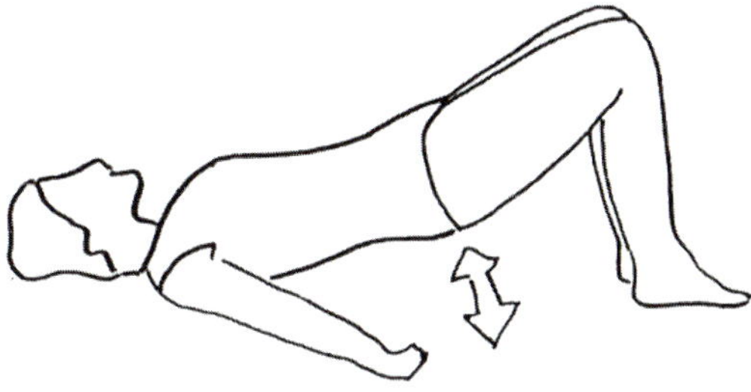

Abb. 183

11) Legen Sie sich vor einer Wand auf einer rutschfesten Unterlage auf den Rücken, bringen Sie das Becken an die Wand und strecken Sie die Beine senkrecht nach oben. Drücken Sie mit den Fersen gegen die Wand und beobachten Sie, wie sich die Wirbelsäule Wirbel für Wirbel vom Boden löst. Kommen Sie langsam wieder nach unten (Abb. 102 und 107). Im Verlauf der Bewegung rollen die Fersen an der Wand nach oben, bis die gesamte Fußsohle an der Wand steht.

12) Legen Sie sich auf den Rücken, nehmen Sie die Beine nach oben, fassen Sie die Zehen und ziehen Sie die Füße an den Zehen hinter den Kopf. Kehren Sie langsam in die Ausgangsposition zurück (Abb. 184 und 185).

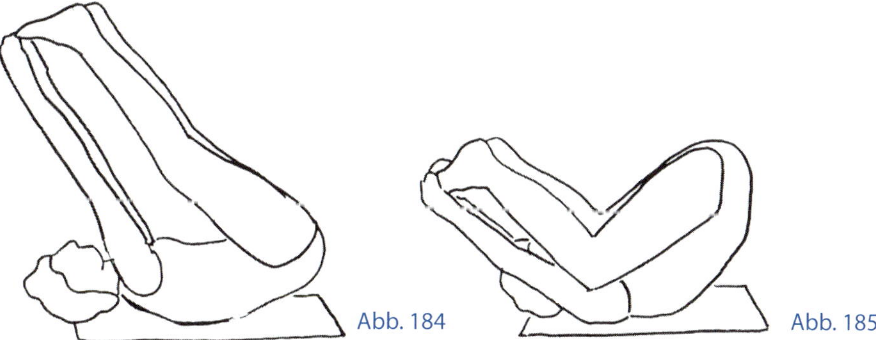

Abb. 184 Abb. 185

13) Machen Sie die folgende Übung nicht, wenn Ihnen im Mindesten davor bange ist: Kommen Sie in Rückenlage, legen Sie die Arme mit den Handflächen nach unten neben den Körper, beugen Sie die Knie und heben Sie die Beine an. Drücken Sie mit den Händen gegen den Boden, um den Körper so weit anzuheben, dass die Knie zu beiden Seiten des Kopfes den Boden berühren. Beugen Sie die Ellenbogen, stützen Sie die Hände neben den Schultern auf und drücken Sie gegen den Boden, so dass Ihr Körper einen langsamen Rückwärtspurzelbaum macht und das Gewicht sich auf die Knie verlagert. Setzen Sie sich auf die Fersen. Kehren Sie die Bewegung um: Bringen Sie Kopf und Schultern zum Boden, stützen Sie sich auf die Hände und machen Sie einen langsamen Purzelbaum nach vorne, bis Sie lang ausgestreckt am Boden liegen (Abb. 186, 187 und 188).

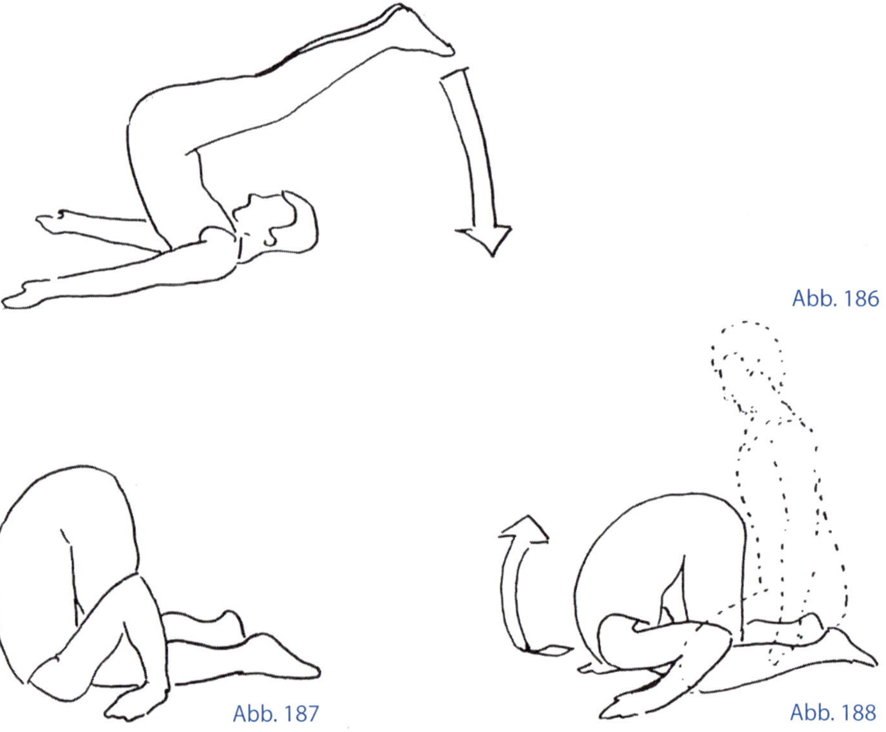

Abb. 186

Abb. 187

Abb. 188

14) Setzen Sie sich aufrecht hin, neigen Sie den Kopf nach vorne und nach hinten, von einer Seite zur anderen. Beschreiben Sie mit dem Kopf einen Kreis. Führen Sie diese Bewegung langsam und fließend aus und lassen Sie dabei die Schultern auf einer Höhe.

15) Lassen Sie das Becken im Fersensitz von einer Seite zur anderen auf den Boden rutschen, indem Sie

   15a) sich mit den Händen vom Boden abdrücken

   15b) den Boden mit den Händen nicht berühren, sondern mit den Unterschenkeln und Fußrücken senkrecht gegen den Boden Drücken (Abb. 189).

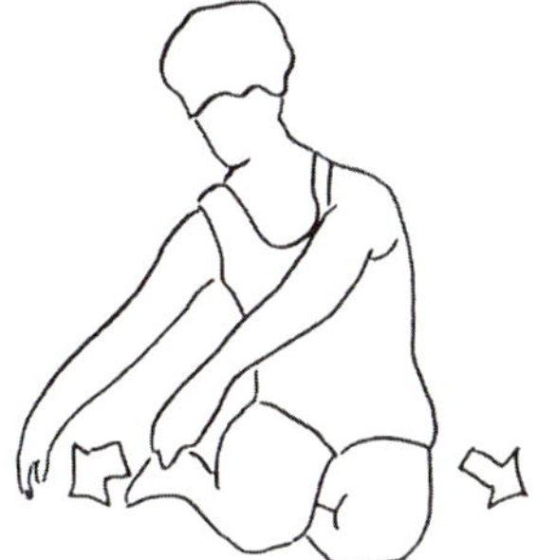

Abb. 189

16) Beugen Sie sich mit nach oben gestreckten Armen aus dem Fersensitz nach vorne. Rollen Sie sich auf die Seite, den Rücken, die andere Seite und kommen Sie zurück ins Knien (Abb. 38)

17) Beugen der Knie:

   17a) Im Stehen Beugen Sie die Knie und strecken Sie sie wieder indem Sie mit den Füßen gegen den Boden drücken; der Oberkörper bleibt dabei aufrecht und die Fersen am Boden (Abb. 190).

   17b) Wiederholen Sie die Bewegung, erlauben Sie den Fersen, sich vom Boden zu lösen, und beugen Sie die Knie weiter, bis sich das Becken und die Fersen berühren. Kommen Sie durch Druck der Füße gegen

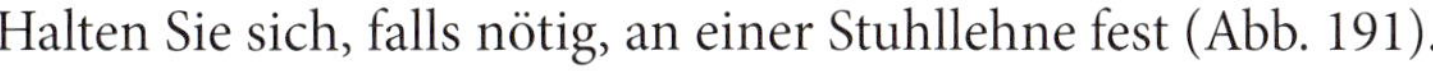
den Boden ohne Rucken oder Federn wieder zurück ins Stehen.

Halten Sie sich, falls nötig, an einer Stuhllehne fest (Abb. 191).

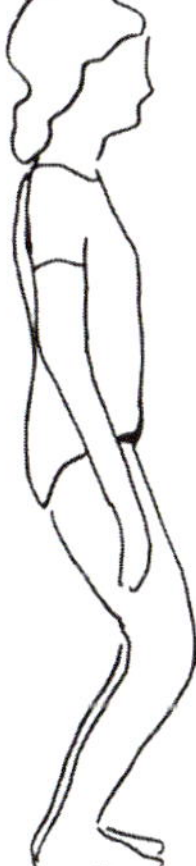

Abb. 190

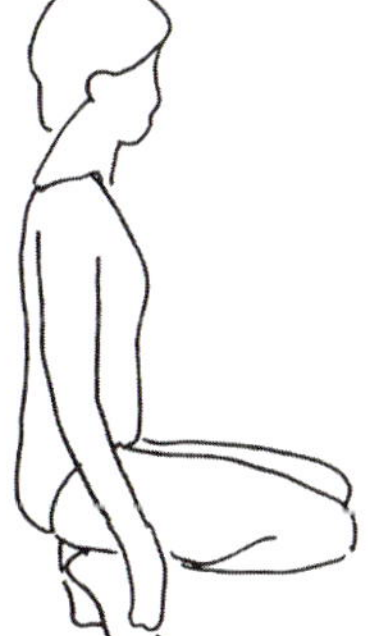

Abb. 191

17c) Kommen Sie durch Druck des Vorfußes gegen den Boden auf die Zehenspitzen und bringen Sie die Fußsohlen wieder zum Boden.

17d) Kommen Sie durch Druck des Vorfußes gegen den Boden auf die Zehenspitzen, beugen Sie die Knie und führen Sie das Becken nach unten, bis es auf den Fersen ruht. Lassen Sie den Rücken aufrecht.

18) Setzen Sie sich auf den Boden, fassen Sie die Füße und strecken Sie erst ein Bein, dann beide Beine aus, ohne das Gleichgewicht zu verlieren (Abb. 192).

19) Im Stehen Rollen Sie die Wirbelsäule Wirbel für Wirbel nach vorne ein; beginnen Sie mit dem Kopf und wandern Sie allmählich nach unten zum Becken. Bleiben Sie in den Kniekehlen offen und in den Armen entspannt. Kehren Sie langsam in eine aufrechte Position zurück, indem Sie mit den Füßen gegen den Boden drücken und einen Wirbel nach dem anderen wieder aufrichten (Abb. 193). Wiederholen Sie die Übung, aber neigen Sie sich dieses Mal nach hinten.

20) Stellen Sie sich mit geöffneten Beinen hin und neigen Sie den Rumpf vom Becken her nach vorne. Bewegen Sie den Rumpf mit dem Kopf langsam zur Seite, nach hinten, zur anderen Seite und nach vorne; beschreiben Sie einen vollständigen Kreis (Abb. 194).

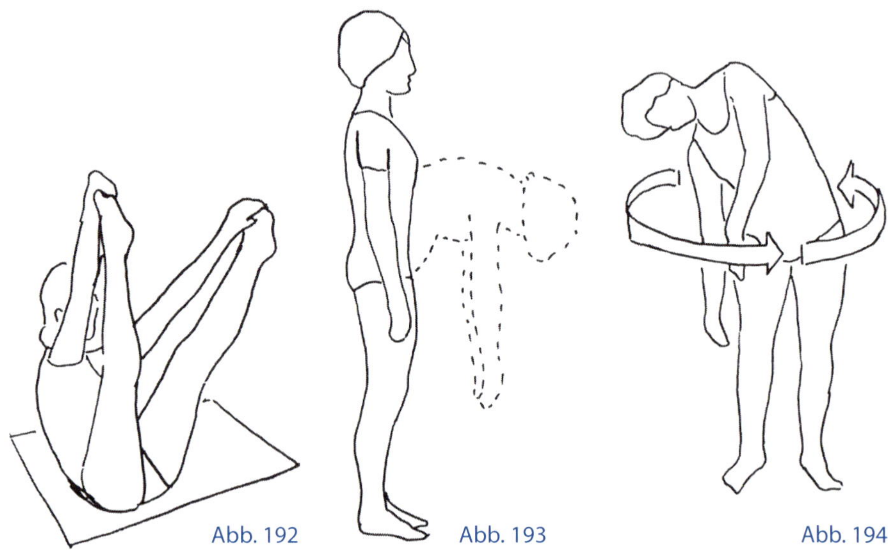

Abb. 192 Abb. 193 Abb. 194

21) Kommen Sie aus dem Stehen langsam und fließend ins Liegen. Stützen Sie sich nicht auf die Arme und Hände und planen Sie die Bewegung nicht voraus; überlassen Sie sich der Schwerkraft, lassen Sie sich von Ihrem Gewicht führen und sinken Sie wie ein seidenes Tuch zu Boden. Variationen in der Ausgangsposition werden zu unterschiedlichen Ergebnissen führen. Sind die Gelenke frei, findet sich die Endposition mühelos, ohne willentlich ausgesucht oder arrangiert worden zu sein. Kehren Sie die Übung um, indem Sie sich ohne die Hilfe der Arme und Hände vom Boden abdrücken und nach oben kommen.[55]

Bei diesen Übungen tauchen des Öfteren bestimmte Schwierigkeiten auf, die hier erwähnt werden sollen. Nehmen wir zum Beispiel die erste Übung. Sie liegen auf dem Rücken, strecken die Arme senkrecht nach oben aus, die Finger weisen zur Zimmerdecke, die Handflächen nach vorne. Bleiben Sie einige Augenblicke in dieser Ausgangsposition, um unkontrollierte Bewegungen und ein eventuelles Zittern zu beruhigen. Richten Sie Ihre Aufmerksamkeit auf Ihre Fingerspitzen, schauen Sie diese sogar an, um sie besser unter Kontrolle zu haben.

Der erste Schritt besteht also darin, die Arme in dieser vertikalen Position vollkommen ruhig zu halten; erst dann kann die Bewegung nach hinten absolut kontrolliert geschehen.

Geschmeidig und ohne Rucken müssen sich die Finger in Bewegung setzen; schon der erste Millimeter muss bewusst gefühlt werden und beabsichtigt sein. Das Gewicht der Arme darf weder das Sinken beschleunigen noch ein Fallen veranlassen. Behalten Sie eine langsame Bewegung nach unten bei, selbst wenn Ihnen die Arme zunehmend schwerer vorkommen. Es ist physikalisch gesehen ganz normal, dass ihr Gewicht, je näher sie zum Boden kommen, zunimmt (Prinzip der Hebelwirkung). *Wenn der Tonus der Arme allerdings an die Bewegung angepasst ist, wird Ihnen das Gewicht die ganze Zeit über leicht erscheinen.* Ein Gefühl von Schwere ist der Beweis für einen zu niedrigen Tonus oder eine Schwäche der Muskulatur. Wenn Sie die Übung langsam und fließend ausführen, erhöht sich der Tonus und die Muskulatur wird gestärkt. Ruhen Sie sich beim ersten Zeichen von Müdigkeit aus; beugen Sie die Ellenbogen und legen Sie die Arme am Boden ab.

Die Übung ist zu Ende, wenn Ihre Arme nicht weiter sinken können und die Dehnungsgrenze der Muskulatur erreicht ist. (Folgen Sie mit den Augen den Fingerspitzen; vermeiden Sie dabei jede Anstrengung und behalten Sie den Kopf in der Verlängerung der Wirbelsäule. Schließen Sie die Augen, wenn die Arme das

55 Siehe *Bewegungen gegen Widerstand*, S. 146.

Gesichtsfeld verlassen.) Normalerweise sollten die Arme hinter dem Kopf den Boden berühren, dort noch einen Moment gestreckt bleiben und dann entspannt werden, wodurch sich die Ellenbogen etwas beugen.

Verkürzte Muskeln werden die Bewegung anhalten, bevor die Arme den Boden erreicht haben. Versuchen Sie nicht, die Arme weiter nach unten zu drücken, sondern verweilen Sie einen Augenblick in dieser Position, um der Muskulatur zu erlauben, nachzugeben. Lassen Sie das Gewicht der Arme wirken, während Sie sich auf verspannte oder schmerzende Bereiche konzentrieren.[56]

Lassen Sie Ihre Arme dann nach außen zum Boden rollen und entspannen Sie sich in einer möglichst bequemen Position. Diese Übung sollte auch in umgekehrter Richtung ausgeführt werden, indem Sie Ihre Arme heben. Aus physiologischen Gründen *ist es jedoch für gewöhnlich besser, die Bewegung nach unten zuerst zu üben.*

Für alle diese Bewegungen gelten folgende Regeln:

a) Müdigkeit erfordert Erholung. Wird eine Bewegung trotz Müdigkeit fortgesetzt, ruft das durch eine Ansammlung von muskulärer Milchsäure unnötige Schmerzen hervor und führt zu einer mäßigen Arbeitsqualität (Schwere, Zittern). Häufige Pausen können erforderlich sein, selbst wenn diese nur kurz sind.
b) Treten Schmerzen auf, suchen Sie Ihre Schritte zurückzuverfolgen, um präzise herauszufinden, wo der Schmerz einsetzt. Durchlaufen Sie dann diesen Abschnitt erneut, um im Schmerz selbst lokal loszulassen. Lösen Sie unnötige Kontraktionen auf, um den angemessenen Tonus zu finden.
c) Sollte es sich anfühlen, als sei ein Gelenk schlecht ausgerichtet (teilluxierte Gelenkflächen oder eingeklemmte Sehnen), bewegen Sie sich frei, um es in seine natürliche Position zurück zu bringen.
d) Ist die Atmung blockiert, dann erlauben Sie sich, frei und mühelos zu atmen. Zu versuchen, die Atmung zu verlangsamen oder zu hemmen, mag die Illusion von größerer Kontrolle vermitteln, doch das ist ein falscher Reflex und schädlich für das System. Erlauben Sie sich immer, frei zu atmen.[57] In bestimmten Positionen kann die Atmung oder sogar der Puls eine kleine wiegende Bewegung auslösen; akzeptieren Sie das einfach.

56 Siehe *Wie Sie an den Kontrollpositionen arbeiten,* S. 80.
57 Siehe Kapitel 6.

Sie können jede Bewegung, die Sie gerne meistern würden, dieser kontrollierenden Studie unterziehen. Ob es darum geht, tippen oder Autofahren zu lernen, eine Krawatte zu binden oder Geige zu spielen – die Disziplin, jede Bewegung, die Ihnen Schwierigkeiten bereitet, detailliert zu erkunden, lohnt sich immer. Wenn Sie langsam und ohne Hast vorgehen, können Sie leichter erkennen, wo das Problem liegt und woraus es besteht. Eine einzige intelligente Studie wird die Schwierigkeit schneller überwinden als hundert mechanische Wiederholungen.[58]

Leichte Bewegungen: «Zeichnen»

Im Gegensatz zu den extrem langsam durchgeführten Kontrollbewegungen sind die sogenannten zeichnenden Bewegungen schnell und leicht. *Diese Bewegungstechnik ist eutoniespezifisch* und sorgt ebenso wie die Kontrollbewegungen für eine optimale Muskelfunktion. Sie fördert das Körperbewusstsein, verbessert die Durchblutung und verringert damit muskuläre Anstrengung; sie lehrt uns, uns mit Leichtigkeit zu bewegen.

Das Grundprinzip aller derartigen Übungen besteht darin, *die Aufmerksamkeit über den Körper hinaus zu lenken,* als wäre der Bewegungsansatz dort zu finden. Um beispielsweise die Arme vor dem Körper anzuheben, gehen Sie wie folgt vor: Stellen Sie sich mit nach oben weisenden Handflächen hin, richten Sie Ihre Aufmerksamkeit fest auf einen hoch gelegenen Punkt, beispielsweise an der gegenüberliegenden Wand, und verbinden Sie diesen Punkt durch Ihre Aufmerksamkeit mit Ihren Fingern, als wären diese lang genug, ihn zu erreichen. Nach einigen Augenblicken wird es Ihnen vorkommen, als würden die Finger zur Wand gezogen, und Ihr Arm hebt sich nach oben, als kame die Energie von der Wand, als könnten Sie sogar mit den Fingerspitzen auf ihr zeichnen. Auch das Bild einer Marionette kann benutzt werden; die Finger sind wie von Fäden gezogen, und die Arme scheinen zu schweben. (Es ist tatsächlich diese Leichtigkeit, die Marionetten auszeichnet.) Wiederholen Sie die Übung im Liegen; dabei werden die Fingerspitzen in Richtung Decke gezogen (Abb. 195).

Ein anderes Beispiel kann dieses Phänomen vielleicht noch deutlicher veranschaulichen. Wenn Ihnen jemand etwas anbietet, das Sie mögen, zum Beispiel einen köstlichen Apfel, streckt sich Ihr Arm aus und Ihre Hand erreicht den Apfel

58 Siehe *Das Erlernen einer neuen Fertigkeit,* S. 38.

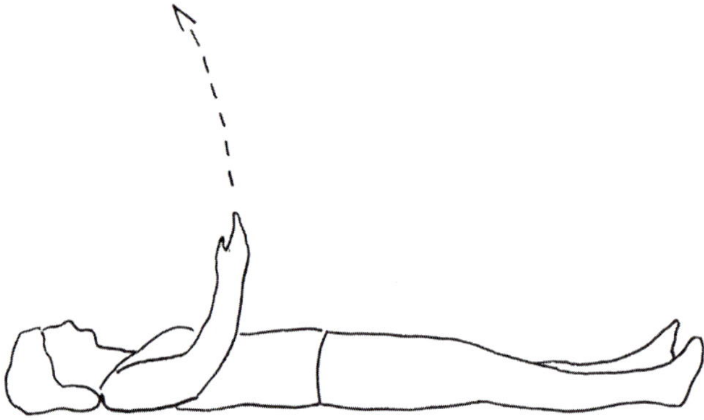

Abb. 195

derart schnell und leicht, dass Sie sich der Bewegung kaum bewusst sind. Eine Analyse des Geschehens wird ergeben, dass Sie innerlich auf den Apfel ausgerichtet waren und Ihr Arm sich bewegt hat, als ginge die dazu nötige Energie vom Apfel aus, was psychologisch gesehen durchaus zutrifft. Bei Bewegungen ohne klares Ziel neigen wir oft dazu, unser Bewusstsein auf das Innere des Körpers zu richten und nehmen den erforderlichen Aufwand wahr. Projizieren wir unsere Gedanken auf das Ziel unserer Bewegung, können wir diese so schnell und mühelos verrichten wie im Beispiel mit dem Apfel. Diese Leichtigkeit beruht physiologisch gesehen auf einem hohen Grad an neuromuskulärem Tonus, der die Muskeln auf aktives Handeln vorbereitet. Auch unsere Art zu denken kann diesen lebensnotwendigen Tonus beeinflussen. Ein statischer, unbeweglicher Gedanke setzt den Tonus herab, während ein dynamischer und beweglicher Gedanke ihn erhöht.

Es ist also entscheidend, sich den Verlauf der unmittelbar bevorstehenden Bewegung zu denken und die Aufmerksamkeit über den Körper hinaus zu erweitern. Aus diesem Grund verwenden wir den Begriff «zeichnen»: Beim Zeichnen ist die gesamte Aufmerksamkeit auf die Zeichnung und nicht auf die Finger gerichtet.[59]

Beginnen Sie mit leichten, zeichnenden Bewegungen der Arme und gehen Sie dann zu anderen Bereichen über: Kopf, Ellenbogen, Zehen, Knien und Nase. Körperteile, die etwas vorstehen, sind für diese Art von Bewegung besonders geeignet.

59 Eine Ausnahme bildet z. B. der Schreibkrampf; dieser kann durch Entspannung und die *Kontakttechnik*, der bewusst gelenkten Aufmerksamkeit zu dem Übergang vom Finger zum Stift und vom Stift zum Papier, geheilt werden.

Übungen für «Zeichnen»

1) Legen Sie sich auf den Rücken, die Arme liegen neben dem Körper. Beschreiben Sie mit den Fingern einen vertikalen Halbkreis, der hinter dem Kopf endet (Abb. 196).

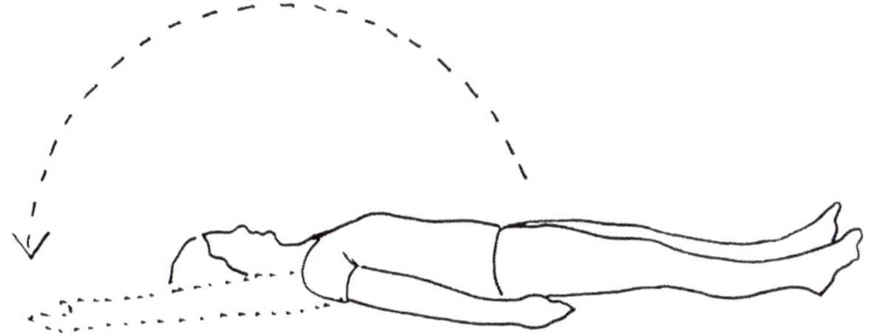

Abb. 196

Variante: Die Arme liegen im rechten Winkel zum Körper. Sie beschreiben mit den Fingerspitzen einer Hand einen vertikalen Halbkreis bis hin zur anderen Hand; der Oberkörper folgt der Bewegung und rollt dabei am Boden (Beweglichkeit von Brustkorb und Schulter).

2) Zeichnen Sie in Rückenlage mit den Zehen einen Bogen in Richtung Kopf über Ihren Körper. Versuchen Sie das zuerst mit einem Bein und dann mit beiden Beinen gleichzeitig (Abb. 197). Wenn diese Bewegung über genügend Leichtigkeit verfügt, nimmt sie auch das Becken und den Rumpf mit (Abb. 186). (Beweglichkeit von Hüftgelenken und Wirbelsäule, Tonisierung der Bauchmuskulatur und Entlastung der Beinvenen)

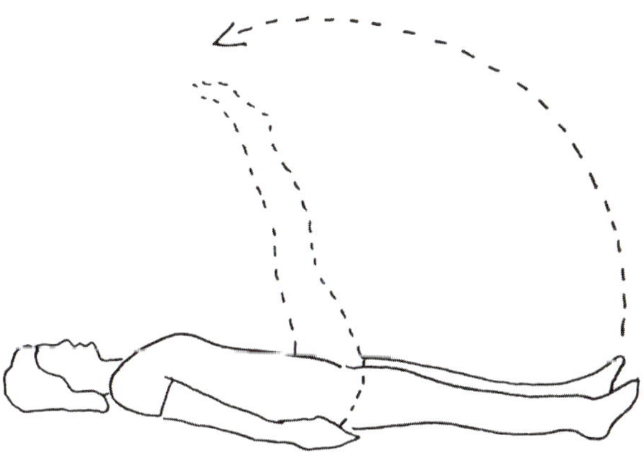

Abb. 197

3) Verschränken Sie in Rückenlage die Hände hinter dem Kopf und zeichnen Sie mit den Ellenbogen in Richtung Füße; lassen Sie den Kopf zuerst am Boden und nehmen Sie ihn dann mit den Händen nach vorne (Abb. 198). (Beweglichkeit von Brustkorb und Nacken und Tonisierung der Bauchmuskulatur)

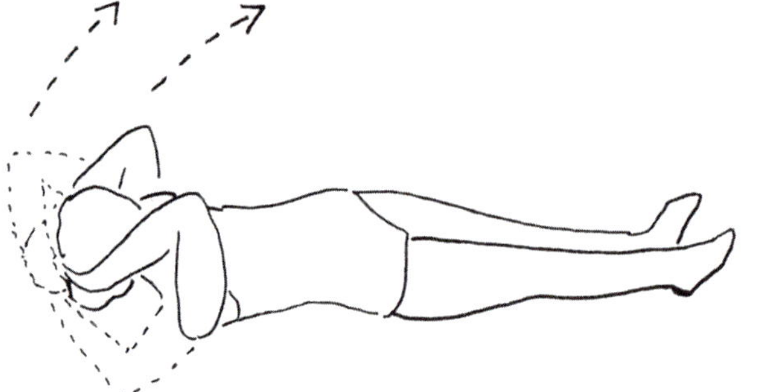

Abb. 198

4) Stellen Sie in der Rückenlage die Füße auf und zeichnen Sie mit den Knien. Lassen Sie die Füße zunächst am Boden stehen; später lassen Sie die Bewegung freier werden, so dass die Füße und das Becken miteinbezogen werden (Abb. 199). (Beweglichkeit des Beckens und Kräftigung der Bauchmuskulatur)

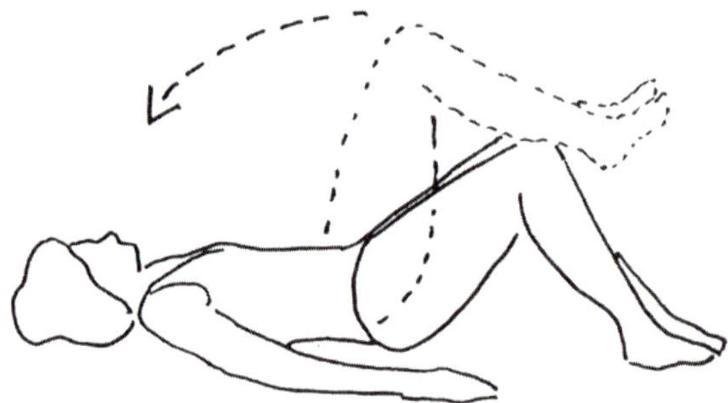

Abb. 199

5) Zeichnen Sie im Sitzen, Stehen oder Liegen mit dem Scheitelpunkt des Kopfes, dem Hinterkopf oder der Nase. (Besonders gut bei Nackensteifheit)
6) In der Seitenlage legen Sie ein Knie vor das andere und beide Arme im rechten Winkel zur Körperachse am Boden ab. Zeichnen Sie mit den Fingerspitzen des oberen Arms einen vertikalen Halbkreis nach oben und hinten und gehen Sie gleichzeitig mit dem Oberkörper und dem Kopf mit. Ihr oberes

Knie soll am Boden liegen bleiben (Abb. 177). (Beweglichkeit von Schultern, Brustkorb und Taille)

7) Legen Sie sich auf den Rücken und dehnen Sie sich mit Ihren zeichnenden Fingerspitzen zu einem Punkt diagonal nach oben über den Zehen hin, bis Sie ins Sitzen kommen (Abb. 200). (Beweglichkeit der Wirbelsäule und Tonisierung der Bauchmuskulatur)

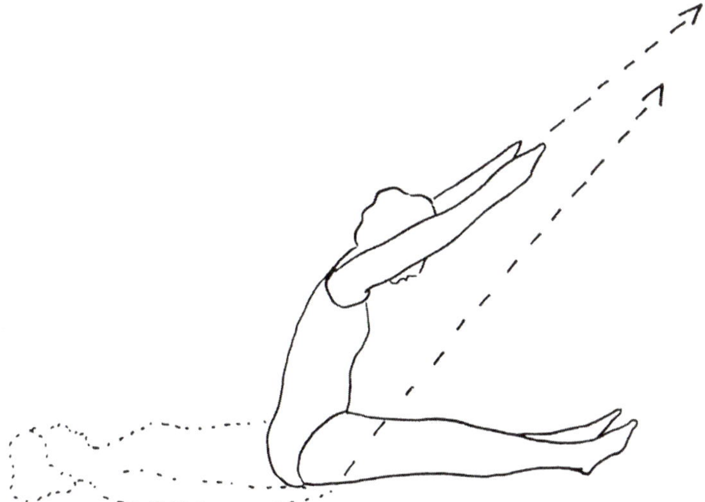

Abb. 200

8) Legen Sie sich auf den Rücken. Zeichnen Sie mit den Fingern, Zehen, Ellenbogen und Knien ornamentale Verzierungen in alle Richtungen. Zeichnen Sie mit dem Scheitelpunkt des Kopfes. Erlauben Sie dem Körper, den Bewegungen uneingeschränkt zu folgen.

9) Legen Sie sich auf den Rücken. Beschreiben Sie mit dem höchsten Punkt des Kopfes einen Halbkreis nach vorne und kommen Sie dadurch ins Sitzen, ohne die Arme zu Hilfe zu nehmen. Legen Sie sich wieder hin; führen Sie die Bewegung mit dem Scheitelpunkt des Kopfes (Abb. 201).

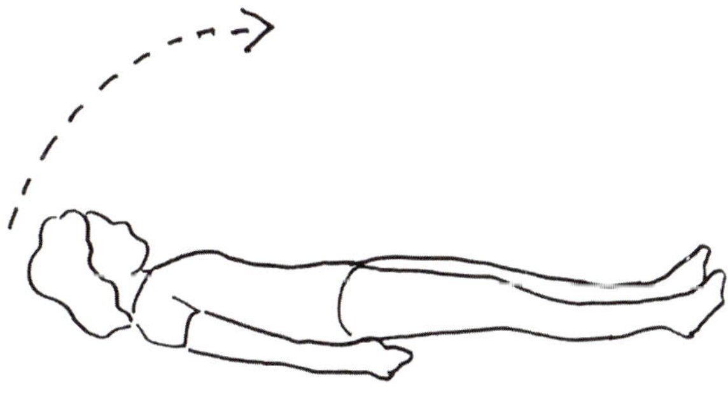

Abb. 201

10) Legen Sie sich auf den Rücken. Verfolgen Sie mit dem höchsten Punkt des Kopfes eine schräge Linie nach vorne und richten Sie sich auf. Beugen Sie die Knie, um Ihrem Kopf zu erlauben, dieser imaginären Linie zu folgen, bis Sie im Stehen angelangt sind. Legen Sie sich wieder hin; der Scheitelpunkt des Kopfes verleiht dieser Bewegung Orientierung und Rückhalt. Die Bewegung nach oben wird leichter, wenn Sie sich vorstellen, dass die Arme an den Fingerspitzen gezogen werden (Abb. 201, 202 und 203).

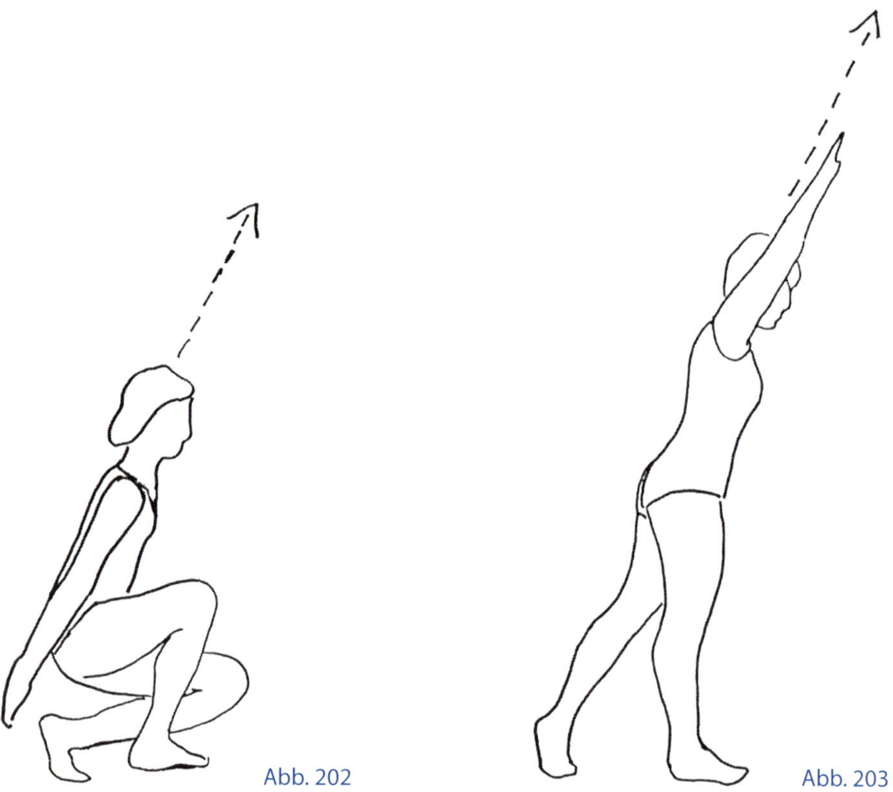

Abb. 202 Abb. 203

11) Legen Sie sich auf den Bauch. Folgen Sie nach Belieben allen möglichen Bewegungen von Fingerspitzen, Zehenspitzen, Scheitelpunkt des Kopfes usw. (Abb. 204, 205 und 206).

Diese Liste ist nicht vollständig, denn der Zahl der möglichen Übungen sind nahezu keine Grenzen gesetzt; sie können den spezifischen individuellen Bedürfnissen entsprechend kreiert werden. Die folgenden zwei Übungen führen in improvisiertes Bewegen mit dem ganzen Körper:

a) Zeichnen Sie im Stehen mit den Fingerspitzen einer Hand Linien in den Raum. Lassen Sie den ganzen Körper den Bewegungen frei folgen. Zeichnen Sie mit den Ellenbogen, den Füßen, den Knien, dem Becken, dem Kopf usw.

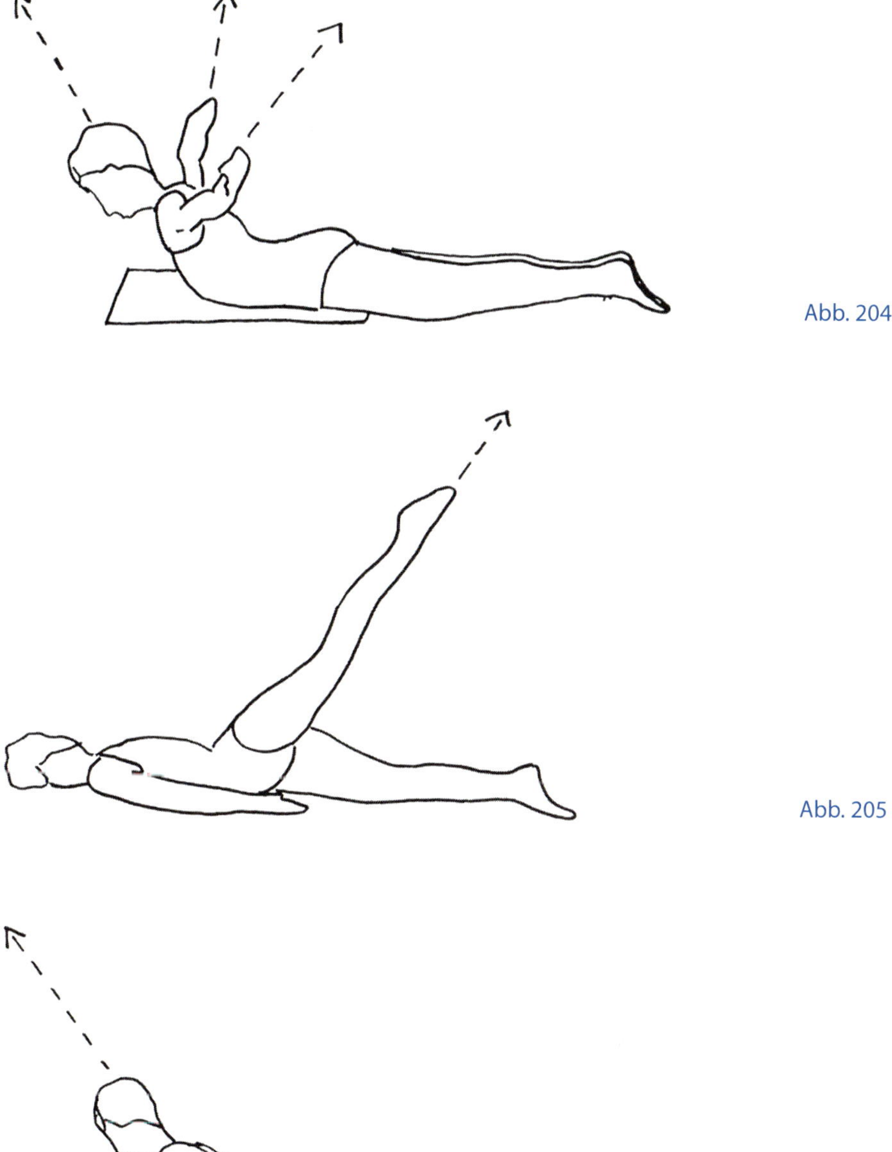

Abb. 204

Abb. 205

Abb. 206

b) Übungen zu zweit: Eine Person hält einen Ball fest und zeichnet mit ihm im Raum. Der Partner/die Partnerin legt einen Finger auf den Ball und folgt den Bewegungen. Diese Übung ist auch mit anderen Gegenständen wie einem Stab, einem Seil, einem Reifen oder auch ohne Objekt im direkten Kontakt mit verschiedenen Körperteilen möglich.

Für die Aufrichtung und das Gehen ist die «Leichte Bewegung» von entscheidender Bedeutung.[60]

Bewegungen gegen Widerstand: Druck geben und «Transport»

Bewegung geschieht durch das Zurücklegen eines Weges im Raum, wie wir das bei den leichten Bewegungen beschrieben haben. Sie kann aber auch das Ergebnis von Druck gegen einen festen Widerstand sein. Ein Beispiel aus dem Alltag veranschaulicht das deutlich: Um uns aus einem niedrigen Sessel zu erheben, stützen wir uns auf den Armlehnen ab; wir üben also durch Hände und Arme Druck aus.

Bei dieser Art von Übung spielen die Knochen des Körpers eine wichtige Rolle. Ihre Festigkeit ermöglicht der Kraft, auf direktem Weg durch den Körper zu wirken. Das spart viel Energie und ermöglicht präzises Bewegen. Dieses Weiterleiten der Kraft durch die Knochen bezeichnen wir als «Transport».

Üben Sie diese Art der Bewegung, indem Sie sich mit dem Rücken auf den Boden legen und dort, wo Ihr Körper aufliegt, mit dem Boden «kontakt» machen.[61] Untersuchen Sie, wie viel Gewicht auf jeder einzelnen Auflagefläche ruht; wählen Sie einen Bereich aus und üben Sie genau dort Druck gegen den Boden aus. Steigern Sie die Intensität, als *drückten Sie den Boden weg.* Durch den Kontakt und die Vorstellung, den Boden von sich wegzudrücken, entsteht ein Gegendruck und es scheint, *als ob die Energie für die Bewegung, die sich ergibt, aus dem Boden käme.* Das ist der subjektive Eindruck, wenn die Übung korrekt durchgeführt wird. (Es tritt das gleiche Phänomen auf wie bei den leichten Bewegungen: Die Energie scheint aus dem Bereich *jenseits* des Körpers zu kommen.) Ein präziser Druck gegen einen festen Widerstand löst eine bestimmte Reaktion im Körper aus und führt zu einer dementsprechenden Bewegung; das erlaubt, die Übung von außen zu beobachten und zu begleiten.

---

60 Siehe Kapitel 5.

61 Siehe *Übungen zu «Kontakt»*, S. 106.

Übungen für «Transport»

1) Legen Sie sich auf den Rücken und drücken Sie
   a) mit dem Kopf gegen den Boden – Ihr Brustkorb hebt sich an;
   b) mit dem Brustkorb gegen den Boden – Ihr Kopf hebt sich an;
   c) mit dem Becken gegen den Boden – Ihre Fersen und Beine heben sich an;
   d) mit den Fersen gegen den Boden – Ihr Becken hebt sich an.
2) Legen Sie sich auf den Bauch und drücken Sie
   a) mit den Füßen gegen den Boden – Ihre Knie heben sich an;
   b) mit den Knie gegen den Boden – Ihr Becken hebt sich an;
   c) mit dem Schambein gegen den Boden – Ihre Beine heben sich an;
   d) mit dem Brustbein gegen den Boden – Ihr Kopf hebt sich an.
3) Legen Sie sich auf den Rücken und drücken Sie
   a) mit einer Ferse gegen den Boden – eine Beckenseite hebt sich an;
   b) mit einer Beckenseite gegen den Boden – Ihr gesamtes Bein hebt sich an;
   c) mit einem Ellenbogen gegen den Boden – Ihre Schulter hebt sich an;
   d) mit einem Schulterblatt gegen den Boden – Ihr Ellenbogen hebt sich an.
4) Legen Sie sich auf den Bauch und drücken Sie
   a) mit einem Fuß gegen den Boden – Ihr Knie hebt sich an;
   b) mit einem Knie gegen den Boden – eine Beckenseite hebt sich an;
   c) mit einer Beckenseite gegen den Boden – Ihr ganzes Bein hebt sich an;
   d) mit einer Schulter gegen den Boden – eine Seite des Brustkorbs hebt sich an;

Die Reaktionen fallen unterschiedlich aus, je nachdem, wo der Druck genau erfolgt und in welche Richtung (senkrecht, schräg, flach) er ausgeübt wird. Mit etwas Übung werden Sie wissen, welche Bewegung auf den Druck folgt, den Sie ausüben. Unzählige Übungen beruhen auf diesem Prinzip; die folgenden sind besonders wichtig:

5) Legen Sie sich auf die Seite, beugen Sie die Knie und drücken Sie mit Ihrem Rollhügel oder Ihrer Schulter schräg gegen den Boden. Ihr Körper wird sich daraufhin strecken (Abb. 207 und 208).

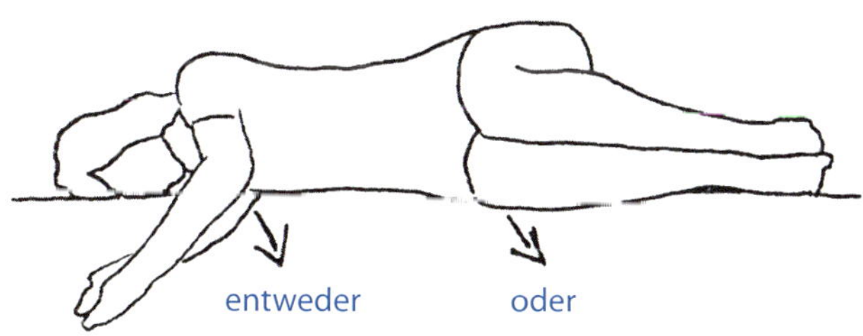

Abb. 207

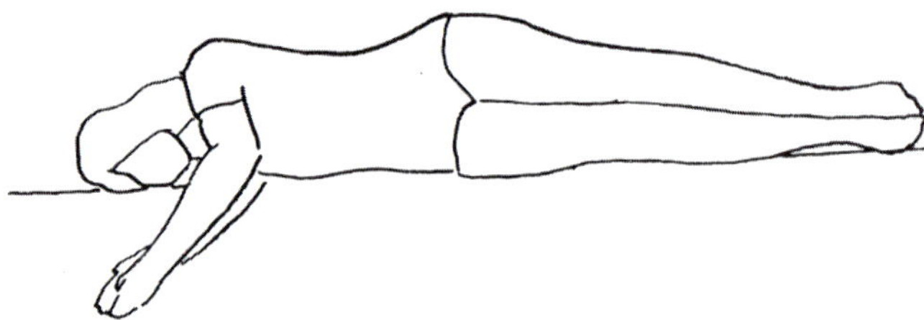

Abb. 208

6) Teilweises oder vollständiges Aufrichten durch Widerstand

6a) Setzen Sie sich mit aufgestellten Zehen auf die Fersen, legen Sie die Hände vor den Knien auf den Boden. Drücken Sie erst mit den Händen und dann mit den Füßen nach unten gegen den Boden. Kehren Sie den Bewegungsablauf um und kommen Sie zur Ausgangsposition zurück (Abb. 209).

6b) Setzen Sie sich auf die Fersen, die Fußrücken liegen am Boden auf. Beugen Sie sich nach vorne und legen Sie die Stirn und Hände am Boden ab. Drücken Sie erst mit den Händen gegen den Boden, dann mit den Knien, dann mit den Füßen (mit aufgestellten Zehen). Kehren Sie den Bewegungsablauf um und kommen Sie zur Ausgangsposition zurück (Abb. 210).

6c) Gehen Sie in die Hocke, drücken Sie mit den Füßen gegen den Boden, bis Sie zum Stehen kommen. Kehren Sie den Bewegungsablauf um und kommen Sie zur Ausgangsposition zurück (Abb. 211).

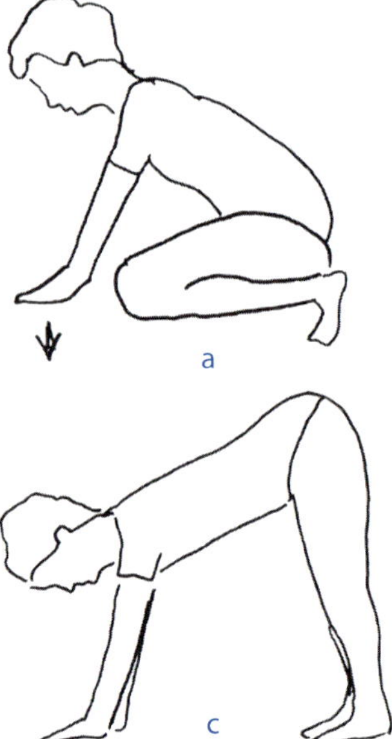

a

c

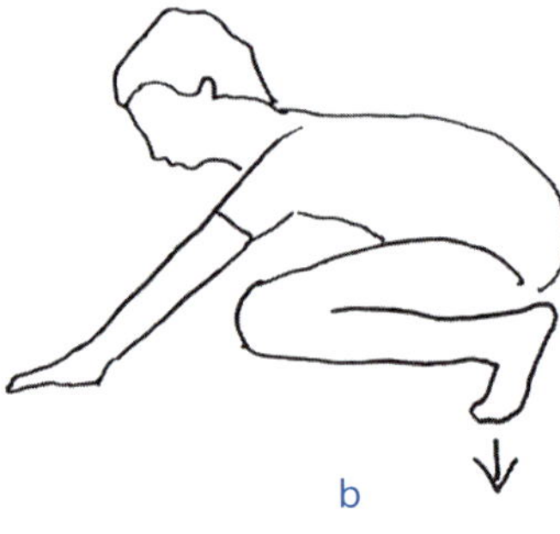

b

Abb. 209

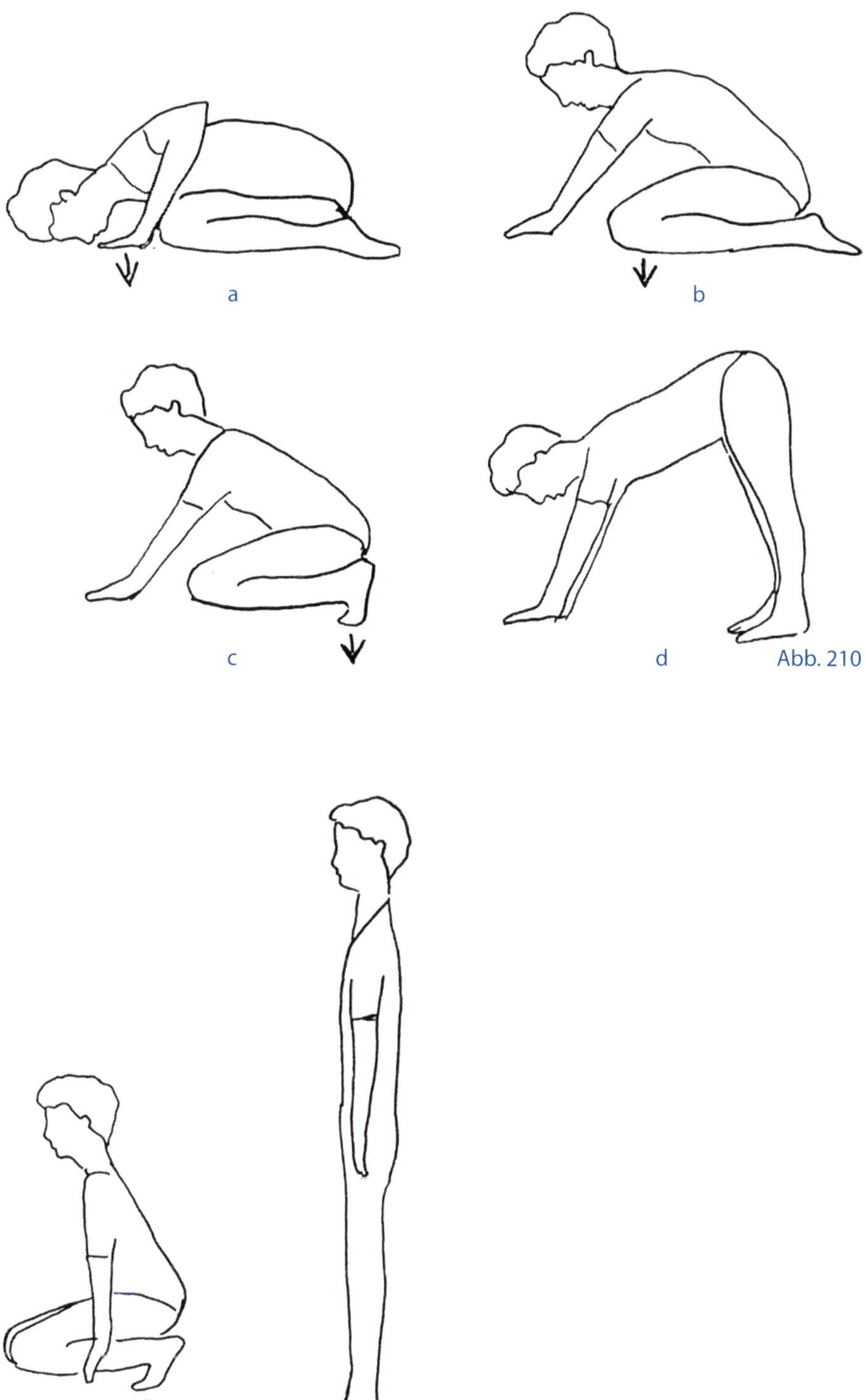

Abb. 210

Abb. 211

6d) Richten Sie sich auf, indem Sie nacheinander von verschiedenen Körperbereichen gegen den Boden drücken: Setzen Sie sich auf die Fersen, die Fußrücken liegen am Boden auf. Legen Sie die Stirn und die Hände am Boden ab. Drücken Sie sich erst mit den Händen vom Boden weg, dann mit den Knien, wieder mit den Händen, um die Zehen zu beugen, und zuletzt mit den Füßen. Kehren Sie aus dem Stehen den Bewegungsablauf um und kommen Sie zur Ausgangsposition zurück (Abb. 212).

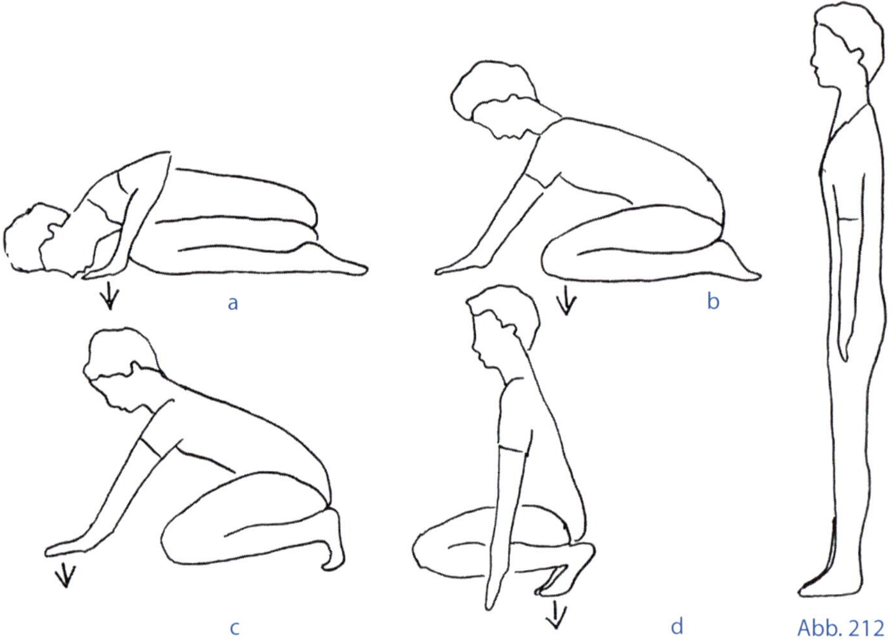

Abb. 212

7) Eine Übung für zwei Personen: Eine drückt die Hand gegen verschiedene Stellen des Körpers der anderen Person, die die Hand wiederum mit einer raschen Bewegung zurückschubst. Diese Übung fördert Bewusstsein für den Körper und die Fähigkeit, Bewegung und Energie präzise zu lenken.

Das Bewusstsein dafür, dass Kräfte durch die Knochen wirken, ist wichtig, und kann in Verbindung mit diesen Übungen entwickelt werden.[62]

62 Zur Bedeutung der Knochen siehe *Entspannung meistern*, S. 39.

Leichte Bewegungen und Bewegungen gegen einen Widerstand, die durch Wegdrücken entstehen, ergänzen sich gegenseitig und werden gemeinsam für die Arbeit an der Aufrichtung benutzt.

Schwingende Bewegungen: «Schwingen»

Bei der schwingenden Bewegung werden das Körpergewicht und die Trägheit (inerti) genützt. Bei einer rhythmisch schwingenden, wiederholten Bewegung, geschieht der Weg nach unten durch die Wirkung der Schwerkraft und durch die Trägheit über den tiefsten Punkt hinaus passiv, und benötigt nur noch einen kleinen aktiven Bewegungsanteil. Das erlaubt uns, zwischen muskulärer Aktivität und Passivität abzuwechseln und die Bewegung somit ausgiebig fortzusetzen, ohne zu ermüden.

Übung für das Schwingen der Arme

Heben Sie im Stehen beide Arme parallel auf Schulterhöhe an, bleiben Sie einen Augenblick in dieser Position und lassen Sie dann die Arme fallen. Das Schwingen Ihrer Arme wird – vergleichbar mit einem schweren Seil – zunehmend kleiner werden, bis es ganz zur Ruhe kommt. Erlauben Sie der Bewegung, von selbst zum Stillstand zu kommen (Abb. 213). Wenn die Bewegungen nach vorne und nach hinten gezählt werden, schwingen Ihre Arme von sich aus etwa 10- bis 20-Mal hin und her.

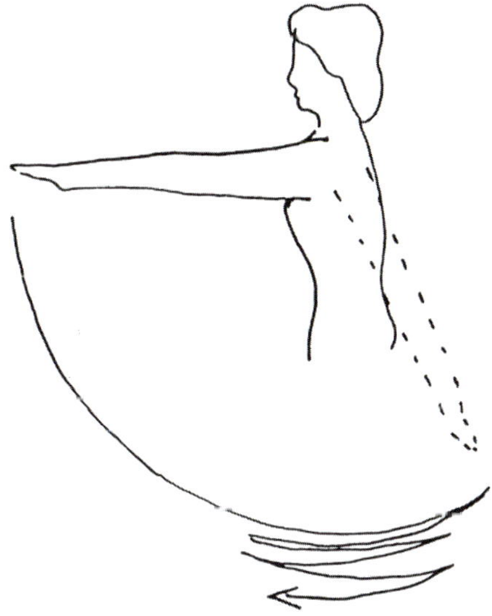

Abb. 213

Wiederholen Sie diese Übung, aber geben Sie dieses Mal einen einzelnen Impuls nach vorne, bevor das Schwingen ganz zur Ruhe kommt, um die Bewegung neu zu beleben. Erlauben Sie dem Schwingen danach, wieder kleiner zu werden, und geben Sie, kurz bevor es ausklingt, einen weiteren Impuls nach vorne usw. Es muss deutlich spürbar sein, dass die Passivität überwiegt und der aktive Impuls, den Sie dem Schwingen geben, kein anderes Ziel verfolgt, als zu verhindern, dass die Bewegung zum Stillstand kommt. Die Aktivität nimmt im Vergleich zum passiven Schwingen nur einen kurzen Moment in Anspruch, deshalb hat die Muskulatur ausgiebig Zeit, sich zu erholen, und wird nicht müde.

Die aktive Bewegung ist richtig, wenn der Impuls aus den Fingerspitzen kommt und der Verlauf der Bewegung vorab visualisiert wurde. Dieses Prinzip der leichten Bewegungen wurde bereits erklärt. Kommt der Impuls aus der Schulter oder dem Oberarm, ist die Bewegung falsch und schwer; nur ein Bewusstsein für die Fingerspitzen und ihre Bewegungsbahn kann die richtige und leichte Bewegung erzeugen.

Anstelle des Impulses nach vorne kann auch ein Impuls nach hinten gegeben werden. Das verteilt die Arbeit auf verschiedene Muskelgruppen und zögert das Eintreten von Müdigkeit weiter hinaus.

Ausmaß und Geschwindigkeit des Schwingens variieren so beständig. Da Sie Ihre Bewegungen bewusst ausführen, sind diese niemals automatisch und Spannung wird vermieden.

Wenn Sie den Wechsel zwischen Aktivität und Passivität beherrschen und es Ihnen somit gelingt, jedes Gefühl von Müdigkeit zu vermeiden, können Sie beginnen, die Stärke des Impulses, den Sie dem Schwingen geben, zu variieren. Der Eindruck einer *heiteren und leichten* Tätigkeit sollte entstehen; manchmal schwingen die Arme weit nach oben, manchmal schwingen sie weiter unten. Ein starker Impuls nach vorne kann bewirken, dass die Arme über den Kopf schwingen. Erfolgt ein stärkerer Impuls nach hinten, schwingen die Arme zu den Seiten (nicht nach hinten) und unter Umständen auch bis über den Kopf hinaus; durch die Bewegung öffnen sich die Hände.

Bei einem noch stärkeren Impuls beschreiben die Arme einen vollständigen Kreis, entweder über vorne oder über die Seiten, nicht über hinten. Bei einem solchen Kreis müssen Sie den Armen etwas Richtung geben, damit die Hände sich überkreuzen anstatt aneinander zu stoßen. Die Kombination aus dem Spiel von Gewicht beim Schwingen und dem Zeichnen der Finger ist angenehm; die Bewegung ist klar, voll und wohltuend.

Diese Bewegungen regen die Zirkulation in und um die Schultergelenke stark an; bei korrekter Ausführung sollte während der Übung kein Gefühl von

Müdigkeit und danach kein Muskelschmerz auftreten, da die Muskeln nicht überlastet wurden. Dennoch ist es ein gutes Training für die Muskulatur und macht die Gelenke geschmeidiger. Es ist ein Beispiel für Gymnastik in ihrer besten Form. Wurde das Prinzip dieser schwingenden Bewegungen hinreichend geklärt, kann die Übung variiert und auf Beine und Rumpf ausgeweitet werden.

Übungen für «Schwingen»

Variieren Sie bei allen diesen Übungen den Impuls für das Schwingen, damit die Bewegungen nicht mechanisch wiederholt werden, sondern angenehm und vielfältig sind.

a) Stehen Sie mit den Füßen gut am Boden und achten Sie auf Offenheit in Ihren Knie. Schwingen Sie die Arme gegengleich und erlauben Sie Ihrem Oberkörper, sich mitzudrehen.

b) Öffnen Sie die Beine, achten Sie auf Offenheit in Ihren Knie und schwingen Sie die Arme parallel zueinander vor dem Körper von einer Seite zur anderen Seite.

c) Stehen Sie mit den Füßen gut am Boden und achten Sie auf Offenheit in Ihren Knie. Schwingen Sie die Arme vor und zurück und erlauben Sie dem Körper, sich entsprechend zu beugen. Lassen Sie die Arme über den Kopf schwingen oder einen vollständigen Kreis beschreiben (Beweglichkeit der Wirbelsäule).

d) Schwingen Sie die Arme auf einer Seite nach oben; erlauben Sie dem Oberkörper, sich zur anderen Seite zu beugen (Beweglichkeit der Taille).

e) Schwingen Sie ein Bein vor und zurück und – indem Sie es vor dem Körper kreuzen – von einer Seite zur anderen.

f) Schwingen Sie ein Bein in einer kreisenden Bewegung in beide Richtungen.

g) Schwingen Sie das Gewicht Ihres Körpers von einem Bein zum anderen; lassen Sie die Arme frei und locker mitschwingen (Abb. 19).

h) Schwingen Sie die Arme mit leicht gebeugten Knien und Hüftgelenken. Der Oberkörper folgt nach vorne und hinten.

i) Schwingen Sie die Arme parallel zueinander zur Seite und nach oben; lassen Sie das Schwingen größer werden, bis Ihr Körper von der Bewegung erfasst wird. Der Oberkörper beschreibt einen Kreis (Abb. 194).

Die Bewegungsgrundsätze, die in diesem Kapitel erklärt werden, treten in unterschiedlichem Maße in Alltagsbewegungen auf. Wenn Sie sich dafür interessieren, finden Sie zahlreiche Gelegenheiten, sie zu studieren. In Kapitel 5 wird erklärt, wie Sie diese Bewegungsgrundsätze für Ihre Aufrichtung nützen und im Alltag anwenden können.

Anmerkungen zur Muskelkraft

In unserer Beschäftigung mit dem Thema Bewegung haben wir die Frage der Muskelkraft ausgelassen. Das hat folgenden Grund: Die Erfahrung hat uns gelehrt, dass Muskelkraft vor allem von der bewussten Kontrolle des Aufwands und der Präzision des Bewegungsansatzes abhängt; beides wurde in diesem Kapitel beschrieben. Einzelne Muskeln zu kontrahieren, um sie zu stärken, ist unnötig. Unter Umständen leidet darunter sogar die funktionale Einheit des Körpers, was sich auf das Gewebe auswirkt und örtlich begrenzte Kontraktionen erzeugt.

Eutonisches Bewegen bedeutet, die Harmonie zwischen den verschiedenen Bereichen des Körpers beizubehalten, während wir gleichzeitig mit unserer Aufmerksamkeit im Kontakt mit der Umwelt (Boden, Raum und Gegenstände) sind und der Körper von selber genau so viel Muskelkraft entwickelt, wie für die vorliegende Aufgabe benötigt wird (weder zu wenig noch zu viel).

In diesem modernen Zeitalter führen wir jedoch allzu oft eine sitzende Lebensweise, bei der verschiedene Bereiche unseres Körpers nicht aktiv sind. Das ist ein Missstand, der korrigiert werden muss. Selbst in Berufen, bei denen der Körper verhältnismäßig aktiv ist, ist die Aktivität nicht immer ausgewogen und bestimmte Muskeln entwickeln sich auf Kosten anderer, die vernachlässigt werden. Möchten Sie die Vorzüge eines gut ausgeglichenen Organismus genießen, können angemessene Freizeitaktivitäten dieses Ungleichgewicht kompensieren. Achten Sie jedoch darauf, sich nicht zu sehr anzustrengen oder zu ermüden; die Schadstoffe, die dadurch entstehen, schaden der Gesundheit mehr als teilweise inaktive Muskeln.

5. Aufrichtung, Gehen, Bewegungen im Alltag und bei der Arbeit

Allgemeine Grundsätze zur Aufrichtung

Das Wort «Aufrichtung» steht bei uns für die allgemeine Grundhaltung des Körpers, ob im Stehen, im Sitzen, in der Bewegung oder bei der Arbeit. Gut ist eine Aufrichtung dann, wenn sie muskuläre Aktivität leicht macht und gleichzeitig der Atmung und der Durchblutung freien Raum lässt.

Eine schlechte Aufrichtung mit der Aufforderung «Halt dich gerade!» zu korrigieren, nutzt kaum etwas. Wir alle erinnern uns an diesen Vorwurf aus unserer Kindheit und haben ebenso wenig vergessen, dass die erfolgte Aufrichtung nie lange beibehalten wurde. Wir müssen also herausfinden, warum sich unsere Aufrichtung verschlechtert hat, auch wenn diese Gründe tief verwurzelt sind, und uns mit diesem Thema befassen.

Besagte Gründe können in zwei Kategorien eingeteilt werden: physiologische Gründe und psychologische Gründe. Müdigkeit oder Magenbeschwerden können beispielsweise dazu führen, dass wir den Kopf hängen lassen oder die Schultern hochziehen.[63] Nervöse Depression, Ängste oder ein Minderwertigkeitskomplex können ähnliche Effekte nach sich ziehen. Solche Gründe müssen durch angemessene körperliche oder psychologische Behandlung gelöst werden.[64]

Dessen ungeachtet wird sich die Aufrichtung durch Übungen, die verschiedene funktionale Aspekte berücksichtigen, immens verbessern; Beispiele für derartige Aspekte sind die Verteilung von Gewicht (Schwerpunkt), die Beziehung zwischen Kopf und Wirbelsäule und die Ausrichtung des Körpers an sich.

63 Arbeiten von Dr. Xavier Mayr und seinen Schülern; siehe Literatur.

64 Siehe auch Kapitel 7.

Gewichtsverteilung

Der erste Schritt, der für eine gute Aufrichtung notwendig ist, besteht darin, das Gewicht korrekt zu verteilen und zu spüren, wo es zum Boden übertragen wird. *Das Gewicht soll so direkt wie möglich über die Auflagefläche an den Boden übertragen werden*, was kleine korrigierende Bewegungen erfordern kann. *Verlässt* das Gewicht Ihres Körpers seine leitende Achse, führt das zu einer «entspannten Haltung», zu einem Einfallen des Körpers. Die Funktion der inneren Organe wird beeinträchtigt, wenn sie eingeengt (Lungen) oder nicht genügend unterstützt (Gedärme) werden. Eine in sich zusammengesunkene Aufrichtung kann bestimmten Muskeln momentane Erholung gewähren, doch sie überlastet unweigerlich andere und führt zu Rückenschmerzen. Ist die Aufrichtung zu schlaff oder zu starr, erschwert sie zudem jede weitere Bewegung (Abb. 214 und 215).

Eine gute Aufrichtung hingegen lässt sich einerseits mühelos beibehalten und gestattet andererseits, leicht und jederzeit in Bewegung überzugehen (nach vorne, nach hinten, zur Seite, in die Beugung usw.). Sie sind weder starr noch unbeweglich, sondern können Ihr Gewicht ohne Umschweife dorthin bewegen, wo es gebraucht wird und gewissermaßen losgelassen werden kann. Das führt zu einem Gefühl von Entlastung, weil Sie sich leichter fühlen, und verstärkt Ihr allgemeines Wohlbefinden (Abb. 216 und 217).

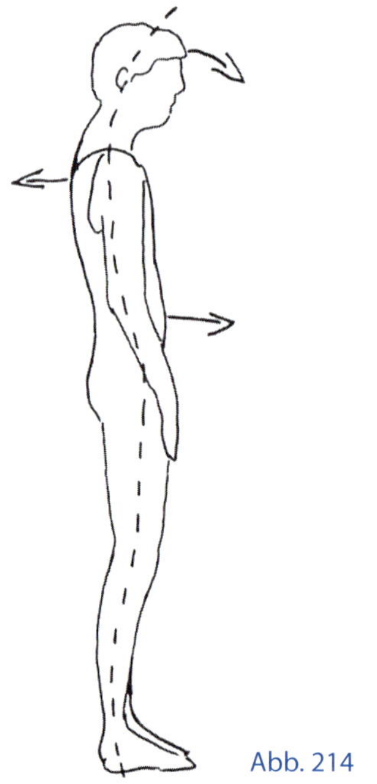

Abb. 214

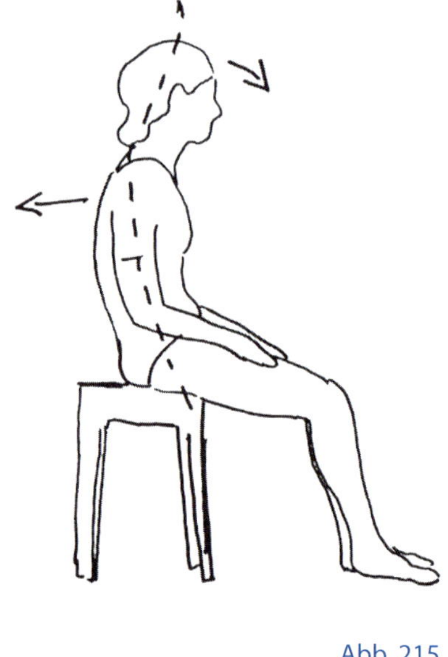

Abb. 215

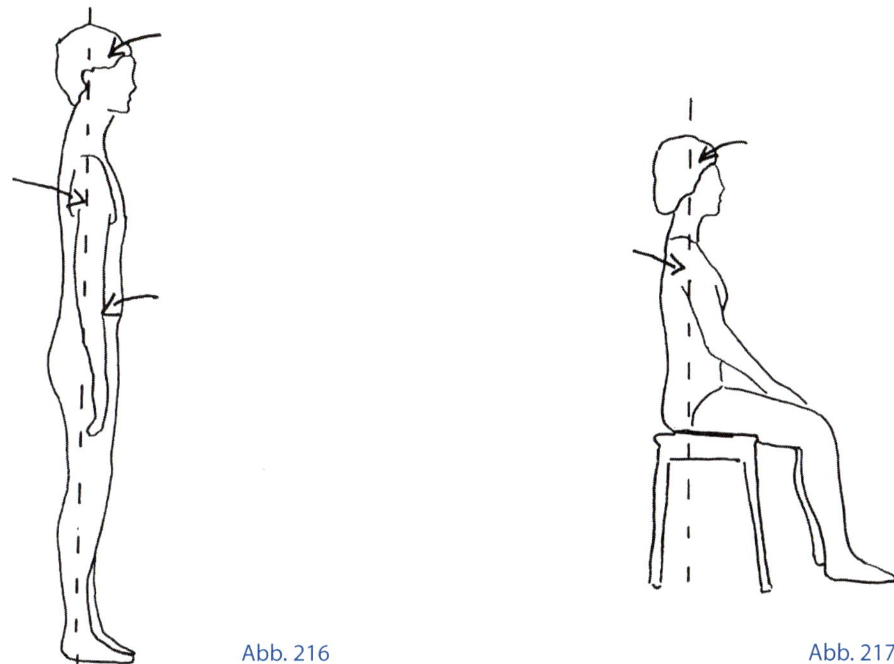

Abb. 216

Abb. 217

In einem gesunden Körper folgen sowohl das Gewicht als auch die Aufrichtung der zentralen Achse, von den Fußsohlen bis zum Schädeldach. Auch Schultern, Arme und Hände richten sich nach dieser Achse aus (Abb. 216 und 217).

Sie können also Ihre Aufrichtung korrigieren, indem Sie diese Achse von unten aufbauen. Verteilen Sie das Gewicht gleichmäßig zwischen den ersten und fünften Zehengrundgelenken Ihrer Füße und den Fersen. Prüfen Sie, ob die Knie vertikal über den Fußgelenken ausgerichtet sind. Korrigieren Sie die Stellung der Hüftgelenke, der Wirbelsäule und des Kopfes. Achten Sie auf Details. Vielleicht verlagert sich Ihr Gewicht unter den Füßen zu weit nach vorne oder hinten, während Sie einen anderen Bereich korrigieren. Versuchen Sie in diesem Fall, Ihr Gewicht erneut gleichmäßig zu verteilen, ohne die Position der bereits ausgerichteten Gelenke zu verändern. Bei dieser Arbeit muss der Körper konstant neu angepasst werden, um seine vertikale Ausrichtung zu erhalten.

Aufrichtung sollte nicht als statische Position verstanden werden, sondern als dynamische Aktivität. Sie können also nicht erwarten, sich die richtige Aufrichtung zu erarbeiten und ein für alle Mal daran festzuhalten, denn dadurch liefen Sie Gefahr, steif zu werden. Die Balance muss ständig neu hergestellt werden. Es geht darum, den Körper von seinem Gewicht zu entlasten, indem Sie dieses Gewicht zur zentralen Achse hin ausrichten und durch diese Achse hindurch an den Boden abgeben.

Aufrichtung des Körpers: «Transport»

Gehen Sie bewusst mit Ihrer Aufmerksamkeit in Kontakt mit Ihrer Auflagefläche und drücken Sie sich sanft von dieser ab, um Ihre Aufrichtung zu stärken. Eine Fläche, die Widerstand bietet, bewirkt die Aufrichtung des ganzen Körpers; bei gutem Kontakt wird es sich anfühlen, als geschähe das durch die Auflagefläche selbst. Die muskuläre Aktivität gewinnt an Effizienz, und Sie müssen sich weniger anstrengen. Zu weiche Sessel oder Sofas lassen diese natürliche Aufrichtung nicht zu und sollten daher vermieden werden. Suchen Sie den Transport der Kräfte durch die knöcherne Struktur Ihres Körpers.[65]

Aufrichtung erleichtern

Um Ihre Aufrichtung mühelos zu gestalten, denken Sie sich eine Achse, die durch den Scheitelpunkt Ihres Kopfes nach oben verläuft. *Die ideale Aufrichtung erzielt ein Gleichgewicht zwischen den nach unten und oben wirkenden Kräften.* Die Schwerkraft, und ihre Gegenkraft, die Kraft der Leichtigkeit[66], sind beim gesunden Menschen im Gleichgewicht; subjektiv entsteht der Eindruck, als sei kein Gewicht vorhanden (Abb. 218).

Dieser subjektive Eindruck gibt den allgemeinen Zustand Ihres Organismus eigentlich recht zutreffend wieder. Bei einem hohen Tonus haben Sie das Gefühl von Leichtigkeit, ist der Tonus niedrig, stellt sich ein Gefühl von Schwere ein; ist der Tonus gemäßigt, fühlen Sie sich weder leicht noch schwer, sondern empfinden einen balancierten, *eutonischen* Zustand. Das Gleiche gilt für den Gemütszustand, in dem Sinne, dass Schwere mit Depression einhergeht und übermäßige Leichtigkeit mit Euphorie.

Das Gefühl von müheloser Aufrichtung entsteht, wenn die Aufmerksamkeit durch den Kopf hindurch in den Raum hinaus verlängert wird. Im Stehen oder Sitzen geschieht das entlang einer vertikalen Achse, die in diesen Positionen Entlastung gewährt. Wenn Sie sich im Sitzen nach vorne lehnen, um zu arbeiten, oder wenn Sie Gehen, richtet sich die Achse schräg nach vorne aus (Abb. 219 und 220).

---

65 Siehe *Entspannung meistern*, S. 39, und *Bewegungen gegen Widerstand*, S. 146.

66 Mit «Kraft der Leichtigkeit» fassen wir alle Kräfte zusammen, die der Schwerkraft entgegenwirken: muskuläre Energie, vitaler Tonus, Festigkeit der Knochen usw.

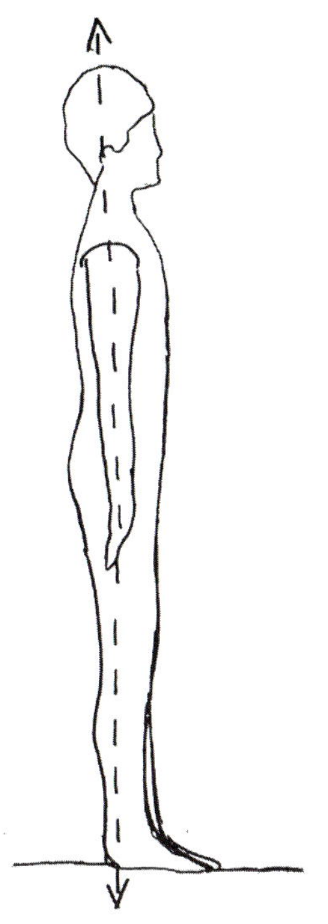

Abb. 218

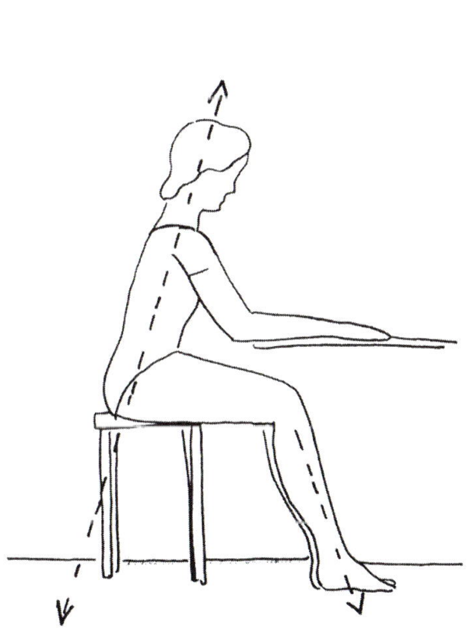

Abb. 219

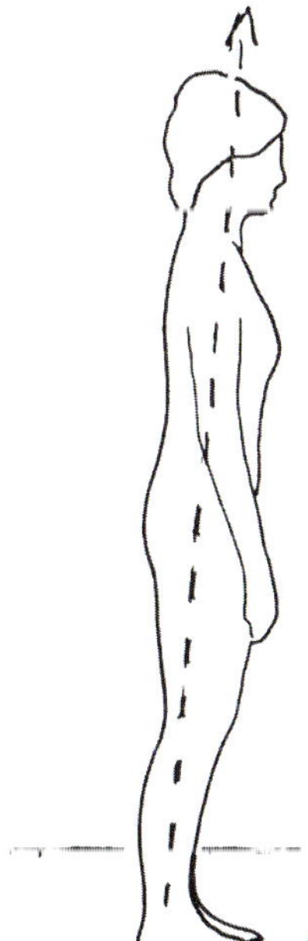

Abb. 220

Ob Sie sich von Ihrer Auflagefläche am Boden oder am Stuhl wegdrücken oder Ihre Aufmerksamkeit durch den Kopf hindurch in den Raum hinaus über den Kopf richten: In beiden Fällen richten Sie Ihre Aufmerksamkeit nach Außen. Am Besten tun Sie beides zugleich. Sitzen beispielsweise wird dadurch so leicht, dass es ohne das geringste Unbehagen stundenlang beibehalten werden kann.

Beziehung zwischen Kopf und Wirbelsäule

Eine gute Aufrichtung ist an der Position des Kopfes im Verhältnis zum Rest des Körpers ersichtlich, insbesondere zur Wirbelsäule.[67] Kontraktionen in Höhe des Nackens wirken sich ungünstig auf wichtige Nerven aus, die an der Schädelbasis austreten. Es ist daher wichtig, die freie Beweglichkeit des Kopfes zu sichern, und dafür zu sorgen, dass der Übergang vom Kopf zur Wirbelsäule den Nerven freien Durchtritt gewährt.

Die beste Methode für eine gute Beziehung zwischen Kopf und Wirbelsäule in jeder Position besteht darin, sich des Scheitelpunktes des Kopfes bewusst zu sein und den Kopf als eine Verlängerung der Wirbelsäule zu betrachten (Abb. 221 und 222).

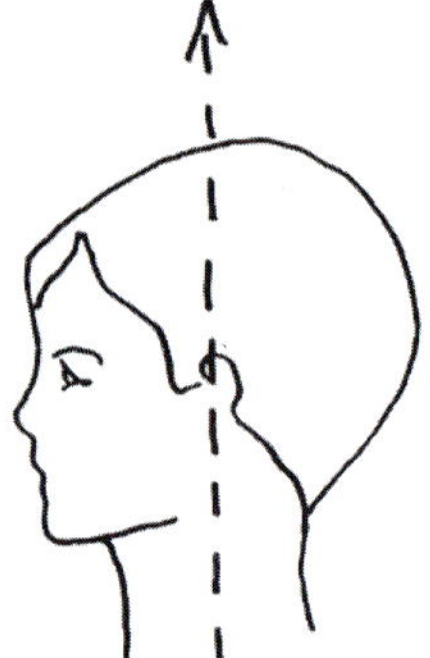

Abb. 221

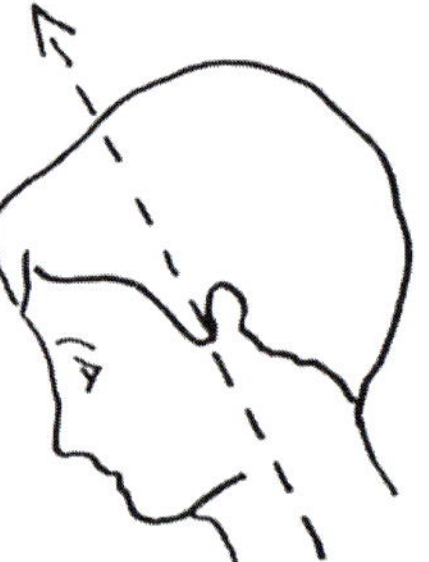

Abb. 222

Korrektur der Aufrichtung durch freies Bewegen

Zur Korrektur Ihrer Aufrichtung sollten Sie auch Dehnen und freies Bewegen praktizieren. Lassen Sie sich nicht von angenehmen Empfindungen leiten, die nur einzelne bzw. lokale Bereiche betreffen, sondern einem globalen Gefühl von Wohlbehagen. Wenn Sie an einem örtlich begrenzten Gefühl von Wohlsein festhalten,

67 Werke von F. M. Alexander und seinen Schülern; siehe Literatur.

laufen Sie Gefahr, andere Bereiche des Körpers zu vernachlässigen, die Ihrer Aufmerksamkeit bedürfen. Manchmal erlaubt eine schlechte Aufrichtung partielles Wohlbefinden, doch es ist der Körper als Ganzes, der sich wohlfühlen muss. Dehnen und freies Bewegen erzielen das beste Gesamtergebnis und können im Stehen, Sitzen oder bei der Arbeit getan werden. Beginnen Sie mit großen Bewegungen; mit zunehmender Erfahrung reichen kaum sichtbare Bewegungen aus.

Übungen für die Aufrichtung

1) Richten Sie im Stehen die Beine und Füße parallel zueinander aus (die Füße sollten etwa eine Fußbreite Abstand haben und sich vertikal unter den Hüftgelenken befinden); fühlen Sie die Körperachse, die von den Füßen zum Scheitelpunkt des Kopfes verläuft. Lassen Sie das Gewicht des Körpers durch diese Achse hindurch zum Boden übergehen (Schwerkraft). Fühlen Sie die Kraft, die in die Gegenrichtung wirkt: von den Füßen zum Scheitelpunkt und darüber hinaus (Kraft der Leichtigkeit) (Abb. 218).
2) Setzen Sie sich auf einen Hocker oder eine andere harte, flache Unterlage, spüren Sie die beiden Knochen, die Sie unterstützen (die Sitzbeinhöcker), und balancieren Sie das Gewicht Ihres Körpers direkt über ihnen aus. Drücken Sie mit diesen Knochen senkrecht nach unten gegen die Sitzfläche, und Ihre Wirbelsäule wird sich mühelos ausrichten. Erinnern Sie sich an die Körperachse, die sich durch den Scheitelpunkt des Kopfes hindurch nach oben fortsetzt (Abb. 217).
3) Richten Sie im Stehen die Beine und Füße parallel zueinander aus. Halten Sie sich an einer Stange oder der Klinke einer geöffneten Türe fest, lehnen Sie sich nach hinten und lassen Sie Ihr Gewicht los. *Die Achse, die von den Füßen bis zum Scheitel durch den Körper verläuft, muss beibehalten werden.* Denken Sie sich diese Achse als gerade Linie und verlängern Sie diese mit Ihrer Aufmerksamkeit durch den Kopf hindurch nach oben in Richtung Zimmerdecke und durch die Füße hindurch nach unten in den Boden. Ziehen Sie sich mit den Händen nach vorne und kommen Sie zurück in die Vertikale; diese Position ist erreicht, sobald Sie sich im Gleichgewicht befinden und *kein Gewicht* spüren können. Wiederholen Sie die Übung. Achten Sie darauf, dass die Bewegung ausschließlich in den Sprunggelenken stattfindet (Abb. 223).
4) Richten Sie die Beine und Füße im Stehen parallel zueinander aus und legen Sie die Hände an eine Wand. Beugen Sie in den Ellenbogen und lehnen Sie sich nach vorne; behalten Sie die Achse durch den Körper von den Füßen bis zum Kopf bei. Drücken Sie sich von der Wand ab, bis Sie wieder in der

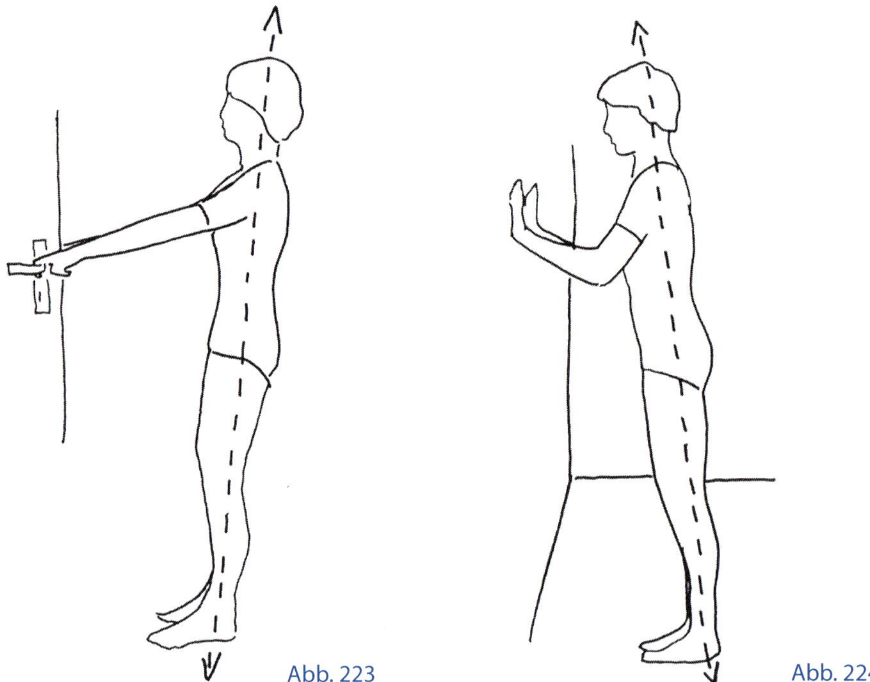

Abb. 223

Abb. 224

Vertikalen angekommen sind. Wiederholen Sie die Übung mehrere Male (Abb. 224).

5) Setzen Sie sich auf einen Hocker oder eine andere harte Sitzgelegenheit und richten Sie den Oberkörper von den Sitzbeinhöckern bis zum Scheitelpunkt des Kopfes entlang der Achse aus. Lehnen Sie diese Achse nach hinten und nach vorne, zunächst sehr weit, dann in einem zunehmend kleineren Winkel, bis Sie wieder in der Vertikalen ankommen. Die Bewegung geschieht ausschließlich in den Hüftgelenken, nicht in der Taille. Wenn Sie Ihr Sitzen als anstrengungslos und ohne Gewicht erleben, wissen Sie, dass Sie die Mitte gefunden haben. Es ist normal, sich weniger weit nach hinten zu lehnen als nach vorne. Erzwingen Sie nichts und vermeiden Sie jede größere Anstrengung (Abb. 225).

6) Richten Sie die Beine und Füße im Stehen parallel zueinander aus und halten Sie sich an einer Stange oder der Klinke einer geöffneten Türe fest. Lehnen Sie sich gerade nach hinten und beugen Sie in den Knien und Hüftgelenken, als wollten Sie sich hinsetzen. Gehen Sie ganz in die Hocke. Drücken Sie mit den Füßen gegen den Boden, um erst schräg ins Lehnen zu kommen, und ziehen Sie sich dann mit Hilfe der Arme in die Vertikale. Wiederholen Sie die Übung mehrere Male (Abb. 226).

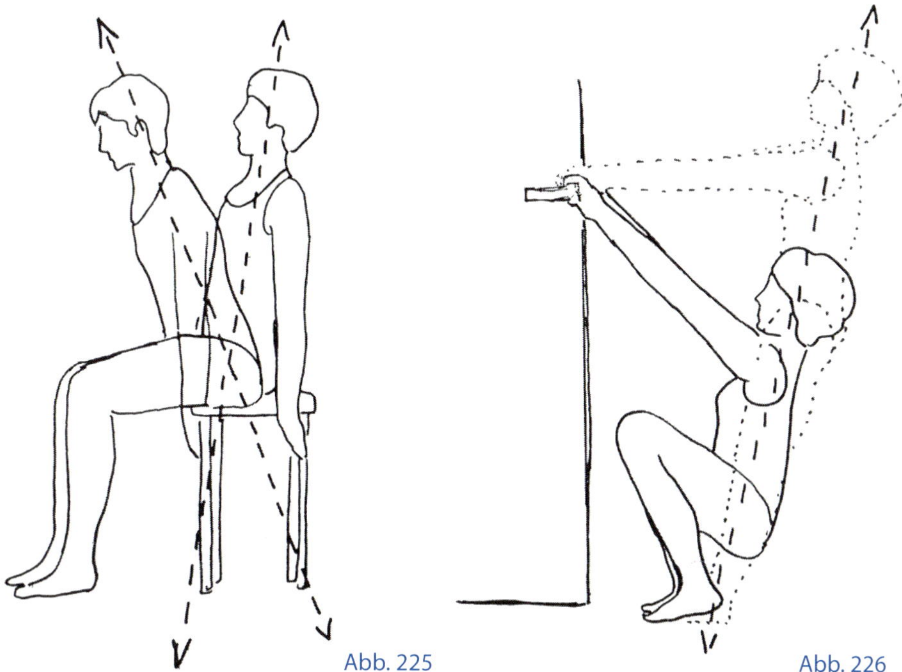

Abb. 225 Abb. 226

7) Üben Sie, vom Hocker aufzustehen und sich wieder hinzusetzen. Lehnen Sie sich aus der Mitte nach vorne, ohne die Wirbelsäule zu beugen. Verlagern Sie das Gewicht des Körpers von der Sitzfläche zum Boden, drücken Sie mit den Füßen gegen den Boden und richten Sie sich auf. Setzen Sie sich wieder; beugen Sie in den Knien und Hüftgelenken, um mit den Sitzbeinhöckern den Hocker zu erreichen. Beugen Sie nicht in der Wirbelsäule. Verlängern Sie mit Ihrer Aufmerksamkeit die Achse Ihrer Wirbelsäule durch den Nacken und Kopf hindurch; achten Sie darauf, den Nacken beim Aufstehen und Hinsetzen in die Achse mit einzubeziehen. Arme und Schultern sollten entspannt bleiben. Üben Sie zuerst langsam und lassen Sie die Bewegung dann schneller werden (Abb. 227 und 228).

8) Die Übungen 3, 4 und 6 können zu zweit geübt werden.
   - 8a) Ihre Partnerin/Ihr Partner hält Sie an den Händen oder den Schultern (Abb. 229 und 230).
   - 8b) Sie machen beide zugleich die gleiche Übung. Das bedeutet, dass Sie sich sorgfältig aneinander anpassen müssen, um das Gewicht auszubalancieren (Abb. 231 und 232).

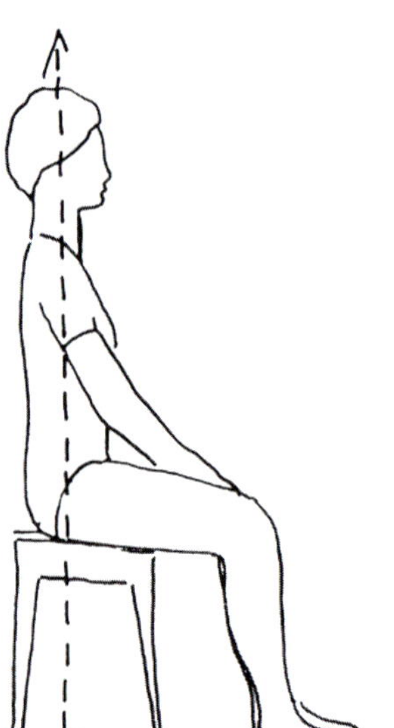

Abb. 227

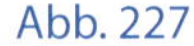

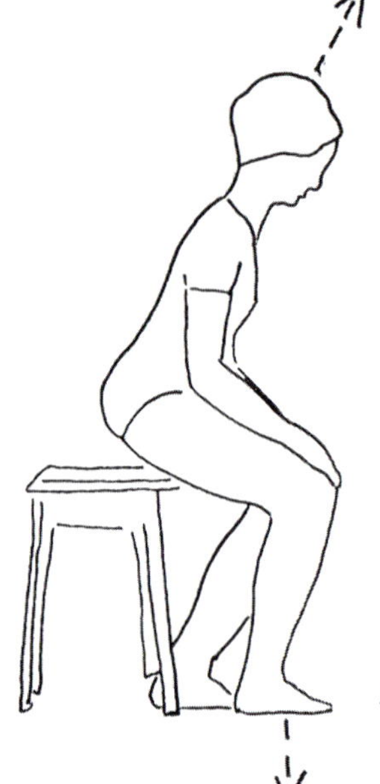

Abb. 228

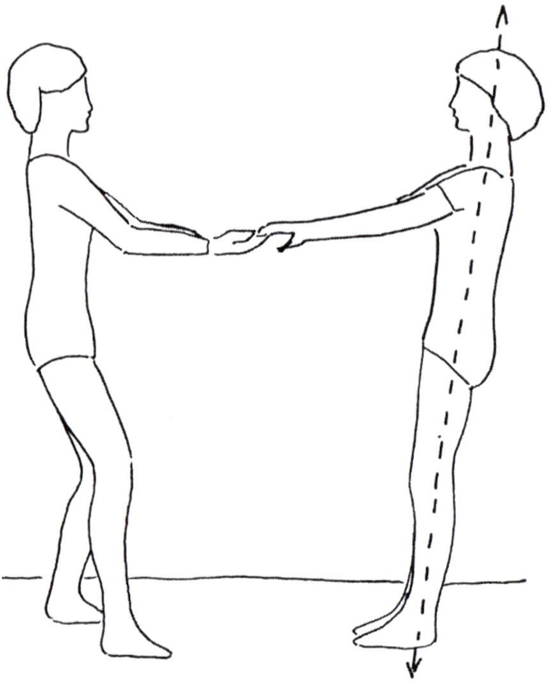

Abb. 229

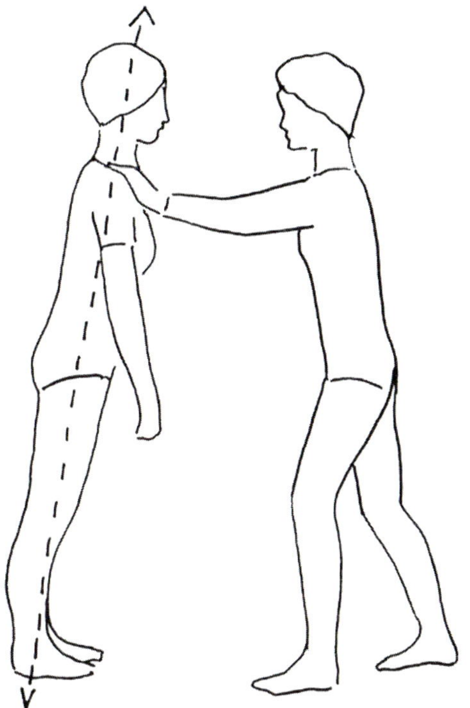

Abb. 230

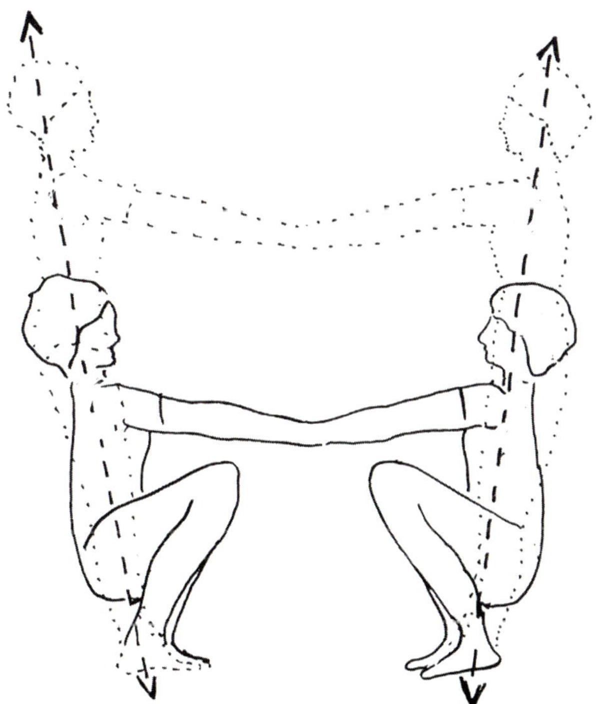

Abb. 231

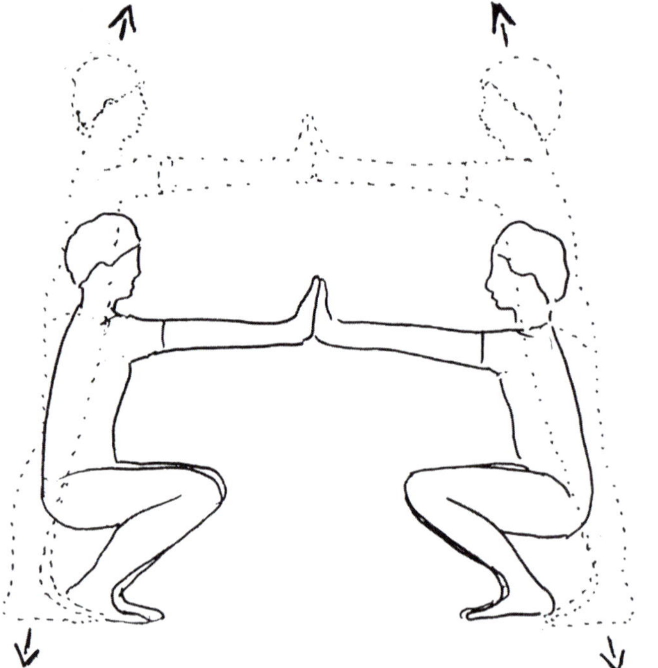

Abb. 232

8c) Übung 3 und 4 zu dritt: Die mittlere Person wird durch behutsames Stützen und Impulsgeben von den anderen beiden vor und zurück geschwungen. Die Bewegung geschieht langsam und mit häufigen Pausen. Das Lehnen ist nach vorne weniger ausgeprägt als nach hinten. Die ganze Fußsohle, von den Fersen bis zu den Zehen, bleibt immer am Boden liegen (Abb. 233).

9) Richten Sie im Stehen die Beine und Füße parallel zueinander aus und verlagern Sie Ihr Gewicht von den Fersen zum Vorfuß hin und her, ohne die Fersen dabei anzuheben. Denken Sie an die Linie, die der Scheitelpunkt Ihres Kopfes in den Raum zeichnet. Die Bewegung sollte ausschließlich in den Sprunggelenken erfolgen, Ihr ganzer Körper bleibt in diesem Schwingen nach vorne und hinten aufrecht. Nehmen Sie wahr, was die Muskulatur an der Vorder- und Rückseite Ihrer Beine tut. Finden Sie Ihren eigenen Rhythmus. Beachten Sie, dass aufgrund der Anatomie des Fußes nach vorne eine größere Bewegung möglich ist als nach hinten. Lassen Sie die Bewegung zum Abschluss kleiner werden, bis Sie wieder in der Mitte ankommen, d.h. dort, wo Ihr Gewicht gleichmäßig zwischen Vorfuß und Ferse verteilt ist. So zu stehen vermittelt ein Gefühl von Leichtigkeit, Mühelosigkeit und Ausgewogenheit (Abb. 234).

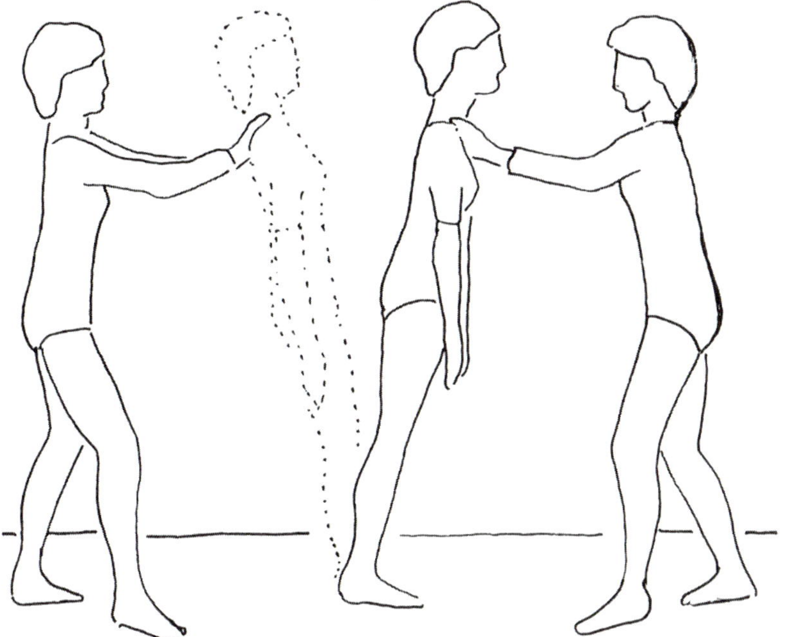

Abb. 233

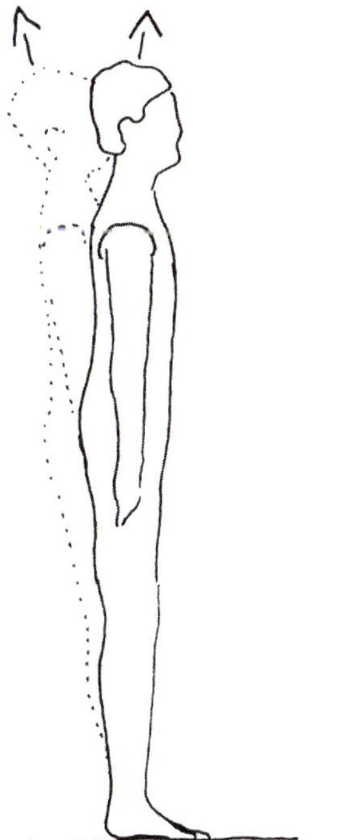

Abb. 234

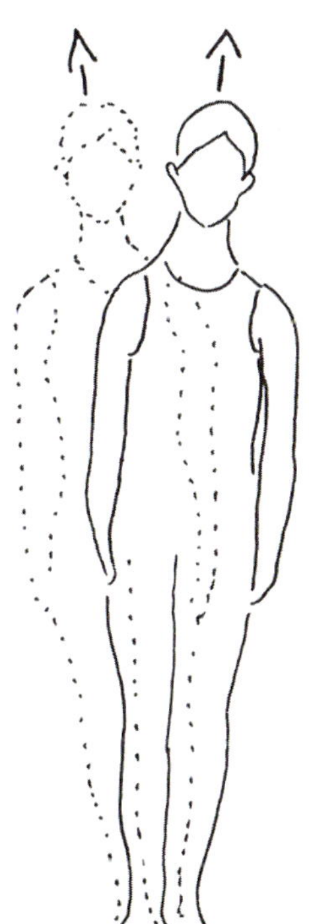

Abb. 235

10) Richten Sie im Stehen die Beine und Füße parallel zueinander aus und verlagern Sie Ihr Gewicht von einem Fuß auf den anderen, ohne die Fersen dabei anzuheben. Behalten Sie den Körper aufrecht und schwingen Sie von einer Seite zur anderen. Spüren Sie die Linie, die der Scheitelpunkt des Kopfes im Raum beschreibt. Nehmen Sie die Bewegung der Muskulatur wahr und finden Sie Ihren eigenen Rhythmus. Lassen Sie die Bewegung schließlich kleiner werden, bis Sie wieder in der Mitte ankommen (Abb. 235).

11) Richten Sie im Stehen die Beine und Füße parallel zueinander aus und verlagern Sie Ihr Gewicht auf die rechte Ferse, die linke Ferse, den linken Vorfuß, den rechten Vorfuß usw. Die Fersen müssen am Boden bleiben, während der Körper einen Kreis beschreibt. Seien Sie sich des Kreises bewusst, den der Scheitelpunkt des Kopfes in den Raum zeichnet. Lassen Sie die Bewegung kleiner werden, bis Sie wieder in der Mitte ankommen; nehmen Sie wahr, dass Ihr Kopf nun eine Spirale beschreibt. Wiederholen Sie diese Übung in die andere Richtung (Abb. 236).

12) Korrekt ausgeführt tragen die folgenden Gleichgewichtsübungen dazu bei, Ihre Aufrichtung zu beobachten und zu verbessern:

    12a) Sie werden den Scheitelpunkt des Kopfes bewusster wahrnehmen, wenn Sie im Gehen einen Gegenstand, beispielsweise ein Buch, auf dem Kopf balancieren. Dabei muss der Gegenstand unbedingt ausbalanciert wer-

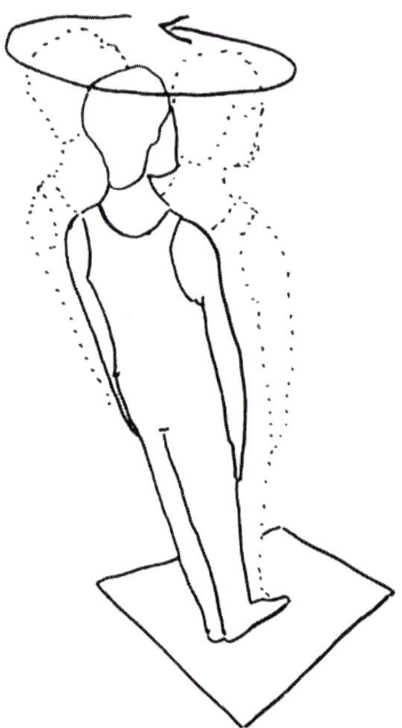

Abb. 236

den und der Kopf in einer guten Position sein, andernfalls dient die Übung nur dazu, eine schlechte Aufrichtung zu festigen. Ebenso wichtig ist es, entspannt zu bleiben und jedes Detail wahrzunehmen, das zur Durchführung dieser Übung erforderlich ist (Abb. 237).

12b) Auf einem Gegenstand (beispielsweise einem Brett, einer Halbrolle oder einem Stab) zu balancieren, ist eine ebenso ausgezeichnete Übung, wenn es auf dieselbe Art und Weise geschieht. Ihr Bewusstsein für die Fußsohlen und dafür, wie das Gewicht im Körper verlagert und weitergeleitet wird, nimmt zu. Balancieren verlangt, in bewusstem Kontakt mit dem Gegenstand zu sein und auf die Verlängerung der Körperachse zu achten, die durch den Scheitelpunkt Ihres Kopfes nach oben verläuft, während Sie gleichzeitig ruhig und entspannt bleiben. Wenn Sie mit den Armen fuchteln, das Gesicht verziehen oder sich auf die Lippen beißen, kann kein Fortschritt erzielt werden (Abb. 238).

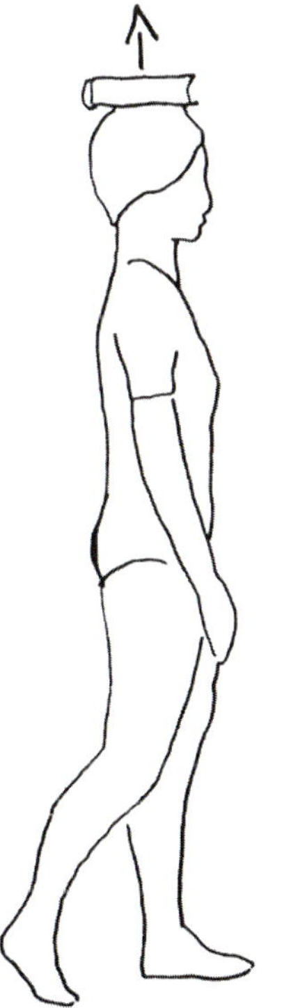

Abb. 237

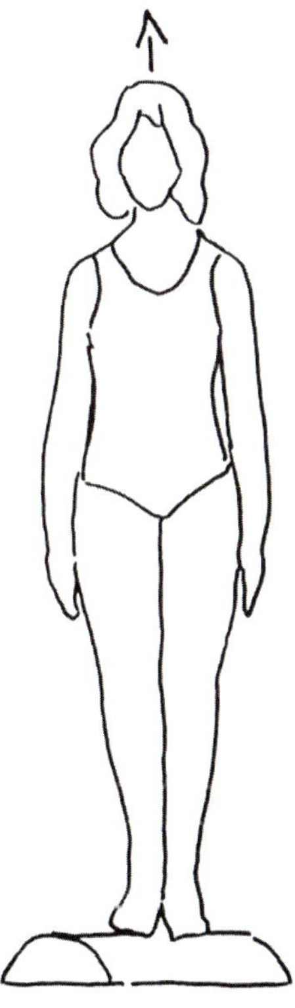

Abb. 238

Gehen

Gehen ist ein Verlagern des Körpergewichts, das durch den Impuls entsteht, sich zu bewegen bzw. sich einem bestimmten Punkt im Raum anzunähern oder von ihm zu entfernen; ein Impuls bzw. eine Kraft zieht oder schiebt den Körper als Ganzes von einem Ort zum anderen. Der Körper reagiert auf diesen Impuls, indem er Muskulatur aktiviert, um das Gewicht in Bewegung zu versetzen. Aufgrund der Schwerkraft ist ein Vorankommen nur möglich, wenn wir Druck gegen den Boden ausüben und uns dann von ihm wegdrücken.

Gehen kann unter drei verschiedenen Aspekten erkundet werden: Muskuläre Kontrolle, Kontrolle des Gewichts und die Kombination von beidem mit dem Aspekt der Leichtigkeit.

1. Kontrolle der Beinmuskulatur[68]

Verlagern Sie Ihr ganzes Gewicht auf ein Bein und entspannen Sie das andere.

a) Legen Sie Ihre Hände auf eine Stuhllehne oder lehnen Sie sich an eine Wand. Heben Sie ein Bein an und lassen Sie es dann passiv fallen (Abb. 239 und 17).

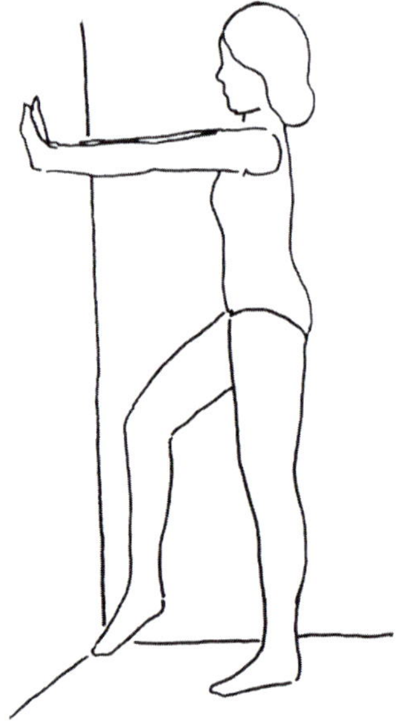

Abb. 239

68 Siehe *Teilpassivität: Unterscheiden der verschiedenen Körperbereiche*, S. 32.

Ihr Becken muss bei allen diesen Übungen aufgerichtet bleiben, und soll nicht zur Seite ausweichen.

b) Lehnen Sie sich mit dem Rücken an eine Wand, heben Sie ein Knie an und fassen Sie es mit den Händen. Strecken Sie den Unterschenkel nach vorne. Verweilen Sie kurz in dieser Position, lassen Sie dann den Unterschenkel schwingen, bis er sich von alleine auspendelt. Lassen Sie Ihr Knie los und erlauben Sie dem Bein, unter dem Einfluss seines eigenen Gewichts zum Boden zu fallen (Abb. 240).

c) Wiederholen Sie die gleiche Übung ohne die Hilfe der Hände.

Die folgenden Übungen, d), e) und f), werden zu zweit ausgeführt.

d) Stellen Sie sich seitlich an eine Wand, stützen Sie sich mit der Hand ab und verlagern Sie das Gewicht auf einen Fuß. Ihr Partner/Ihre Partnerin sitzt neben Ihnen, nimmt Ihren freien Fuß und überprüft die Passivität des Beines, indem er/sie das Knie oder die Ferse leicht bewegt (Abb. 241).

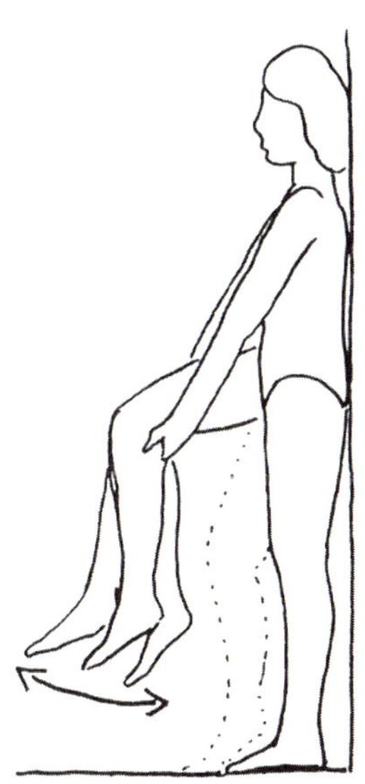

Abb. 240

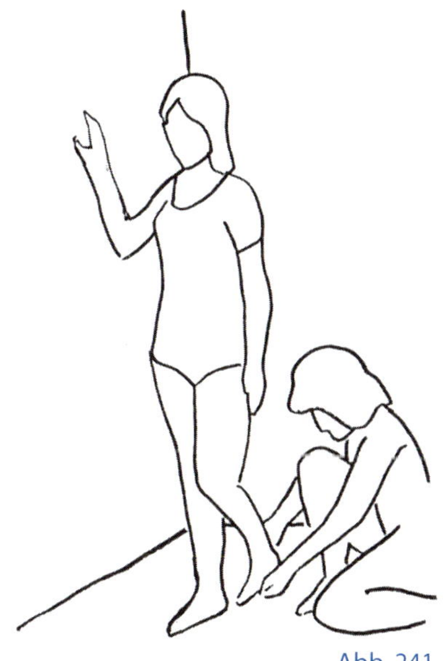

Abb. 241

e) Passives Gehen: Stellen Sie sich seitlich an eine Wand, stützen Sie sich mit einer Hand ab und verlagern Sie das Gewicht auf einen Fuß. Ihre Partnerin/Ihr Partner bewegt Ihren freien Fuß nach vorne und überprüft gleichzeitig die Passivität Ihres Beines. Verlagern Sie das Gewicht auf den vorderen Fuß, lösen Sie den hinteren Fuß, der nun ebenso überprüft und nach vorne bewegt wird (Abb. 241 und 242).

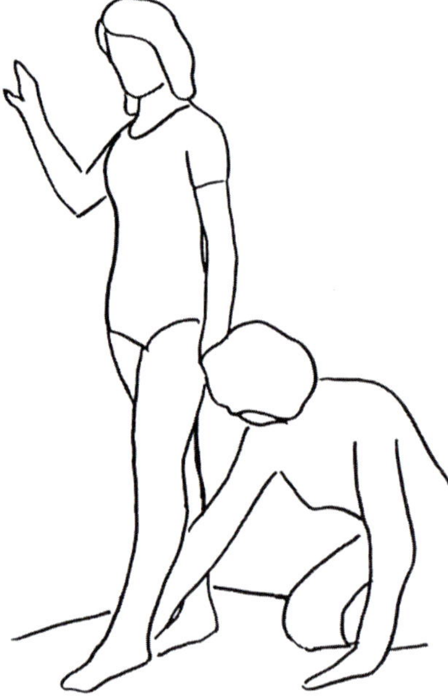

Abb. 242

f) Wiederholen Sie die Übung ohne die Unterstützung der Wand.

g) Diese Übung teilt den Vorgang des Gehens in verschiedene Phasen ein: Verteilen Sie Ihr Gewicht im Stehen zunächst gleichmäßig auf beide Füße und verlagern Sie es dann auf einen Fuß. Heben Sie das Knie des freien Beines an, ohne den Fuß oder die Wade anzuspannen, und lassen Sie das Bein so fallen, dass es vor dem anderen am Boden landet. Verlagern Sie Ihr Gewicht auf das vordere Bein und entspannen Sie das hintere Bein, welches seinerseits vom Knie aus mit entspannter Wade und entspanntem Fuß nach vorne gebracht wird usw.

2. Spiel mit Gewicht und Gleichgewicht[69]

a) Richten Sie im Stehen die Füße in einem Abstand von etwa zwanzig Zentimeter parallel zueinander aus und verlagern Sie Ihr Gewicht langsam von einem Fuß zum anderen. Die Bewegung geschieht in den Sprunggelenken, der Körper bleibt aufrecht, das Becken weicht nicht zur Seite aus. Sie können deutlich fühlen, wie Sie den Vorfuß gegen den Boden drücken müssen und die Ferse sich anhebt (Abb. 243).

---

69 Siehe *Bewegungen gegen Widerstand*, S. 146.

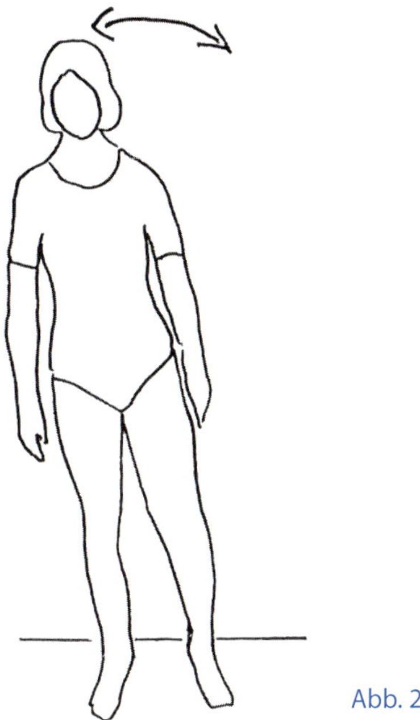

Abb. 243

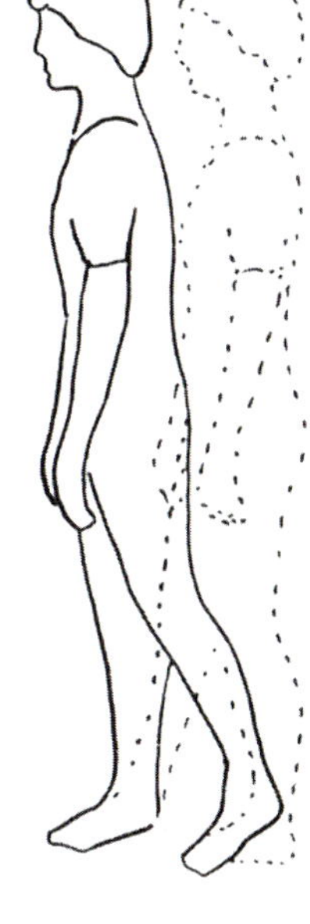

Abb. 244

b) Kommen Sie mit parallel ausgerichteten Füßen in Schrittstellung und verlagern Sie Ihr Gewicht von einem Fuß zum anderen. Drücken Sie mit dem hinteren Fuß gegen den Boden, lassen Sie zu, dass sich die Ferse vom Boden löst; achten Sie besonders auf die Gewichtsverlagerung entlang der Außenkante. Der Körper ist aufgerichtet und das Becken bleibt auf einer Ebene. Drücken Sie nun mit dem vorderen Fuß gegen den Boden und beobachten Sie den Wechsel zurück, zum hinteren Fuß. Lassen Sie im Knie los und erlauben Sie auch hier, dass sich die Ferse vom Boden löst (Abb. 244).

c) Gehen Sie langsam und kontinuierlich. Die Bewegungen müssen übergangslos miteinander verbunden werden.

3. Gehen mit Leichtigkeit[70]

Beim Vorwärtsgehen ist Ihre Aufmerksamkeit nach vorne und oben gerichtet; der Körper folgt dieser leicht schrägen Ausrichtung (Abb. 220). Ihr Gewicht verlagert sich auf den Vorfuß, die Ferse bleibt am Boden, die Sprunggelenke bilden das Scharnier für dieses nach vorne Lehnen. Würde diese Bewegung nicht gebremst, stürzten Sie kopfüber zu Boden: Gehen besteht aus einer Reihe unterbrochenen

70 Siehe *Leichte Bewegungen*, S. 139.

Fallens. Das Bein, das vom Gewicht des Körpers befreit ist, entspannt sich, was ein Beugen im Knie verursacht. Wäre der Boden glatt, würde der Fuß nach vorne gleiten, doch da dies selten der Fall ist, muss das Knie entsprechend angehoben werden. Nun ist dieses Bein bereit das Gewicht des Körpers zu übernehmen. Das hintere Bein entspannt sich, da das Körpergewicht nicht länger auf ihm lastet; das Knie bewegt sich nach vorne, der Fuß folgt, und Ihr Gewicht verlagert sich erneut. So entsteht Gehen.

Wie schnell oder langsam Sie gehen hängt davon ab, wie stark der Zug nach vorne ist, d. h. in welchem Winkel Sie sich nach vorne lehnen. Lehnen Sie sich weit nach vorne, werden Sie ins Rennen kommen, lehnen Sie sich nur leicht nach vorne, werden Sie langsam gehen. Beim Seitwärts- oder Rückwärtsgehen gilt das gleiche Prinzip, allerdings ist der Unterschenkel dabei aktiver. Die Aktivität wird insgesamt von einem reflexhaften Geschehen reguliert, das von der Art des Untergrunds, der Gehgeschwindigkeit und der eingeschlagenen Richtung abhängt.

Fersen oder Zehen zuerst?

Wenn Sie langsam vorwärts gehen, berührt der vordere Anteil des Fußes den Boden zuerst, doch das Gewicht fließt gleichzeitig in die Ferse, die Außenkante und den Vorfuß.

Bei durchschnittlicher Gehgeschwindigkeit wird das Gewicht zuerst von der Ferse, dann von der Außenkante und schließlich vom Vorfuß getragen.

Wenn Sie die Geschwindigkeit erhöhen und ins Laufen kommen, verlagert sich Ihr Gewicht immer weiter nach vorne. Beim Rennen berührt nur der Vorfuß den Boden.

Wenn Sie seitwärts oder rückwärts gehen, führt das dazu notwendige Anheben der Knie dazu, dass Ihre Zehen den Boden stets zuerst berühren.

Beim langsamen Gehen können Sie die Ferse absichtlich zuerst aufsetzen, doch das ist ein bewusster Akt und bedeutet eine unnötige Aktivität der Sprunggelenke. Andererseits kann ein solches langsames Gehen geübt werden, um die Wadenmuskulatur zu dehnen und bestimmte Muskeln im Bereich von Zehen und Sprunggelenken zu stärken.

Bei einem mittleren Tempo wirkt sich der Schwung des gesamten Körpers auf den Unterschenkel aus, der dadurch weiter ausgreift als beim langsamen Gehen. Deshalb kommt die Ferse zuerst zum Boden. Hier erfolgt die Bewegung im Sprunggelenk (das Anheben des Fußes) instinktiv und wird kompensiert, indem das Knie nicht angehoben wird. Das Gehen würde sich verlangsamen, wenn Sie den Vorfuß willentlich vor der Ferse aufsetzten.

Bei häufigem Tempowechsel – wie beim Tanzen oder in der Rhythmik – ist es das Beste, beim Anheben der Knie zu bleiben und den Vorfuß zuerst aufzusetzen. Diese Technik kann problemlos an jeden Rhythmus angepasst werden. Steigert sich das Tempo, ist es unmöglich oder zumindest sehr ungünstig, die Ferse zuerst aufzusetzen. (In der sportlichen Disziplin des Gehens lässt sich das gut beobachten.)

Schuhe mit hohen Absätzen verlagern das Gewicht des Körpers künstlich und verändern Ihre Gehweise. Sie verstärken die allgemeine Tendenz, die Ferse zuerst aufzusetzen. Bei einem sehr unebenen oder mit Hindernissen übersäten Untergrund müssen die Knie angehoben werden, wodurch der Vorfuß den Boden zuerst berührt. Schlussendlich spielt auch die Stimmung eine Rolle. Abhängig von Ihrer seelischen Verfassung verlagert sich das Gewicht des Körpers mehr auf die Ferse oder in Richtung Vorfuß.

Gehen im Allgemeinen

Die Kräfte, die im Körper wirken, verlaufen in folgende Richtungen:

- von oben nach unten (Schwerkraft)
- von unten nach oben (Kraft der Leichtigkeit)
- horizontal nach vorne, hinten und zur Seite (der Wunsch nach Bewegung).

Diese Kräfte – wiewohl muskulärer Natur – scheinen dem Außen zu entspringen; das ist eine psychologische Reaktion. Ein gesunder, ausgeglichener Mensch wird subjektiv den Eindruck haben, dass die Kraft vom Boden (der Erde), von oben (der Luft) und von unserem Ziel ausgeht bzw. davon, worauf die Aktion gerichtet ist. Das führt zu mühelosem Gehen mit optimaler muskulärer Effizienz, das Leichtigkeit und Anmut ausstrahlt. Müdigkeit, die für jede fortdauernde muskuläre Arbeit normal ist, tritt erst sehr spät auf.

Bewegungen bei der Arbeit

Da Arbeit den größten Teil unseres Tages ausmacht, ist es wichtig, dass unsere Bewegungen, besonders bei einem Acht-Stunden-Tag, so ökonomisch wie möglich für unseren Körper sind. Andernfalls wird sich langsam eine Erschöpfung einstellen, die in den meisten Fällen auf die eine oder andere Art zu Erkrankungen führt (Sehnenscheidenentzündung, Nervenentzündung, Lumbago, Bandscheibenschäden, überanstrengte Augen, bestimmte Arten von Kopfschmerz usw.). Diese

Müdigkeit kann verringert werden, wenn die Bewegungen bei der Arbeit *eutonisch* verrichtet werden. Schließt sich gutes Entspannen an, wird Müdigkeit mitsamt ihren misslichen Folgen vollständig vermieden.

Für *eutonisches Arbeiten* müssen verschiedene Regeln beachtet werden. Diese Regeln können auf jede Art von Arbeit angewendet werden, denn selbst unterschiedlichste Schwierigkeiten lassen sich letztendlich stets auf die gleichen Grundprinzipien zurückführen.

Erste Regel: Auf Aktivität muss immer Passivität folgen, so wie die Nacht auf den Tag folgt und nach der Arbeit des Tages für Erholung sorgt. Achten Sie also darauf, ausreichend zu schlafen, und nehmen Sie sich während der Arbeit Zeit für Pausen. In welchem Rhythmus diese Pausen erfolgen, ist individuell und hängt selbstverständlich von der Art der Arbeit ab. *Achten Sie darauf aufzuhören, bevor die Müdigkeit überhand nimmt.* Die Unfähigkeit aufzuhören ist ein sicheres Anzeichen dafür, dass die Aktivität viel früher hätte unterbrochen werden sollen. Wissenschaftliche Untersuchungen haben bewiesen, dass kurze, häufige Pausen besonders wirkungsvoll sind. Genauere Betrachtungen zeigen, dass *nach jeder bedeutenden Bewegung die beteiligten Muskeln einen kurzen Moment Ruhe benötigen, bevor sie in der Lage sind, die nächste Bewegung richtig durchzuführen.* Eindrückliches Beispiel ist der Rhythmus des Herzens, der nach jeder Kontraktion Zeit für Ruhe gewährt; nur so kann das Herz seiner Tätigkeit ein Leben lang ohne Unterlass nachkommen.

Diese Regel betrifft die Arbeitstechnik im Detail. Jede manuelle oder körperliche Technik erfordert eine bestimmte Zeit des Lernens, da uns jede Verrichtung – so schlicht sie auch sein mag – vor technische Probleme stellt. Bestimmte Tätigkeiten werden als banal und leicht bewertet, weil jeder sie ausüben kann, doch wir vergessen, auf die Technik an sich zu achten: Korrekte Technik vermittelt die Befriedigung gut verrichteter Arbeit.

Jede Arbeit kann verbessert werden. Erstens, indem das Entspannen zwischen einzelnen Verrichtungen beherrscht wird[71], und zweitens, Bewegungsimpulse kontrolliert werden. In anderen Worten: Indem die Fähigkeit erlangt wird, die Energie im richtigen Maß dorthin zu lenken, wo sie benötigt wird; die zweite Regel illustriert das.

Zweite Regel: Sie müssen Kontakt zum Werkzeug, dem benutzten Material und dem Gegenstand Ihrer Arbeit herstellen.[72] So unverzichtbar Kontakt für Entspannung ist, so elementar und notwendig ist er für die Arbeit. Er ist der Grundstock für manuelle Fertigkeiten; Bildhauer üben ihre Kunst durch Kontakt aus und

71 Siehe *Das Erlernen einer neuen Fertigkeit*, Kapitel 1.

72 Siehe *Übungen zu «Kontakt»*, Kapitel 3.

Kunsthandwerker stellen ihre Möbel über ihn her. Der Kontakt zwischen Händen, Lenkrad und Straße zeichnet gute Fahrer aus[73] und der Kontakt von der Hand zum Pinsel und der Wand macht einen guten Maler aus (Abb. 245).

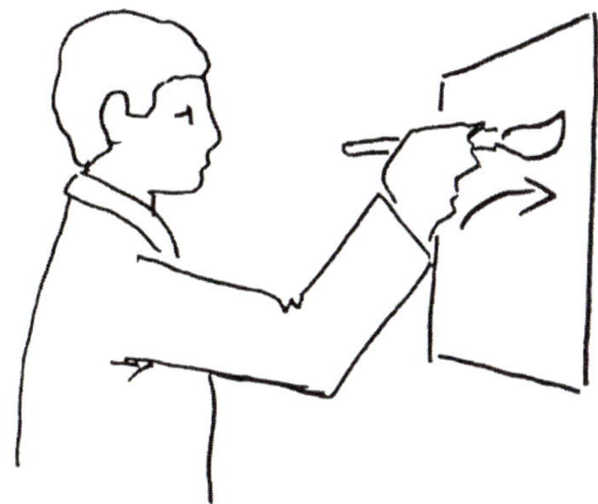

Abb. 245

Gute Bauhandwerker haben Kontakt zu ihren Werkzeugen, der jeweiligen Aufgabe und den Materialien. Bei spontanem Interesse ist dieser Kontakt natürlich. Menschen, die ihre Arbeit mögen, machen sie gut. Zusätzlich muss immer Kontakt zur Unterstützung bestehen – dem Erdboden, den Holzdielen, der Sitzfläche usw. – und alle Teile des Körpers müssen natürlich durchströmt werden.[74]

Dritte Regel: Eine gute Aufrichtung[75] ist für Heben, Tragen, Ziehen und Drücken besonders wichtig. Die Kraft im Rücken ist eine entscheidende Voraussetzung dafür, dass der Transport von den Füßen durch die Wirbelsäule und durch die Knochen frei in die Hände fließen kann. Sie müssen lernen, sich diesem Transport zu öffnen, und damit Ihre Wirbelsäule gut auszurichten, um dieser Stabilität zu verleihen.

1) *Mit dem Rücken drücken.* Lehnen Sie sich mit dem Rücken an eine Wand; entfernen Sie die Füße weit genug von der Wand, damit der Rücken flach an der Wand liegt. Drücken Sie mit dem Kreuzbein gegen die Wand und gleichzeitig mit den Füßen gegen den Boden. Der Eindruck von zwei Energiezentren entsteht: Eines unter Ihren Füßen, das andere hinter Ihrem Kreuzbein.

73 Eigentlich: Augen, Hände, Lenkrad, Straße und Augen, Beine, Pedale, Straße.

74 Siehe *Übungen zu «Durchströmen»*, Kapitel 3.

75 Siehe *Allgemeine Grundsätze zur Aufrichtung*, S. 155.

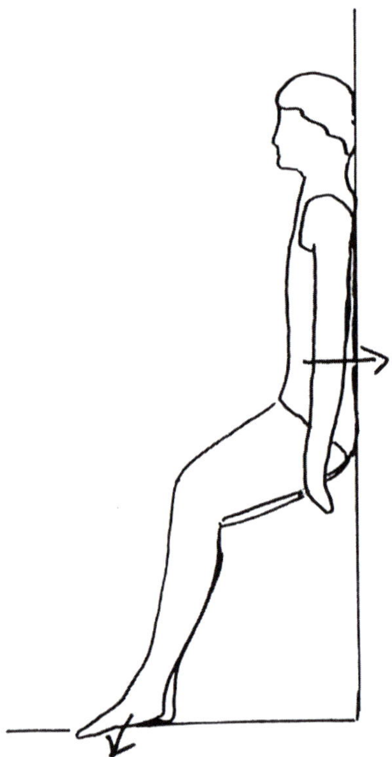

Abb. 246

Die Kraftübertragung – der Transport – zwischen diesen beiden Zentren muss frei durch Ihre Beine fließen. Drücken Sie mit den Füßen abwechselnd gegen den Boden, ohne die zur Wand gerichtete Kraft zu verändern (Abb. 246).

2) *Das gleiche Prinzip zu zweit.* Lehnen Sie sich Rücken an Rücken aneinander und drücken Sie gleichzeitig mit Ihren Kreuzbeinen gegeneinander. Das gibt Ihnen beiden steten Widerstand, der nicht weniger wird, wenn Sie zusammen einen Schritt nach vorne, nach hinten oder zur Seite machen. Verlagern Sie das Gewicht fließend von einem Fuß auf den anderen, ohne den Druck zu verändern. Sie sollten sich gemeinsam hinsetzen und aufstehen können, ohne diesen Druck Kreuzbein gegen Kreuzbein aufzugeben, indem Sie durch den Druck der Füße gegen den Boden die Knie beugen und wieder strecken. Sollte sich das als ermüdend erweisen, ist die Kraft nicht richtig verteilt. Kehren Sie in diesem Fall zum Beginn der Übung zurück und erneuern Sie bewusst den Kontakt von Kreuzbein zu Kreuzbein. Beim Aufstehen muss der Druck gegen den Boden erfolgen, während Sie zugleich nicht nach oben, sondern nach hinten Kreuzbein gegen Kreuzbein drücken (Abb. 247).

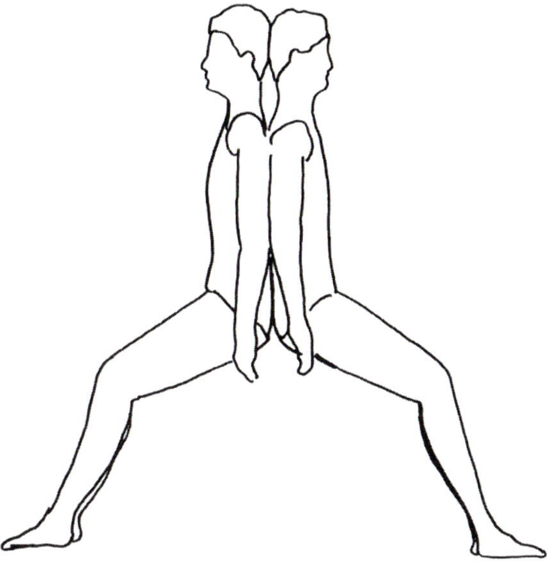

Abb. 247

3) *Mit den Händen drücken.* Auf Schulterhöhe drücken Sie mit den Händen gegen eine Wand. Ihr Rücken muss aufgerichtet bleiben und darf nicht ausweichen (Kraftverlust im Lendenbereich). Die Arme sind gestreckt, und zugleich in den Ellbogengelenken offen; sind sie allzu gebeugt, geht die Kraft durch die Ellenbogen verloren. Ihr ganzer Körper muss den direkten Transfer und den freien Fluss vom Transport zwischen den Füßen, die gegen den Boden, und den Händen, die gegen die Wand drücken, erlauben (Abb. 248).

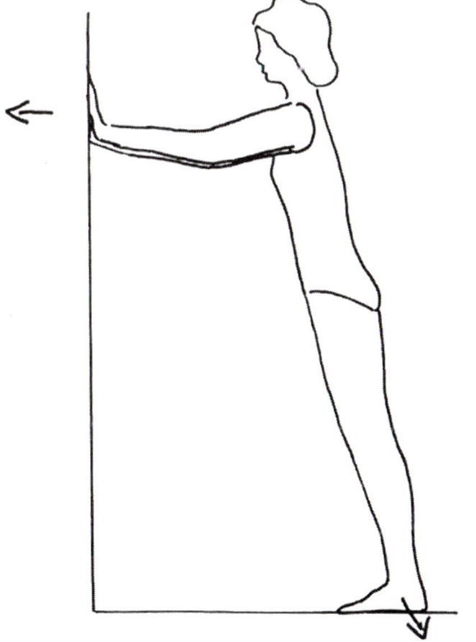

Abb. 248

Die gleiche Übung kann zu zweit im Stehen, im Gehen mit Widerstand und im Knien durchgeführt werden (Abb. 249).

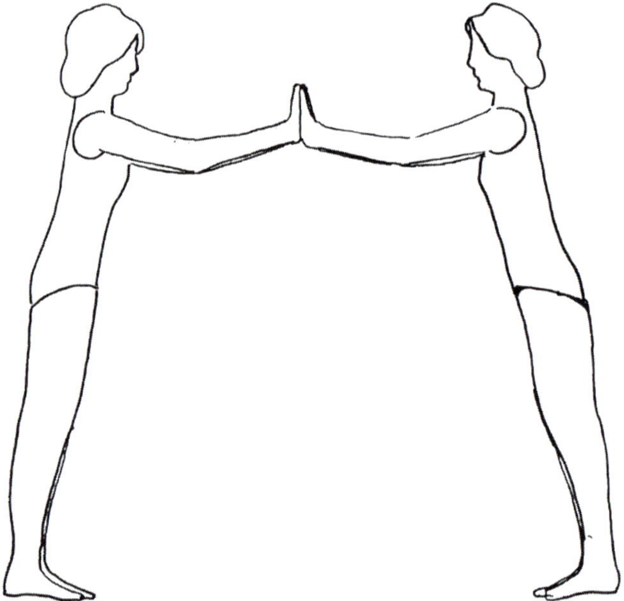

Abb. 249

4) *Ziehen*. Das Prinzip bleibt das gleiche: Die Kraft wirkt zwischen Händen und Füßen durch den Körper. Ihr Rücken bleibt aufgerichtet und zieht nach hinten, als würde er ein Hindernis wegschieben. Halten Sie sich für diese Übung an einer Türklinke fest. Zu zweit kann sie im Stehen, Gehen und Sitzen gemacht werden. Um sich aus dem Sitzen zu erheben, drücken sich beide *nach hinten*, nicht nach oben vom Boden ab und lehnen sich voneinander weg (Abb. 231).

5) *Anheben*. Stellen Sie Ihren Fuß so dicht wie möglich neben oder sogar unter den Gegenstand, den Sie anheben möchten; so wird das angehobene Gewicht durch die Arme, den Rücken und die Beine auf die Füße und in Richtung Boden gebracht. Versuchen Sie, die Hüftgelenke und Knie anstelle des oberen Rückens einzusetzen. Die Bewegung muss in den stärksten und stabilsten Bereichen des Körpers erfolgen, also im Becken und den Oberschenkeln, nicht in der Taille (Abb. 250).

6) *Tragen*. Wenden Sie das gleiche Prinzip an: Bringen Sie das Objekt, das getragen werden soll, so dicht wie möglich an den Körper, drücken Sie mit den Füßen nach unten gegen den Boden und versuchen Sie, das Gewicht zum Boden zu lassen.

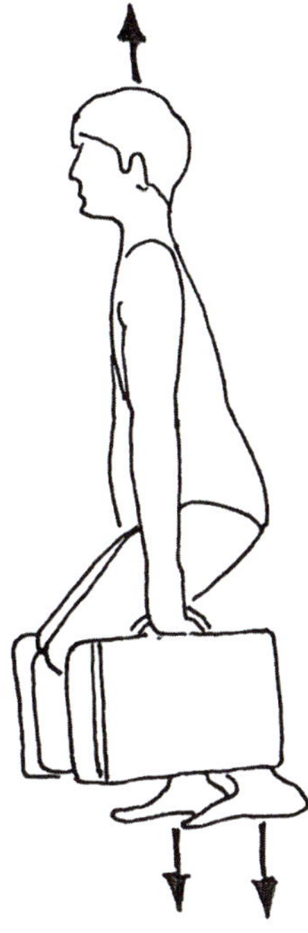

Abb. 250

Zusammenfassung

Jede Bewegung, jede Arbeit kann auf effiziente oder ineffiziente Weise geschehen. Um sie gut zu verrichten, müssen Sie sich *Ihres ganzen Körpers bewusst sein* und den Fluss wahrnehmen, der durch die Wirbelsäule zum Kopf und über ihn hinaus verläuft. Der Kopf muss frei beweglich sein. Sie müssen *zu Ihrer gesamten Umgebung* (Erd- oder Fußboden, Sitzflächen, Utensilien, Materialien) *Kontakt herstellen und erhalten, und damit Ihrer Durchblutung und Atmung ermöglichen, frei zu fließen.* Sie müssen *erkennen, wie sich der Verlauf Ihrer Bewegung durch den Raum zu ihrem Ziel gestaltet und einen Abschluss findet.*

Wer von Natur aus im Gleichgewicht ist und sich harmonisch verhält, wird all dies instinktiv tun. Andere müssen auf diese spezifischen Punkte achten und sie beim Üben bewusst praktisch umsetzen. Mit zunehmender Übung wird die natürliche Vorgehensweise als die beste Option wahrgenommen werden, und nach und nach erübrigt sich bewusstes Eingreifen. Spontane sensorische Reaktionen werden mehr und mehr über Ihr Handeln bestimmen und Sie müssen nicht länger darüber nachdenken.

6. Atmung

An der Funktion der Atmung besteht besonderes Interesse, und das völlig zu Recht: Atmen spielt in physischer und psychischer Hinsicht eine grundlegende Rolle für eine vollständige Körperbeherrschung.

Wir suchen hier nicht nach rücksichtsloser Kontrolle (die die Atmung unbewusst unterdrückt), sondern nach einem Zugang, der auf dem Verständnis der physischen und mentalen Gesetze beruht. Es geht um ein Beherrschen, das keine diktatorischen Züge trägt, sondern mit umfassendem Verständnis für die Bedürfnisse des menschlichen Körpers agiert.

Atmen an sich muss nicht kontrolliert werden. Wenn wir die Atmung der Obhut unseres autonomen Nervensystems überlassen, können wir sicher sein, dass uns die Natur vor den Gefahren bewahrt, die ein übertrieben gewolltes oder intellektuelles Experimentieren mit sich bringen würde. Es ist unnötig, die Führung und damit das Atmen zu *übernehmen*, damit es richtig geschieht.[76]

Diese Betrachtungen bilden die Grundlage für unsere Herangehensweise und unseren Umgang mit der Atmung.

Erste Regel: Mischen Sie sich nicht in die autonome Atmung ein

Es mag zunächst so scheinen, als müssten wir – um diese Regel zu befolgen – nichts weiter tun, als unsere Atmung in Ruhe zu lassen. Das trifft teilweise zu und ist anfangs tatsächlich empfehlenswert. Zu Beginn sollten Sie alle Übungen zu allgemeiner oder lokaler Passivität machen, ohne zu versuchen, auf die Atmung zu achten oder sie an eine bestimmte Phase einer Übung anzupassen. Globale Entspannung wird in den meisten Fällen zu einer deutlichen Verbesserung der Atmung führen. Achten Sie darauf, dass die Atembewegungen nicht von Ihrer Kleidung eingeengt werden. Lockern Sie Ihre Krawatte, knöpfen Sie den Kragen auf, öffnen Sie den BH, legen Sie Gürtel oder einengende Mieder ab usw.

76 Siehe *Innenbewegungen*, S. 21, und physiologische Schriften zur Regulierung der Atmung.

Viele erleben die Atmung jedoch von Anfang an als Problem. Sie sind sich ihrer bewusst und fühlen sich mit der Aktivität unwohl, die mit ihrer Funktion untrennbar verbunden ist, oder unterdrücken sie im Glauben, sich dann leichter konzentrieren zu können. Ist das Vertrauen in das natürliche Atmen wiederhergestellt, können diese Menschen lernen, keine Angst vor den verschiedenen Empfindungen zu haben, die in den beteiligten Muskeln und Atemorganen zu spüren sind.

Atmen besteht aus dem Wechsel von muskulärer Kontraktion und Loslassen. In einem vollkommen entspannten Körper setzen sich diese Bewegungen auf natürliche Weise fort und stellen kein Hindernis für Ruhe dar. Ihnen darf kein willentlicher Rhythmus aufgezwungen werden, sie müssen in Ruhe gelassen werden und sich abhängig von den Bedürfnissen des Körpers jederzeit spontan verändern dürfen. Gähnen, Seufzen usw. muss möglich sein.

Zweite Regel: Engen Sie die Atmung nicht ein

Die Atmung einzuengen bedeutet, die Sauerstoffzufuhr herabzusetzen; das kann sich schädlich auf den gesamten Körper – Nervensystem, Durchblutung, Muskulatur und Drüsen – auswirken. Schon eine kurze unzureichende Versorgung mit Sauerstoff verringert körperliche und mentale Möglichkeiten und lässt Nervosität ansteigen. Man kann sogar sagen, dass Nervosität durch ein häufiges Blockieren des Atems gekennzeichnet ist, wohingegen Ruhe und Gelassenheit bedeuten, dass der Atem ungehindert fließen kann. Wenn Sie den Atem befreien, kann körperliche und geistige Ruhe einkehren.

Wir betonen das Wort *frei*, weil viele sich im Streben nach Selbstbeherrschung zwingen, langsam und tief zu atmen. Die Ruhe, die sich daraus ergibt, kann nur künstlich sein. Sie wird Kontraktionen überdecken und Spannungen unterdrücken. Wenn Sie Ihren Atem hingegen *befreien*, wenn Sie ihm erlauben, sich in Rhythmus und Umfang den Bedürfnissen der Situation anzupassen, und ihm damit freien Raum für automatische Regulierung geben, dann reduzieren Sie nervöse Spannung auf natürliche Weise und sind in der Lage, so zu reagieren, wie es den gegebenen Umständen am besten entspricht.

Um die Atemfunktion beherrschen und verstehen zu können, müssen wir also vor allem *lernen, sie zu beobachten, ohne sie aktiv muskulär zu beeinflussen.* Es wird nicht ausreichen eine unbewusst entstehende Enge oder Blockade zu verhindern, wenn wir die Atmung insgesamt ignorieren. Im Gegenteil: Wir müssen uns bewusst werden, was geschieht; darin müssen wir uns üben, ob in der Ruhe oder in der Aktivität. Unvoreingenommenes Beobachten lässt uns erkennen, wie viele verschiedene Situationen des Alltags Enge oder Blockaden hervorrufen können, und wir merken, wie dieses Beobachten auf natürliche Weise spontane Entspannung erlaubt. *Wir müssen uns «Zeit zum Atmen» nehmen.* Auf diese Weise gewöhnen wir uns allmählich an, frei zu atmen. Ein derartiges Hinspüren erlaubt uns zudem, die Ursache der Enge zu finden: Schrecken, Angst, Sorge, Befürchtungen, Hast, Ungeduld usw.

Übungen zu passivem Atmen

Ziel dieser Übungen ist es, Spannungen und Kontraktionen abzubauen, die den normalen Atemfluss stören. Damit dies sensibel und präzise geschieht, widmen wir uns zunächst *der detaillierten Eutonisierung der Atemorgane.* Dazu führen Sie in einer Ruheposition so detailliert wie möglich ein gedankliches Inventar von Brustkorb und Lunge durch und wenden Sie Kontakt und Durchströmen auf diese Bereiche an.[77]

Gehen Sie dann zu den Übungen für passives Atmen über. Diese dürfen nicht mit dem, was normalerweise unter Atemübungen verstanden wird, verwechselt werden. Der Atem bleibt frei, und beim Ein- oder Ausatmen erfolgt nicht die geringste willentliche muskuläre Aktivität; damit bestehen die folgenden Übungen im Grunde aus *dem systematischen Beobachten der Atmung:*

a) in der Ruhe (globale Passivität)
b) in der Aktivität
c) beim Übergang von Aktivität zu Passivität und umgekehrt
d) in den Kontrollpositionen.

Die Atmung in der Ruhe beobachten

Legen Sie sich auf den Rücken, entspannen Sie sich, so gut es Ihnen möglich ist, und richten Sie dann Ihre Aufmerksamkeit auf Ihren Atem – nicht mit der Absicht, ihn zu beeinflussen, sondern um ihn so, wie er ist, zu studieren. Erinnern Sie sich, dass die natürliche Atmung vom autonomen Nervensystem reguliert wird und den unmittelbaren Bedürfnissen des Körpers entspricht. Sie müssen daher nicht befürchten, zuwenig Sauerstoff zu bekommen, selbst wenn sich Ihre Atmung, wenn Sie zur Ruhe kommen, verlangsamt. Sie sollten ebenso wenig versuchen, den Atem

77 Siehe Kapitel 3.

willentlich zu verlangsamen, wenn er Ihnen zu flach oder zu rasch erscheint. Flaches Atmen ist unter bestimmten Umständen normal. Der instinktive Ablauf der Atmung sollte also *weder gesteigert, noch verringert, noch beschleunigt, noch verlangsamt werden.* Das bedeutet auch, *natürliche Veränderungen in der Art und Weise, so wie Ihr Körper atmet, nicht zu behindern.* Einen bestimmten Rhythmus beibehalten zu wollen ist falsch und kann ein Zeichen für verborgene Spannung sein (vielleicht verursacht durch die Sorge, den Atem zu beeinflussen). Sie müssen sich Ihrer Atmung völlig unvoreingenommen und ohne vorgefasste Meinung bewusst werden; erlauben Sie ihr, so zu sein, wie sie ist, und sich zu verändern bzw. nicht zu verändern. So, wie es geschehen möchte.

Beobachten Sie Ihre Atmung, als seien Sie ein wissenschaftlicher Forscher, der große und kleine Variationen in Umfang und Geschwindigkeit des Atems ebenso detailgetreu verzeichnet wie die Phasen, in denen er gleichmäßig und stabil ist. Betrachten Sie Ihre Atmung, als säßen Sie an einem Strand und schauten den Wellen zu, die heranströmen und sich am Ufer brechen. Wo ist das Heben und Senken im Körper besonders deutlich spürbar? Beobachten Sie, wie sich die Bewegung nach unten in Richtung Bauch fortsetzt, nach oben und schließlich in die eigentliche Tiefe des Bauchraums hinein. Diese Bewegungen beruhen auf dem Wechsel von muskulärem Kontrahieren und Lösen; es ist daher ganz natürlich, diese Funktionen zu spüren. Passives Atmen bedeutet nicht muskuläre Untätigkeit, sondern Bewusstsein für diese Abläufe ohne diese zu beeinflussen. Passives Atmen ist freies Atmen. Achten Sie besonders auf den Übergang zwischen Einatmen und Ausatmen und umgekehrt.

Wie können Sie überprüfen, ob Sie bei diesem passiven Atmen, die Freiheit für die Atmung erreicht haben? Der Schlüssel liegt in Ihren eigenen Empfindungen. Wenn Sie wirklich entspannt sind, wird sich Ihre Atmung mühelos anfühlen. Sie spüren weder Spannung noch Müdigkeit; die Atemmuskulatur und alle anderen Muskeln des Rumpfes fühlen sich weich und beweglich an. Sie empfinden Wohlbehagen und eine Ausgewogenheit des Tonus, die den gesamten Körper betrifft: ein Gefühl von Eutonie. Häufig ist Schlaf die Folge; diese Übung eignet sich gut gegen Schlaflosigkeit.

Nichtsdestoweniger müssen des Öfteren andere Stadien durchlaufen und andere Übungen durchgeführt werden, bevor dieses Ergebnis erreicht wird. Wenn Sie die Atmung in ihrem passiven Zustand beobachten, nehmen Sie vielleicht sogenannte «parasitäre» Spannungen wahr. Diese Spannungen müssen gelöst werden – nicht durch muskuläre Anstrengung, was geradezu widersinnig wäre, sondern indem Sie sich des Zentrums der Spannung und ihres körperlichen (und manchmal seelischen) Ursprungs bewusst werden. Gehen Sie dazu ebenso vor wie bei anderen muskulären Spannungen.[78] Dieser Prozess erfordert anhaltende Aufmerksamkeit und sehr viel Geduld.

Manchmal ist es von Vorteil, aktiv ein- oder auszuatmen. Dabei ist wichtig, die Atmung zu nichts zu zwingen und nicht zu versuchen, auf eine spezielle Art zu atmen. Passen Sie Ihre Aktivität den Ein- und Ausatembedürfnissen des Körpers im jeweiligen Moment an. So können Sie willentlich atmen, d. h. Ihre muskulären Kontraktionen erfolgen absichtlich, sind jedoch im Rhythmus und Ausmaß frei.

Alle weiteren Übungen, die sich mit der Atmung befassen, sollten im gleichen Zeitabschnitt (der gleichen Woche oder dem gleichen Monat) weitergeführt werden, angefangen mit der folgenden:

Die Atmung in der Aktivität beobachten

Es ist wichtig wahrzunehmen, wie Sie bei alltäglichen Verrichtungen atmen: wenn Sie einen Gegenstand vom Tisch räumen, einen Stuhl verrücken, sich hinsetzen und wieder aufstehen, schreiben, telefonieren, ein Taschentuch vom Boden aufheben, essen usw. Sollten Sie die Tendenz bemerken, in bestimmten Umständen den Atem anzuhalten, dann lassen Sie diesem augenblicklich freien Raum und erlauben Sie ihm, seinem natürlichen Fluss zu folgen.

Beginnen Sie mit Situationen, in denen Ihre Gedanken verhältnismäßig wenig beansprucht werden; das macht es leichter, Blockaden mitsamt ihren Ursachen aufzuspüren. Sobald Ihnen das gelingt, können Sie anfangen, Ihren Atem in schwierigeren Umständen zu beobachten – bei der Arbeit beispielsweise oder während einer angeregten Diskussion.

Oft ist Spannung im Bereich der Bauchmuskulatur vorhanden, vor allem bei Frauen. Sie machen ihren Bauch hart und ziehen ihn ein, um schlank auszusehen, und geraten dadurch ohne ersichtlichen Grund schnell außer Atem. Die Atmung spielt sich zu weit oben im Brustkorb ab, ist zu rasch oder unregelmäßig und nimmt sich nicht genug Raum. Ein solches thorakales Atmen leistet Emotionalität und Nervosität Vorschub und wirkt sich damit ungünstig auf die geistige Verfassung aus. Kann die Gewohnheit, die Bauchmuskeln anzuspannen, abgelegt werden, stellen sich die natürlichen Atembewegungen wieder ein und der Atem darf frei und tief bis ins Becken hinein zirkulieren.

Wird es zur Gewohnheit, die Atmung auf diese Weise zu beobachten, können Sie bald positive Auswirkungen in Ihrem allgemeinen Gesundheitszustand feststellen. Wer zu Nervosität neigt, wird ruhiger werden. Diese Übung fördert

78 Siehe *Bewegungslosigkeit*, S. 20, und *Wie an den Kontrollpositionen arbeiten*, S. 80.

Bewusstsein für sich selbst – die Grundlage für körperliche und geistige Selbstbeherrschung.

Bitte beachten Sie, dass die Atmung nicht ständig auf diese besondere Art beobachtet werden sollte. Abgesehen davon, dass dies unmöglich ist, wäre es noch dazu unnütz. Für diese Studien sollten nur kurze Augenblicke, wie die bereits erwähnten, genutzt werden. Sobald Sie spüren, wie positiv sich dieses freie Atmen auswirkt, werden Sie merken, dass es zur Gewohnheit wird und Sie nicht länger darüber nachdenken müssen.

Die Atmung im Übergang von Aktivität zu Passivität und umgekehrt beobachten

Diese Übung stärkt und stabilisiert bereits entdeckte Abläufe und ermöglicht neue psychosomatische Erfahrungen. Sie besteht darin, den Unterarm anzuheben und ihn dann fallen zu lassen, während Sie gleichzeitig auf den Atem achten.[79] Das mag sich schlicht anhören, aber diese Übung erlaubt Ihnen, etwas äußerst Wichtiges wahrzunehmen: Sie ermöglicht das Bewusstsein für Ihre geistige Verfassung und Ihre seelischen Reaktionen während einer willentlichen Handlung zu entwickeln.

Legen Sie sich auf den Rücken und beobachten Sie Ihre Atmung ein oder zwei Minuten lang; heben Sie dann Ihren Unterarm an und lassen Sie ihn wieder fallen, während Sie weiterhin auf Ihre Atmung achten.

Sie werden bald entdecken, dass Sie dazu neigen, *Bewegung und Atmung aufeinander abzustimmen*: Das Einatmen geht mit dem Anheben des Unterarms einher, das Ausatmen erfolgt beim Loslassen. Das geschieht, weil das Heben des Unterarms und das Einatmen muskuläre Aktivitäten sind, während es sich bei Loslassen und Ausatmen (zumindest in der Rückenlage) um passive Bewegungen handelt. Diese Tendenz, Spannung bzw. Entspannung zu übernehmen, tritt häufig auf und hat sowohl positive wie negative Konsequenzen. Eine einzelne kleine Verspannung reicht aus, um Ihren gesamten Körper in einen allgemeinen Spannungszustand zu versetzen. Andererseits entspannt sich jedes Mal der Körper als Ganzes, wenn es Ihnen gelingt, nur einen Teil von ihm wirklich zu entspannen.

Es ist also völlig normal, dass bei dieser Übung die beiden Aktionen ähnlichen Charakters tendenziell gleichzeitig stattfinden. Versuchen Sie jedoch nicht, das absichtlich herbeizuführen. Greifen Sie nicht in den Rhythmus Ihrer Atmung ein und zwingen Sie Ihren Bewegungen nicht den Rhythmus der Atmung auf. Im Gegenteil: Sobald Sie erkannt haben, wie Bewegung und Atmung dazu neigen, sich

79 Siehe *Aktiv/Passiv-Bewegungen*, S. 25.

aufeinander abzustimmen, können Sie zur nächsten Übung übergehen, die sich mit der *Unabhängigkeit von Bewegung und Atmung* befasst.

Vielleicht sind Sie überrascht, in diesem Zusammenhang von Unabhängigkeit zu hören, da Atmung und Bewegung derart natürlich miteinander verbunden sind; im Alltag lässt sich jedoch feststellen, dass diese Trennung besteht und sogar notwendig ist. Wäre sie nicht gegeben, könnten wir den Arm nur anheben oder fallen lassen, indem wir entweder diese Bewegung so verlangsamten, bis sie der Atmung angepasst wäre, oder indem wir die Atmung geradezu absurd beschleunigten, damit sie dem normalen Rhythmus unserer Bewegungen folgt. Mangelnde Unabhängigkeit zwischen Atmung und Bewegung führt unweigerlich zu Fehlfunktionen. Geschieht sie hingegen leicht und mühelos, kann Energie nach Belieben gelenkt werden; das ist der Schlüssel zu wahrer Bewegungsbeherrschung. Womöglich ist diese Unabhängigkeit sogar eine notwendige Bedingung für die Entwicklung unserer Intelligenz.

Um dieses Phänomen näher zu erforschen, kehren wir zur vorherigen Übung zurück: dem Anheben und Loslassen des Unterarms. Das Prinzip gälte genauso für jeden anderen Teil des Körpers, doch wenn Sie die Übung mit dem Arm durchführen, können Sie entspannt auf dem Rücken liegen. Das macht detailliertes Beobachten einfacher. Zudem sind wir uns unserer Arme normalerweise stärker bewusst als anderer Bereiche unseres Körpers; das unterstützt die Aufmerksamkeit für Reaktionen, die sich ansonsten schwer nachvollziehen ließen.

Heben Sie Ihr Handgelenk sehr langsam an, um die Beziehung zwischen Bewegung und Atmung genau beobachten zu können. Führen Sie die Bewegung so langsam aus, dass Sie sowohl in ihrem Verlauf als auch oben angekommen einige Male ein- und ausatmen können. Das Fallenlassen des Handgelenks kann nicht verlangsamt werden, sonst wäre es keine passive Bewegung mehr; geben Sie sich jedoch im Ruhen Zeit für mehrere Atemzyklen. (Ein vollständiger Atemzyklus besteht aus Einatmen und Ausatmen.) Sie sollten die Übergänge zwischen den vier Phasen (Anheben, Halten, Loslassen und Ruhen) ausdehnen oder besser gesagt gut auf die jeweils nächste Phase vorbereitet sein, um in diesen Momenten selbst die kleinste Reaktion Ihrer Atmung wahrnehmen zu können. Details sind leichter auszumachen, wenn Sie der Übung insgesamt Zeit lassen. Es ist, als betrachteten Sie die Reaktionen unter einem Mikroskop; was dort die Vergrößerung ist, entspricht hier dem Verlangsamen. Es erlaubt Ihnen, eine Fülle von Details zu unterscheiden, die mit bloßem Auge nicht erkennbar sind.[80] Die Übung ist dazu in insgesamt elf Phasen eingeteilt.

80 Der gleiche Effekt tritt beim Erforschen von Restspannung mit passiver Konzentration ein.

1) Vollständige Entspannung.
2) Mentales Vorbereiten auf die Aktivität, das Handgelenk anzuheben, während Sie sich weiterhin der Passivität des Arms bewusst sind.
3) Die Entscheidung, die Bewegung zu beginnen.
4) Das langsame und ruhige Ausführen der Bewegung.
5) Mentale Vorbereitung auf das Anhalten der Bewegung, während diese noch in Gang ist.
6) Ende der Bewegung; das Handgelenk wird aktiv gehalten.
7) Mentales Vorbereiten auf das Loslassen, während das Handgelenk weiterhin gehalten wird.
8) Die Entscheidung zu entspannen und das Loslassen des Handgelenks.
9) Das passive Fallen, das mit Ihrer vollen Aufmerksamkeit geschieht.
10) Der Moment, in dem Ihre Hand, Ihr Handgelenk und Ihr Unterarm wieder mit dem Boden in Berührung kommen.
11) Das Ruhen nach diesem Kontakt. Aus dieser Phase heraus kann die Übung neu begonnen werden. Wiederholen Sie den Ablauf mehrere Male in Folge.

Sie müssen sowohl Ihrem Arm als auch Ihrem Rumpf anhaltende Aufmerksamkeit schenken; aufgrund dieser doppelten Aufmerksamkeit ist es wichtig, dass Sie *sich auf die Aktivität vorbereiten, um den Übergang von Passivität zu Aktivität bewusst, ohne Spannung im Arm, mitzuerleben.* Der Arm muss vollkommen passiv bleiben. Das ist sehr wichtig, denn normalerweise bereiten wir uns auf eine Bewegung vor, indem wir uns ihren Verlauf und ihr Ziel vorstellen; die Vorstellung fungiert als Lotse der Bewegung. Der Tonus im Arm steigt automatisch an und bereitet die Muskeln auf das aktive Handeln vor.[81] Hier sieht die Sache anders aus. Es geht darum, den Übergang von Passivität zu Aktivität bewusst wahrzunehmen und kontrollieren zu können. Dementsprechend *muss Passivität bis zu dem Moment beibehalten werden, an dem Sie Ihre Entscheidung, das Handgelenk anzuheben, umsetzen.*

Wie diese Entscheidung tatsächlich umgesetzt wird, ist unauflöslich mit dem Moment verbunden, den Sie dafür auswählen. Es ist sehr wichtig, alle Umstände und Reaktionen, die diese Entscheidung begleiten, wahrzunehmen, ohne die Atmung aus den Augen zu verlieren. Gestalten Sie Ihr Timing in Bezug auf die Atmung so, dass Sie beide Funktionen –Atmung und Bewegung – mühelos gleichzeitig beobachten können.

81 Das ist auch die Wirkung bei den leichten Bewegungen: «Zeichnen»; siehe S. 139.

Auch die Bewegung muss voll und ganz unter Kontrolle sein; Sie müssen wissen, wann, in welchem Umfang und wohin Sie Ihre Energie schicken. Ihre subjektiven Empfindungen und die Gleichmäßigkeit der Bewegung werden Ihnen sagen, ob Sie es richtig machen. Dann, während Sie das Handgelenk weiterhin anheben, müssen Sie sich auf das Ende der Bewegung vorbereiten. Diese Entscheidung ist mit der *Wahl der Höhe* verbunden. Sie kann nach Belieben bestimmt werden, solange Sie Ihre Wahl bewusst treffen.

Während Sie Ihr Handgelenk oben halten, bereiten Sie sich darauf vor, es fallen zu lassen. Wieder ist – neben der präzisen Aufmerksamkeit für ihre Atmung im Übergang von Passivität zu Aktivität – die Wahl des Augenblicks entscheidend. Wie lange Sie das Handgelenk in der Höhe halten und wann Sie sich dazu entscheiden, es fallen zu lassen, liegt ganz bei Ihnen, doch Sie müssen sich des Übergangs deutlich bewusst sein und nicht die geringste Ablenkung zulassen. Der ganze Prozess muss kontinuierlich erfahren werden.

Wenn Sie das Handgelenk fallen lassen, müssen Sie *für die Empfindungen während des Falls ebenso aufmerksam sein* wie für die, die beim Ankommen auf dem Boden und in den darauf folgenden Momenten auftreten. Wir neigen dazu, uns von allem, was wir fallen lassen, in psychischer Hinsicht zu distanzieren, selbst wenn es sich um unseren eigenen Arm handelt. Versuchen Sie, das Bewusstsein für Ihren Arm in dem Moment des passiven Fallens nicht zu verlieren.

Subjektiv sollte es sich anfühlen, als wäre Ihr ganzer Körper, insbesondere das Innere des Rumpfes, mit Ihrem Arm und dessen Bewegung im Einklang. Sie werden feststellen, dass Sie unmittelbar vor oder mit dem Beginn des Einatmens besonders natürlich von Passivität zu Aktivität übergehen können; entsprechendes gilt für den Übergang von Aktivität zu Passivität mit oder direkt nach Beginn des Ausatmens. Daher ist es wichtig, dass Sie lernen, diese Übergänge auch in anderen Momenten zu bewerkstelligen.

Weitere – und wichtigere – Beobachtungen sind nötig: Da jede Phase mit einer Entscheidung verknüpft ist, werden Sie oft ein Anzeichen von Sorge wie Zögern oder Hasten wahrnehmen, das durch eine Störung in der Atmung (ein Verlangsamen, eine Verengung oder ein Beschleunigen) deutlich zutage tritt. Wird diese Störung verstanden, kann sie aufgelöst werden. Diese Übung widmet sich demnach im Grunde *der Fähigkeit zu reflektieren und Entscheidungen im vollen Bewusstsein für das eigene Tun angstfrei zu treffen und umzusetzen.* Gleichzeitig belegt sie, dass Passivität nicht bedeutet, über keinen eigenen Willen zu verfügen, sondern diesen im Gegenteil bestätigt und festigt und lediglich einen weiteren seiner Aspekte darstellt.

Die Atmung in den Kontrollpositionen beobachten

Wenn Sie wenig Vorerfahrung mitbringen, werden Sie an den Kontrollpositionen arbeiten, ohne auf Ihre Atmung zu achten. Erst wenn Sie die Atmung in Ruhe (in passiven Übungen) und bei alltäglichen Verrichtungen erforscht haben, werden Sie auch in diesen Positionen von dem Bewusstsein für sie profitieren. Starke Schmerzen oder andere irritierende Empfindungen stören die Atmung; sie ist daher ein guter Indikator dafür, ob eine Kontrollposition entsprechend ist. Die gewählte Position muss Ihnen erlauben, mühelos zu atmen. Haben Sie gelernt, der Atmung freien Raum zu lassen, werden starke Schmerzen dementsprechend erträglicher.

Wie wissen Sie, ob Sie richtig atmen, wenn Sie sich eine Position ausgesucht haben? Wieder müssen Sie sich auf Ihre Empfindungen verlassen. Schon das kleinste Unbehagen der Atmung ist ein Zeichen dafür, dass etwas mit ihr nicht stimmt. In Positionen, die globale Passivität erlauben, wird die Atmung automatisch reguliert. Sie müssen lediglich die Spannungen lösen, die unter Umständen in der Atemmuskulatur selbst gespürt werden, indem Sie sich auf unangenehme Bereiche konzentrieren und diese analysieren.

In Positionen, die eine Aktivität erfordern, können Sie die Atmung auf die gleiche Weise befreien, indem Sie die Spannungen in der Atemmuskulatur lösen oder mit freier Bewegung willentlich auf die Atmung einwirken.[82]

Bitte beachten Sie, dass die Ausatmung in Rückenlage passiv geschehen kann, die Muskeln für die Ausatmung (insbesondere die Bauchmuskeln) im Sitzen oder Stehen jedoch aktiv sind.

Übungen zu aktivem oder willentlichem Atmen

Ist freies Atmen durch die bisher aufgeführten Übungen möglich geworden, gehen Sie zu den sogenannten «echten» Atemübungen über: zu aktivem oder willentlichem Atmen. Wir teilen diese Übungen in drei Kategorien ein:

a) freies Bewegen mit aktiver und freier Atmung
b) Aktives und passives Atmen im Wechsel
c) Sprechen und Singen, Geräusche und Laute.

82 Siehe nächster Abschnitt *Freies Bewegen mit freier Atmung.*

Freies Bewegen mit freier Atmung

Freies Bewegen[83] wird hier mit einer detaillierten Aufmerksamkeit für die Atmung verbunden; auf jede Empfindung, die mit der Atmung in Verbindung steht, muss aktiv oder passiv so reagiert werden, dass größtmögliches Wohlbehagen die Folge ist. Gleichzeitig müssen die Bewegungen so ausgeführt werden, dass das Atmen möglichst leicht fällt.

Diese Übung ist keine klassische Atemübung; sie zielt nicht darauf ab, das Atemmuster zu verändern oder die Lungenkapazität zu erweitern. Hier geht es darum, zu lernen, *in jeder erdenklichen Situation über den Freiraum, mühelos zu atmen, zu verfügen,* sowie ein Bewusstsein für Ihre Atemorgane zu entwickeln. Dieses gesteigerte Bewusstsein schützt vor schädlichen Spannungen oder Verengungen, und Ihre natürlichen Reaktionen werden eher einem fundierten Instinkt ähneln als schlechten Gewohnheiten entspringen.

Gutes Atmen vermittelt allgemeines Wohlbefinden; seien Sie auf der Hut vor Empfindungen, die nur für einen Teil des Körpers gelten. Ein Gefühl von Wohlbehagen, das auf einen spezifischen Bereich Ihres Körpers beschränkt ist, ist oft ein Anzeichen für mangelndes Wohlbefinden an anderer Stelle; wird es nicht als solches erkannt, kann es schädliche Spannungen verbergen.

Bei jeder Übung zu freiem Bewegen und freier Atmung ist es wichtig, wachsam zu bleiben und den ganzen Körper unablässig genauestens zu untersuchen. Sie müssen auf jede unangenehme Empfindung unverzüglich reagieren, indem Sie entweder die Atmung oder die Bewegung verändern.

Ein erstes Unbehagen wird oft in den Nasenlöchern verspürt, die mehr oder weniger verstopft sein können. Putzen Sie sich – ein Nasenloch nach dem anderen – die Nase, sobald und sooft das nötig ist. Für rasches Ein- und Ausatmen müssen beide Nasenlöcher frei sein. Allein diese Praxis führt zu mehr Gesundheit; wird dieses Verhalten zur Gewohnheit, werden Sie sich weniger oft erkälten, und sollte dies doch geschehen, sinkt die Wahrscheinlichkeit einer verstopften Nase oder erschwerten Atmung. Denken Sie daran, während des Übens Husten, Niesen oder das Ausspucken von Schleim zuzulassen.

Wenn Sie sich des Innenraums des Körpers bewusst werden, können Sie Empfindungen entdecken, die ein Bedürfnis nach Ausdehnung oder Zusammenziehen wecken, den Wunsch, Luft einzuatmen oder auszuatmen. Folgen Sie diesen Gefühlen und passen Sie Ihre Atmung entsprechend an; achten Sie gleichzeitig darauf, welche neue Empfindung sich in der Folge einstellen mag. Rasche Verände-

83 Siehe *Freies Bewegen*, S. 125.

rungen der Atmung müssen nicht vermieden oder als gefährlich erachtet werden. Im Gegenteil: Es ist stets das Beste, den eigenen Instinkten zu folgen, selbst wenn das zu raschen, heftigen oder unregelmäßigen Atembewegungen führt. Was nicht geschehen darf, ist, dass Ihnen die Wahrnehmung für Ihre Atmung entgleitet und Empfindungen unbemerkt verstreichen. Lassen Sie niemals zu, dass eine bestimmte Atemweise zur Gewohnheit wird. Sie müssen physisch und psychisch konstant zu einer Veränderung der Atmung bereit sein, wann immer Ihr Körper das verlangt.

Diese Übung kann im Liegen, Sitzen oder Stehen geschehen; verweilen Sie jedoch nicht in einer Position, sondern erlauben Sie sich, sich frei zu bewegen. Sorgen Sie dafür, dass die Atmung durch das freie Bewegen unterstützt, und nicht behindert wird. Sie sollten das Gefühl haben, dass die Luft jeden Winkel des Körpers erreicht und jede Zelle zum Atmen veranlasst wird.

Gehen Sie am besten systematisch vor. Beginnen Sie in der Rückenlage, kommen Sie dann in die Bauchlage, ins Sitzen und ins Stehen. Diese Ausgangspositionen können nach Bedarf modifiziert oder völlig verändert werden.

Aktives und passives Atmen im Wechsel

Die folgende Übung widmet sich dem Übergang vom passiven zum aktiven Atmen und umgekehrt. Sie erinnert an die Atemübungen des Yoga, bei denen der Atem angehalten wird. Man könnte meinen, es bestünde eine Ähnlichkeit, doch lassen Sie sich nicht in die Irre führen: Hier geht es darum, das freie Atmen noch besser zuzulassen. Wir lernen, zwischen kontrolliertem, absichtlichem Atmen und freiem Atmen (bzw. zwischen aktivem und passivem Atmen) zu unterscheiden. Das ist eine wesentliche Grundlage für alle folgenden Übungen, denn *natürliches, absichtsloses (spontanes) Atmen fungiert als Sicherheitsventil,* wenn eine Übung übertrieben wird oder für die betreffende Person nicht geeignet ist.

Führen Sie diese Übung zunächst in der Rückenlage und später in anderen Ruhepositionen durch. Entscheiden Sie sich für eine Position, entspannen Sie sich und erlauben Sie Ihrer Atmung, ihren eigenen Rhythmus zu finden. Gehen Sie dann wie folgt vor:

a) Atmen Sie *ein wenig* tiefer ein als normal.
b) Halten Sie den Atem – nur wenige Sekunden lang – aktiv an; Ihre Atemmuskulatur bleibt dabei vollkommen bewegungslos.
c) Lassen Sie los. Das zieht passives Ausatmen nach sich.
d) Ruhen Sie, d. h. setzen Sie die Entspannung fort und atmen Sie möglichst ungezwungen, bis sich der instinktive Rhythmus wieder einstellt.

Auf den einzigen Moment aktiven Atmens folgt sofort passives Atmen, das solange fortgesetzt wird, bis der Effekt des aktiven Atmens ausgeklungen ist und die Atmung wieder natürlich abläuft.

Gehen Sie beim Ausatmen auf die gleiche Weise vor:

a) Atmen Sie ein wenig tiefer aus als normal.
b) Halten Sie den Atem an; Ihre Atemmuskulatur bleibt dabei vollkommen bewegungslos.
c) Lassen Sie los. Das Einatmen setzt von alleine wieder ein und entspannt die Muskeln, die aktiv waren.
d) Ruhen Sie, d. h. entspannen Sie weiterhin und atmen Sie ohne jede Anstrengung, bis der normale Rhythmus wiederhergestellt ist. Danach können Sie wieder aktiv einatmen, den Atem anhalten, ihn loslassen usw.

Gegenstand dieser Übung ist daher nicht, mehr Luft einzuatmen als sonst oder maximalen Nutzen aus ihr zu ziehen, indem der Atem angehalten wird, sondern die Wirkung zu erleben und zu beobachten, wie sich die spontane und absichtslose Atmung allmählich wieder herstellt. *Ziel ist natürliches, instinktives Atmen und die Fähigkeit, es ohne jede Einmischung zu beobachten.* In der Rückenlage wird sich Ihre Atmung allmählich dem Atem-Rhythmus beim Schlafen annähern.

Die Stimme beim Sprechen und Singen, Geräusche und Laute

Vielleicht überrascht es Sie, in diesem Zusammenhang auf Stimmübungen zu stoßen, doch Sie müssen bedenken, dass sich die Vibrationen der Stimmbänder und die Arbeit der Stimmmuskulatur im Prinzip nicht von anderen muskulären Bewegungen unterscheiden und auf die gleiche Art und Weise mit ihnen umgegangen werden kann. Zudem wirken sich die Vibrationen der Stimme und die verschiedenen Laute tiefgreifend auf die lebenswichtigen Organe aus. Körperbeherrschung wäre ohne ein Studium der Stimme niemals vollständig. Der Stimmapparat, der Kehlkopf und die Artikulationsorgane müssen in Übereinstimmung mit den gleichen Gesetzen geübt werden, wodurch auch andere physische Bewegungen reguliert werden:

a) Der korrekte Gebrauch des Stimmsystems wird immer ein angenehmes Erleben in diesem System selbst sowie dem Rest des Körpers herbeiführen.
b) Ein freier Gebrauch der Stimme (d. h. wenn die Stimme keinen äußeren oder alltäglichen Anforderungen unterworfen ist) erlaubt konstante Veränderung; dieser Wechsel von Arbeit und Ruhe wirkt sich regenerierend auf die

Muskelfasern aus und verringert das Risiko zu ermüden oder die Stimme zu verlieren.

c) Ein entsprechender Gebrauch der Stimme kann den Eindruck, als verfüge der Körper über keine inneren Barrieren, vermitteln; die Töne klingen nicht nur äußerlich und um Sie herum nach, sondern auch im Innern, sie füllen oder durchdringen das gesamte Volumen Ihres Körpers.

Es sind vor allem Schüchternheit, Hemmungen, Verlegenheit und die Angst, ausgelacht zu werden, die uns daran hindern, unsere Stimme frei zu gebrauchen. Zweifellos ist Ihre Stimme ein Spiegel Ihrer Befindlichkeit, Ihres Selbst. Machen Sie die Übungen daher anfangs besser alleine bzw. unter qualifizierter Anleitung oder in einer Eutonie-Arbeitsgruppe. Freies Experimentieren mit der Stimme kann überraschende Auswirkungen haben. Beobachten Sie Ihre Experimente objektiv und setzen Sie sie beharrlich fort.

Beginnen Sie diese Studien mit freiem Bewegen und mit freier Atmung; experimentieren Sie damit, Geräusche und Laute hinzuzufügen, die von den Sprachwerkzeugen (Lippen, Zähne, Zunge, Mund) produziert werden. Entdecken Sie die Empfindungen, die sich einstellen, wenn Sie wiederholt oder länger anhaltend ein *f*, *s*, *sch* oder *p* bilden. Gehen Sie systematisch durch alle Konsonanten durch. Wenn Sie sich von Ihren Empfindungen leiten lassen, werden Sie lernen, Ihre Stimmorgane natürlich zu beherrschen, und im Gegenzug tiefes Wohlbefinden spüren.

Fahren Sie wie folgt fort: Finden Sie den Laut, der in sich ein Gefühl von Wohlbehagen ausdrückt, nämlich *mmm*; lassen Sie ihn in ein Summen übergehen, wie das einer Biene. Summen Sie mit geschlossenen Lippen eine Melodie. (Erlauben Sie Ihrem Körper die ganze Zeit über, sich frei zu bewegen.) Wenn Sie die Tonlage und Intensität finden, die Ihnen körperlich und stimmlich besonders angenehm sind, empfinden Sie auch muskuläre Aktivität als wohltuend. Sie werden sich der Stimmbänder selbst kaum bewusst sein; es kommt Ihnen vor, als steige Ihre Stimme aus der Tiefe des Bauchraums auf. Bei äußeren Bewegungen entspringt die Energie nicht den Muskeln, obwohl diese tatsächlich aktiv sind; ihre Quelle liegt dort, wo die Bewegungen beginnen und enden. Ebenso verhält es sich beim Singen und Sprechen: Die stimmliche Energie wird sowohl tief im Bauchraum erfahren als auch *an dem Ort, auf den Sie zielen, um dort gehört zu werden.* Kommt die Energie hauptsächlich aus der Kehle, bedeutet das, dass Sie eine schlechte Stimmtechnik haben. Ihre Stimme hat nicht die richtige Tonlage; das kann zu Ermüdung, Stress oder sogar Stimmverlust führen.

Öffnen Sie den Mund, wenn Sie eine gute Form des Summens gefunden haben, und beginnen Sie zu singen. Experimentieren Sie mit verschiedenen Tonlagen oder Intensitäten, indem Sie die Tonhöhe unmittelbar wechseln oder allmählich von einem Ton zum nächsten gleiten. Die Position von Mund und Zunge ist zu diesem Zeitpunkt nicht wichtig, solange diese nicht das allgemeine Wohlbefinden beeinträchtigen.

Ebenso wie die Tonlage können Sie auch die Länge der Klänge frei wählen. Es geht nicht darum, damit einen bestimmten Nutzen zu verfolgen; lassen Sie sich vielmehr von Ihrem inneren Gefühl leiten. Hören Sie beim geringsten Zeichen von Kurzatmigkeit auf zu singen oder zu summen, aber lassen Sie sich dadurch nicht vom Bewegen abhalten. Atmen Sie frei, wie Ihr Körper es Ihnen vorgibt, und beginnen Sie erst wieder zu singen oder zu summen, wenn Sie sich dazu bereit fühlen. Gehen Sie jedem Bedürfnis nach Gähnen unverzüglich und uneingeschränkt nach. Das Gleiche gilt für Seufzen, Husten und Niesen.

Experimentieren Sie als nächsten Schritt mit den verschiedenen Vokalen und schließlich mit der Kombination von Vokalen und Konsonanten.

Das Äußern von Geräuschen oder Lauten aktiviert natürlicherweise das Ausatmen, welches wiederum das Einatmen stimuliert und den Luftaustausch unterstützt. Freies Bewegen mit freien Geräuschen oder Tönen unterstützt das Ausscheiden von Toxinen auf beispiellose Weise. Durch eine effektive Zirkulation (Austausch von Flüssigkeiten) und effektives Atmen (Austausch von Luft und Gasen) sorgt es für eine äußerst gründliche innere Reinigung. Es ist auf körperlicher und geistiger Ebene eine überaus wirksame therapeutische Maßnahme, da es ein großes Spektrum unterdrückten Handelns freisetzt.[84]

Wir nehmen für uns nicht in Anspruch, die Frage der Atmung eingehend geklärt zu haben; unser Ziel war, die Grundlagen zu zeigen, mit denen dieses Thema angegangen werden könnte. Für diejenigen, die einen gesunden Gebrauch von Ihrem Körper machen möchten, ist die Auswahl an Übungen ausreichend. Andere, die aus beruflichen Gründen (Sprecherinnen, Sängerinnen, Tänzer usw.) besondere Bedürfnisse haben oder verschiedene Atemsysteme (wie Yoga) studieren möchten, können mit diesen Übungen der Gefahr von Überanstrengung vorbeugen, da ihnen eine Methode der natürlichen Regeneration durch Entspannung und freier Atmung zur Verfügung steht.

84 Siehe Kapitel 7.

7. Psychologische Ursachen von Spannung: Möglichkeiten und Techniken für inneres Suchen

Warum sind wir angespannt?

Vielleicht sind Sie der Meinung, diese Frage hätte gleich zu Beginn dieses Buches gestellt werden sollen. Wir haben sie uns für das Ende aufbewahrt, denn anfangs können nur wenige sie überhaupt formulieren. Die Erfahrung hat uns gelehrt, dass wir die Tragweite des Problems erst ermessen können, nachdem wir bestimmten Schwierigkeiten begegnet sind. Wir müssen erlebt haben, dass es Kontraktionen gibt, die auf den Willen allein nicht reagieren, (Restspannung / Dauerspannung), wir müssen zur Erkenntnis gelangt sein, dass es selbst unter günstigsten Bedingungen und trotz allen Übens nicht immer möglich ist zu entspannen. Eine scheinbar unüberwindbare Wand aus Spannung und Steifheit muss vor uns gelegen haben. Manche Menschen erleben eine gewisse Beklommenheit beim Versuch zu entspannen, was beweist, dass Kräfte jenseits der physischen Energie beteiligt sind. Leider *ziehen viele aus derartigen Erfahrungen den Schluss, Entspannung sei unmöglich oder sogar schädlich. Das trifft jedoch nicht zu; mit ein wenig Beharrlichkeit kommen die wahren Ursachen der Schwierigkeiten ans Licht.*

In diesem Buch wurden Sie immer wieder davor gewarnt zu glauben, Sie seien entspannt, obwohl Sie tatsächlich angespannt sind. Vielen Menschen ist die eigene Anspannung nicht bewusst; sie führen Entspannungsübungen deshalb so oberflächlich durch, dass diese keinen Nutzen haben. Andere versuchen, durch Autosuggestion zu entspannen, doch auch das ist gefährlich, denn es verleitet dazu, irrtümlicherweise anzunehmen, entspannt zu sein.[85]

---

85 In diesem Fall kehren wir zur Bedeutung der Kontrollpositionen zurück. Solange es Ihnen schwer fällt, die Positionen einzunehmen und zu halten, können Sie sicher sein, dass Spannungen bestehen, selbst wenn Sie diese nicht deutlich wahrnehmen. Bei schlaffen oder überdehnten Bändern ist diese Regel bisweilen außer Kraft gesetzt. Hier zeigt sich Spannung auf andere Art und Weise: Instabilität, Nervosität oder ein Mangel an Empfindungen.

Beide Überzeugungen – zu meinen, Sie könnten entspannen, wenn Sie tatsächlich nicht dazu in der Lage sind, bzw. zu glauben, es sei unmöglich, wirklich zu entspannen – behindern jeglichen Fortschritt. In diesem Moment können Sie sich fragen: «Warum bin ich angespannt?»

Die Antwort ist zugegebenermaßen nicht einfach. Erfolgt sie zu schnell, wird sie bedeutungslos, selbst wenn sie zufällig richtig sein sollte. Vielleicht sagen Sie: «Ja, ich weiß, ich bin angespannt, weil ich so nervös veranlagt bin» oder «Ich habe das Temperament eines Künstlers. Wie können Sie von mir erwarten, nicht angespannt zu sein?» Natürlich können Sie damit Recht haben, doch diese Antworten sind zu allgemein und damit nicht hilfreich; sie widmen sich der Frage ohne echte Substanz. Sie müssen den tief verborgenen Grund finden, der Ihnen eigen ist. Oft lässt sich ein direkter Bezug zwischen einer Anspannung und einer emotionalen Situation entdecken.

Die Prinzipien der Eutonie vermitteln insgesamt ein Gefühl von Sicherheit, das bereits an sich dazu beiträgt, ein beträchtliches Maß an Ängsten ungeachtet ihrer Ursache und ohne Bewusstsein für psychologische Details aufzulösen. Diese persönliche therapeutische Technik verleiht ein Gefühl echter Unabhängigkeit, das den betreffenden Menschen von jedem Gefühl von Schwäche oder Unzulänglichkeit befreit. Er wird anpassungsfähiger und selbstbewusster und kann seine Probleme somit besser überwinden – selbst solche, bei denen es bislang schien, als lägen sie zu tief, um verstanden oder auch nur angegangen werden zu können.

Inneres Suchen

Im Umgang mit tief verwurzelten Konflikten müssen Sie sich auf gründlicheres Suchen einlassen. Es gibt verschiedene Möglichkeiten; die Methode, die wir hier beschreiben, eignet sich für gewöhnliche Fälle und Menschen, deren Probleme nicht akut sind. Ein körperlich oder seelisch kranker Mensch muss selbstverständlich ärztlich oder psychologisch behandelt werden; Eutonie ergänzt diese Behandlungen auf ideale Weise.

Eutonie setzt bei den körperlichen Symptomen an. Der erste Schritt besteht im Versuch, vollständig zu entspannen. Sind die Spannungen, die dem Willen gehorchen, gelöst, gilt es, die wichtigste Restspannung zu finden. Es ist sinnlos zu versuchen, diese zu lösen, da sie zuvor keine Reaktion gezeigt hat; fragen Sie sich stattdessen, was geschähe, wenn sie nicht mehr da wäre bzw. sich extrem verstärken würde.

Das ist eine Art gelenkter Vorstellung, die von Ihnen verlangt, *den Zustand von Passivität, den Sie erreicht haben, beizubehalten*, d. h. Sie lassen keine Veränderung in Ihrer äußeren Position zu. Das *schützt Sie davor, Ihre Vorstellung und deren Auswirkungen konkret umzusetzen*, welche sich dadurch frei entfalten kann. Je mehr Sie sich darauf verlassen können, dass sich die konkrete Situation nicht verändert und das, was Sie sich vorstellen, nicht wirklich geschehen wird, desto freier sind Sie, sich voll und ganz und angstfrei vorzustellen, was geschehen *könnte*.[86]

Ursprung von Spannung: Angst

Jede Spannung wird durch eine Form von Angst verursacht. Dementsprechend können wir erst dann Erleichterung finden, wenn wir uns dieser Angst und ihres Ursprungs bewusst sind. Der direkteste Weg, Spannungen zu lösen, besteht demnach darin, sich selbst Fragen zu stellen, die diese Angst betreffen, wie «wovor habe ich Angst?», «wovor fürchte ich mich besonders?» oder «welche *Empfindung* ist besonders unangenehm, beängstigend oder bedrohlich?» usw.

Ist die Frage klar und präzise, wird eine spontane Antwort in Form eines lebhaften Bildes erfolgen, das auf den Ursprung der Spannung hinweist und ihre psychologische Notwendigkeit offenbart. Mit diesem Vorgehen erkennen Sie von vornherein an, dass *es einen Grund für die Spannung gibt*. Sie akzeptieren, dass Ihr Körper beschlossen hat, mit Spannung zu reagieren, *weil es zum gegebenen Zeitpunkt die beste Lösung für ein Problem war*. Spannung ist keine parasitäre, nutzlose Kontraktion, sondern eine besondere Aktivität, die auf einem unbewussten Konflikt beruht. Sobald Sie sich der seelischen Situation bewusst sind, löst sich die Spannung, die diesen Konflikt verdrängt, und in der Regel verschwindet auch die auf dieser Spannung beruhende Empfindung, da sie nutzlos geworden ist. Wird eine solche Empfindung auf körperlicher Ebene gelöst, kann heftiges Weinen die Folge sein. Das führt unter Umständen auch ohne Bewusstsein für das zugrundeliegende Problem zu anhaltender Entlastung, solange die Spannung nur ein Überrest eines alten Konflikts war.

Einige praktische Beispiele werden das im Folgenden weiter verdeutlichen; lassen Sie sich jedoch nicht von ihnen beeinflussen. Wenn Sie frei von Erwartungen oder vorgefassten Meinungen ein tieferes Verständnis Ihrer selbst erlangen möchten, ist es wichtig, wach und aufmerksam zu bleiben. Tauchen Sie in einen Zustand vollkommener Aufnahmefähigkeit ein, in dem Sie sich ohne Vorlieben oder Ablehnung für alle auftauchenden Gedanken oder Bilder öffnen.

86 Gelenkte Vorstellung ist Robert Desoilles' Methode des gelenkten Träumens im Wachzustand sehr ähnlich; siehe Literatur.

Erforderliche geistige Freiheit

Damit der Geist empfänglich sein kann, ist es nötig sich jeden moralischen Urteils zu enthalten. Im Alltag fällt unser Verstand unzählige Urteile, die echtem Verständnis im Weg stehen. Sind wir uns dieser Tatsache bewusst, können wir dieses Verhalten unterlassen.

Unbewusste moralische Urteile sind schwieriger auszumachen und zu vermeiden, doch auch das ist möglich. Wir neigen dazu, nahezu alle Vorkommnisse, ob bedeutsam oder unwichtig, in «gut» und «schlecht» einzuteilen. Wird etwas als «schlecht» befunden, geht dieses Urteil stets mit einem Gefühl von Angst oder Scham einher. Wir haben Angst vor dem, was schlecht ist, oder schämen uns. Das Gefühl von Angst oder Scham (wobei letztere nichts anderes als eine besondere Ausprägung von Angst darstellt) kann so stark sein, dass wir nicht wagen, an das, wovon es ursprünglich ausgelöst wurde, zu denken oder es uns vorzustellen.

Diese Blockade bezeichnen wir als inneren Widerstand. Dieser Widerstand kann derart intensiv sein, dass selbst Angst und Scham nicht länger als solche erkannt werden. Vielleicht verlieren Sie im ersten Moment den Mut und das Problem erscheint Ihnen unlösbar, wenn Sie der Möglichkeit eines solchen Widerstands gewahr werden. Doch es gibt eine Lösung: Verfolgen Sie den Prozess in umgekehrter Reihenfolge. Wenn Sie Ihr tiefstes Inneres durchforschen, können Sie alle Gefühle von Scham oder Angst wahrnehmen. Sobald Sie sich zu deren Ursache vorgearbeitet und die begleitenden moralischen Bewertungen beiseite gelegt haben, können Sie persönliche Reaktionen klarer rekonstruieren.

Das lässt sich selten alles auf einmal erreichen, doch Sie können den Prozess beschleunigen, indem Sie sich vorab auf ihn vorbereiten. Diese Vorbereitung besteht zunächst in einem Moment der persönlichen Reflexion, um das Phänomen von Angst und die bereits beschriebene Art und Weise, wie Unterdrückung funktioniert, zu verstehen.[87] Danach müssen Sie sicherstellen, solange alleine zu sein, wie es dieser Prozess erfordert. Diese tiefe Innenschau verträgt keine Unterbrechung. Die kleinste Unterbrechung bedeutet, dass Sie wieder ganz von vorne beginnen müssen. Schon die Angst vor Störungen kann den natürlichen Verlauf des Prozesses beeinflussen oder ihn von vornherein verhindern.

87 Bücher zu Selbstanalyse können hier sehr hilfreich sein; zum Beispiel über Psychodrama, das von zahlreichen Psychiatern als eine Form, das Selbst auszudrücken und zu analysieren, empfohlen wird, oder Artur Janovs Urschreitherapie; siehe Literatur.

Praktisches Vorgehen

Legen Sie sich mit ausreichend Zeit und der notwendigen Ruhe auf den Rücken – am besten am Boden – und entspannen Sie den Körper so umfassend wie möglich. Um Restspannungen deutlich spüren zu können, ist eine feste Unterlage nötig. Eine weiche, nachgiebige Unterlage dient nur dazu, Spannungen zu verschleiern.

Wie Sie diese anfängliche Entspannung erreichen, ist unerheblich. Sie können an die Bereiche denken, die den Boden berühren, und sich dann dem Körper im Detail zuwenden. Sie können alle auftretenden Empfindungen beobachten oder sich auf einen einzelnen Körperbereich konzentrieren, was Ihren Körper als Ganzes entspannen wird. Diese Methoden sind alle gleichwertig; der einzig wichtige Faktor für das größtmögliche Lösen von Spannung ist die Passivität.

Richten Sie Ihre Aufmerksamkeit nun auf die Restspannung, die sie vorrangig lösen möchten. Sollten Sie merken, dass Sie kurz davor sind einzuschlafen, dann lassen Sie das zu. Ihre Träume können dazu beitragen, Aufschluss über den Ursprung Ihrer Spannung zu geben. Geschieht dies jedoch wiederholt, dann versuchen Sie, die Übung zu einer anderen Tageszeit zu machen oder schlafen Sie vorher und machen Sie die Übung gleich nach dem Aufwachen.

Begegnen Sie beispielsweise im rechten Arm einer Spannung, die auf den bloßen Willen nicht reagiert, geben Sie sofort alle Versuche auf, sie willentlich zu lösen. Verweilen Sie stattdessen in dem passiven Zustand, den Sie erreicht haben, und betrachten Sie diese Rest- oder verbleibende Spannung nicht als etwas Widriges, dessen Sie sich entledigen müssen, sondern als ein notwendiges Phänomen mit einer körperlichen oder seelischen Funktion. Sie müssen nun nur noch den Grund für ihre Existenz entdecken.

Versuchen Sie erst genau zu verstehen, woraus diese Spannung besteht, und stellen Sie sich dann vor, was geschähe, wenn sie nicht mehr da wäre. Durch die Umstände (äußere Ruhe, der Körper wird vom Boden getragen usw.) vor jeglicher Gefahr beschützt, können Sie Ihrer Vorstellung freien Lauf lassen.

Stellen Sie sich die folgende Frage: «Was würde geschehen, wenn ich diese Spannung losließe?» Vielleicht spüren Sie im Innern die Antwort: «Ich hätte Angst.» Sie könnten weiter fragen: «Wovor hätte ich Angst? Davor, mich schwach zu fühlen. Was ist das für eine Schwäche, und warum macht sie mir Angst? Wenn ich schwach bin, fühle ich, dass mir eine Gefahr droht. Worin besteht diese Gefahr?»

Vielleicht kommt Ihnen eine verstörende Situation aus der Vergangenheit in den Sinn. «Ich hatte vor jemandem Angst, der in meiner Kindheit alles daran legte, mir das Leben schwer zu machen. Ich wollte mich schützen.» Oder: «Ich war wütend auf ihn und wollte ihn schlagen.» Oder: «Ich hätte gerne Zuneigung gezeigt, aber ich habe mich nicht getraut.» Sie werden deutlich wahrnehmen, dass die Restspannung, die Sie in Ihrem Arm fühlten, von einer Reaktion auf diese spezifische Erfahrung herrührt.

Diese Erfahrung erneut zu durchleben und sich des Ursprungs der Spannung bewusst zu werden, leitet unmittelbare und präzise Entspannung ein. Gleichzeitig wird offenkundig, dass *es sich bei muskulärer Passivität nicht um einen Zustand von Schwäche, sondern um einen normalen Zustand von Selbstkontrolle handelt.* Aus dieser Passivität heraus ist jede erdenkliche Bewegung möglich. Das zeigt, wie sehr sich gewählte, kontrollierte Passivität vom Zustand unbewusster Entspannung unterscheidet, die ein Gefühl von Schwere vermittelt, als klebten die Glieder am Boden. Jener Zustand ist das Ergebnis einer unbewussten Autosuggestion, die keinen Bezug zur Realität hat und Steifheit und unbewusste Spannung verbirgt.

Andere mögliche Antworten auf die Frage «Was würde geschehen, wenn sich diese Spannung lösen würde?» könnten in Bezug auf die Beine beispielsweise lauten: «Ich hätte Angst; Angst vor Lähmung, Angst, die durch die Erinnerung an einen schlimmen Sturz ausgelöst wird.» oder in Bezug auf den Hals: «Ich hätte Angst zu ersticken.»

Angst vor Ersticken

Die Angst vor Ersticken tritt häufig auf und mag als unüberwindbares Hindernis erscheinen. Sie kann jedoch bezwungen werden, indem Sie sich daran erinnern, dass sich das autonome Nervensystem um die Atmung kümmert und demnach keine entsprechende Gefahr droht.[88]

Sie können sich daher getrost *vorstellen* zu ersticken, ohne befürchten zu müssen, dass dies tatsächlich eintritt. Wenn Sie dieses Experiment wagen und sich Ihre Angst eingestehen, werden Sie meist schlicht in Tränen ausbrechen. Die Angst zu ersticken beruhte vielleicht auf dem Zurückhalten von Tränen aufgrund einer Traurigkeit, die nicht zum Ausdruck gebracht und bis zu diesem Zeitpunkt unbewusst verdrängt worden war; die Enge im Hals diente dazu, die Tränen physisch zu unterdrücken. Das entsprechende plötzliche Bewusstsein lässt den Tränen freien Lauf und beseitigt die hartnäckige Spannung. Vielleicht führt das sogar zu einer

88 Selbst bei Kindern, die nach heftigen Schreikrämpfen zu Apnoe neigen, führt dieses momentane «Ersticken» im schlimmsten Fall zu einer Ohnmacht, die der Atemreflex von allein sofort wieder normalisiert.

radikalen Stimmungsveränderung auf geistiger und körperlicher Ebene. Plötzlich steht Ihnen neue Energie zur Verfügung, die Ihnen durch die Spannung im Hals bislang vorenthalten war.

Selbstverständlich kann diese Spannung auch andere Gründe als Trauer haben. Abhängig von unserer persönlichen Geschichte reagieren wir alle unterschiedlich auf individuelle Art und Weise.

«Was würde geschehen, wenn diese Spannung nicht mehr da wäre?» ist eine sehr direkte Frage, und die Antwort zeigt, dass die Kontraktion unbewusst erfolgt, um etwas zu verbergen, dem wir nicht bewusst entgegenzutreten wagen. Vor die Wahl zwischen zwei Übeln gestellt, zieht das Unterbewusstsein anscheinend das Gefühl von Spannung dem Gefühl von Angst oder Scham vor; Spannung ist leichter zu ertragen und bleibt zudem die meiste Zeit unbewusst.

Spannung stellt einen Akt der Selbstverteidigung in einer gefährlichen oder als gefährlich empfundenen Situation dar; deshalb ist sie leichter auszuhalten als Angst oder Scham. Jener Akt scheint uns – selbst wenn er unbewusst geschieht – vor Gefahr zu schützen. Sobald wir uns der Angst konkret bewusst sind, können wir auf bessere Art und Weise damit umgehen.

Scham

In den bisherigen Beispielen wurde die gelenkte Vorstellung auf Angst als hauptsächliche Ursache für Spannung beschrieben, doch diese kann ebenso gut auf Scham beruhen; das trifft oft zu, wenn Spannung in Körperregionen auftritt, die erotisch oder sexuell stimuliert wurden. Diese – als beschämend verurteilten – Empfindungen werden (oft völlig unbewusst) verdrängt und durch statische muskuläre Spannung überdeckt oder verschleiert. Trotz des beachtlichen Einflusses der modernen Psychologie bleiben Angst und Scham stark mit allem verbunden, was mit Sexualität zu tun hat; manchmal ist das leicht erkennbar, manchmal verbirgt es sich subtil hinter einer vermeintlichen sexuellen Freiheit, die einem wahren Verständnis des Problems entgegen steht.

Wenn an Spannungen gearbeitet wird, hinter denen Aggression verborgen liegt, kann sich letztendlich Scham oder Angst offenbaren. Aggressivität wird oft als unmoralisch bewertet und durch extreme Anspannung verdrängt. Das geschieht auf unterschiedliche Weise auch immer dann, wenn wir uns mit einem Gefühl oder einer Situation konfrontiert sehen, die uns unerträglich erscheint. Muskuläre Spannung unterdrückt jedes Bewusstsein für diese Gefühle.

Abwesenheit von Empfindungen

Oft ist Spannung nicht offensichtlich; das macht es bedeutend schwerer, sich dieser Umstände bewusst zu werden. Solange wir Spannung nicht konkret *fühlen*, nehmen wir meist an, dass wir entspannt sind. In diesem Fall müssen wir mit besonderer Bedachtsamkeit vorgehen.

Bedeutet das Nichtvorhandensein von Empfindungen die Abwesenheit von Spannung? Um diese Frage zu beantworten, müssen Sie beweisen, dass Sie wirklich entspannt sind, und das als Tatsache begründen können. Das ist nur über Empfindungen möglich; Sie müssen also einen Körperbereich auswählen, Ihre Aufmerksamkeit auf ihn richten und die Präsenz oder Abwesenheit von Spannung fühlen. *Sensorische Wahrnehmung ist die Voraussetzung für den Nachweis von Entspannung.* Sie können nicht mit Gewissheit sagen, dass Sie entspannt sind, *bevor Sie eine positive und genaue Empfindung von echtem Loslassen und vollständiger Ruhe haben.*

Wir suchen hier nicht nach äußeren Belegen – egal ob wissenschaftliche Apparaturen oder die Kontrollpositionen. Wir suchen den inneren Nachweis, den Sie selbst erbringen und erkennen: durch die körperlichen Empfindungen, die nur Sie selbst wahrnehmen und beobachten können. Dieser direkte Beweis hat den größten praktischen Nutzen und kann jederzeit konkret umgesetzt werden.

Viele Methoden der Körperschulung stellen den Wert von Empfindungen in Frage. Nachdem sie in manchen Fällen als irreführend beobachtet wurden, werden Empfindungen prinzipiell als Täuschung abgelehnt. Anders gesagt: Diese Methoden weigern sich, die Möglichkeit zu akzeptieren, dass der Einzelne Geschehnisse selbst kontrollieren kann, und lehnen damit etwas ab, was als persönliche und tiefgreifende Studie betrachtet werden kann. *Wir können jedoch keine Handlung vollziehen, ohne auf die eine oder andere Art unsere Empfindungen zu berücksichtigen.*

Jedes Handeln – ob beabsichtigt oder nicht, ob wir uns seiner bewusst sind oder nicht – beruht auf körperlichen Empfindungen. *Der Weg zur Beherrschung des Selbst führt über das Bewusstsein von uns selbst und unsere Empfindungen.* Es ist sehr wohl möglich, die eigenen Empfindungen genau zu analysieren und die eigenen Reaktionen auf sie objektiv zu beobachten, ohne ihnen einfach blind zu vertrauen. So lernen Sie, zwischen Autosuggestion (Vorstellung) und echtem Sinneseindruck (Wahrnehmung) zu unterscheiden.

Das Nichtvorhandensein von Empfindungen bedeutet daher nicht die Abwesenheit von Spannungen. Es ist ein negativer Zustand und ein Zeichen für Spannung auf physischer und psychischer Ebene.[89]

89 Hier ist nicht die Gefühllosigkeit gemeint, die beim Übergang von stärkeren zu schwächeren Empfindungen anfangs vorübergehend auftreten kann; vgl. *Körperliche Empfindungen*, S. 23.

Körperbewusstsein

Da unsere Erfahrung belegt, dass die Abwesenheit von Empfindungen kein Garant ist für Entspannung und Sie nur über Sinneseindrücke prüfen können, ob Ihre Muskulatur aktiv oder passiv ist, müssen Sie lernen, sich die Bereiche Ihres Körpers bewusst zu machen, von denen Sie nur einen schwachen Eindruck haben. Körperbewusstsein oder *Körperbild* ist ein psychologisches Konzept, das nach wie vor nicht ausreichend erforscht ist und dessen Terminologie vage bleibt. Bevor wir uns dem Thema weiter widmen, müssen wir die Bedeutung der verwendeten Begriffe klären.

Wie sich Ihr Körper Ihnen darstellt, nehmen Sie hauptsächlich auf die Art und Weise wahr, in der Sie ihn sehen. Dieses Bild ist wie ein Diagramm; es ist auch ein Abbild der Idee, die Sie von Ihrem Körper haben, Ihres Konzepts vom «menschlichen Körper». Wir bezeichnen es als «Körperbild» (visuelle Repräsentation des Körpers), dessen Wesen oder Form über das Erstellen einer Zeichnung oder einer Modellage des menschlichen Körpers ermittelt werden kann. Diese Zeichnung bzw. diese Modellage gewährt uns Aufschluss über das strukturelle Körperbild; es ist ein Test, dessen genaue Auswertung, wiewohl äußerst interessant, den Rahmen dieses Buches bei weitem übersteigt. Wir können hier nur darauf hinweisen, dass eine normale Repräsentation bzw. ein normales Bild des eigenen Körpers erforderlich ist, wenn dieser gut gebraucht werden soll. Lücken im Körperbild führen normalerweise zu fehlerhaftem oder ungeschicktem Gebrauch der scheinbar fehlenden Bereiche.

Es besteht ein grundlegender Unterschied zwischen dem Körperbild in Ruhe und dem Körperbild in Bewegung.[90] Ohne detailliert auf dieses Thema einzugehen, möchten wir schlicht anmerken, dass viele Menschen sich ihres Körpers nur bei Aktivität bewusst sind und das Körperbewusstsein bei Inaktivität oft völlig verschwindet. Eine solche Inaktivität kann mit Nervosität oder Unsicherheit einhergehen, hinter der sich oft eine Angst vor dem Tod verbirgt.[91] Tief im Innern assoziieren diese Menschen Inaktivität mit Tod und haben deshalb Angst vor der Entspannung. Nicht-Tun wird manchmal auch mit Faulheit in Verbindung gebracht, die als moralisch verwerflich gilt und somit abgelehnt wird. Es gibt viele Gründe, unsicher zu sein; gelangt ein Mensch jedoch zu einem Verständnis seiner inneren Gefühle, merkt er, dass Furcht überflüssig ist, und kann entspannen.

90 Professor de Ajuriaguerra von der Universität Genf drückt das mit «corps agi» und «corps vecu» aus: «der Körper in Aktion» und «der lebende Körper»; siehe Literatur.

91 Siehe *Bewegungslosigkeit*, S. 20.

Körperbewusstsein, welches sich auf den «lebenden Körper»[92] bezieht, bedeutet globales Empfinden und setzt sich aus all jenen wesentlichen Sinneseindrücken zusammen, die mehr oder weniger bewusst wahrgenommen werden. In Verbindung mit Ihrem Körperbild erlaubt Ihnen diese sensorische Wahrnehmung, maximal effizient zu handeln oder zu entspannen; beides zusammen ermöglicht optimale Selbstbeherrschung.

Um diese Selbstbeherrschung zu steigern und die Lücken Ihres Bewusstseins zu schließen, müssen Sie sich Ihres Körpers noch subtiler bewusst werden. Die Frage ist: Wie lassen sich diese Lücken schließen? Wie können Sie etwas in Körperregionen spüren, in denen Sie normalerweise nichts empfinden? Das ist paradox, aber nicht unmöglich. Zunächst müssen Sie jedoch die tatsächliche Abwesenheit von Empfindungen bemerken und sich nicht Eindrücke vorstellen, wo keine vorhanden sind.

Das Inventar[93] verbindet das Körperbild mit dem lebenden Körper (körperliche Empfindungen): Sie machen sich mental ein Bild von einem Teil Ihres Körpers und beobachten gleichzeitig die Empfindungen, die dort auftreten. Sollten bestimmte Bereiche vergessen werden, weist das auf ein unvollständiges Körperbild hin; nehmen Sie bei der Konzentration auf einen bestimmten Bereich überhaupt keine Empfindung wahr, besteht gewissermaßen eine «Lücke» in Ihrem lebenden Körper.

Um diese Leere zu füllen, muss Ihre Aufmerksamkeit kontinuierlich auf diesen Bereich gerichtet bleiben, bis Sie eine Empfindung wahrnehmen. Das setzt eine gehörige Portion Geduld voraus, denn stärkere Empfindungen in anderen Körperregionen ziehen selbstverständlich mehr Aufmerksamkeit auf sich. Sie müssen Ihre Aufmerksamkeit also immer wieder zum fraglichen Bereich zurücklenken. Denken Sie in diese Leere «hinein» und spüren Sie *die Empfindung von Leere an sich*, während Sie zugleich sehr aufmerksam bleiben.

Die ersten Lebenszeichen in diesen Bereichen werden selbstverständlich schwach und vage sein, doch mit der Zeit wird das Bewusstsein schärfer und die Eindrücke präziser. Letztendlich werden Sie entdecken, dass Ihr Mangel an Sensibilität auf einer Spannung beruhte, die dazu diente, ein unliebsames Gefühl (Schmerz, Angst, Scham, Schwäche, sexuelle Erregung usw.) zu überdecken. Natürlich gibt es auch Bereiche, deren unzureichende Sensibilität allein auf einem Erfahrungsmangel beruht. Diese Bereiche reagieren rascher als andere. Die Übungen,

---

92 Siehe obige Fußnote 6.

93 Siehe *Inventar*, S. 22.

die in den vorherigen Kapiteln beschrieben wurden, fördern das Körperbewusstsein und tragen dazu bei, unbewusste Bereiche und Spannungen aufzudecken, ohne dass dieses innere Suchen notwendig wird.

Unbewusste Empfindungen

Wir müssen bedenken, dass wir oft verspannt sind, ohne es zu merken, und unbewusste Spannungen meist unliebsame Empfindungen verbergen. Manche dieser unbewussten Empfindungen können dadurch aufgedeckt werden, indem Sie genau in dem Moment innehalten, in welchem Sie sich bewegen wollten. Bewegungsimpulse sind nicht nur ein Zeichen für Spannung in einem Glied oder Körperteil, sie werden auch sehr oft von einer Empfindung, die Sie bisher nicht bemerkt hatten, ausgelöst. Gehen Sie dem Impuls nach Bewegung nicht nach, wird das Unbehagen deutlicher und lässt sich leichter analysieren. Die stärkste Empfindung wird zuerst zutage treten, doch ihren Ursprung werden Sie selten sofort feststellen können. Er wird erst dann offenkundig werden, wenn Sie die Empfindung, die der Bewegungsdrang bisher verborgen gehalten hatte, analysieren.

Betrachten wir das an einem Beispiel: Eine Frau, die eine Weile auf dem Rücken liegt, verspürt das dringende Bedürfnis, den Kopf zu bewegen. Sie bleibt jedoch bewegungslos liegen, und versucht, die Empfindung zu orten, die den Wunsch nach Bewegung auslöst. Sie findet sie dort, wo der Kopf den Boden berührt. Nach einer eingehenden Analyse beschreibt sie die Empfindung als leicht schmerzhaften Druck auf das Gewebe des Schädels; sie hat den Eindruck, als drücke sie ihren Kopf zu sehr gegen den Boden. Tatsächlich besteht dieser Druck nicht nur aus dem Gewicht des Kopfes, sondern auch aus einem aktiven Pressen nach unten. Die Frau versucht, dieses unabsichtliche, aktive Drücken zu verstehen, und entdeckt, dass sie ohne diesen Druck den Eindruck hat, ihr Kopf könne sich vom Boden lösen; diese Furcht war die Ursache für den Druck. Im Wissen, dass ihr Kopf sich nicht von allein vom Boden lösen kann, löst sie den Druck, und das Unbehagen verschwindet. (Manchmal beruht eine solche Überempfindlichkeit auf mangelnder lokaler Durchblutung; Entspannung verbessert die Durchblutung und vertreibt den Schmerz, vor allem in Verbindung mit dem Prinzip «Kontakt».)

In der Berührung mit dem Boden tritt dieses Phänomen häufig auf. Das unangenehme Gefühl von Kompression, das nach einer gewissen Zeit schmerzhaft wird, löst den Wunsch nach Bewegung aus. Viele Menschen machen sich schwer, indem sie sich unbewusst gegen den Boden pressen, da sie das Empfinden von Schwere als Zeichen von Entspannung deuten. Manchmal beruht ein solcher Druck auch auf der Angst, wegzuschweben; Schwerelosigkeit ist unbewusst mit der Empfindung, sich vom Boden zu lösen, verbunden und löst Furcht aus. Um dem entgegenzuwirken, führen die Betreffenden lieber ein Gefühl von Schwere herbei und drücken den Körper nach unten gegen den Boden. Andere hingegen erfahren diese Furcht nicht und genießen das Gefühl von Leichtigkeit. Wir erinnern nochmals an die Notwendigkeit, die eigenen spezifischen Reaktionen stets so objektiv wie möglich zu beobachten.

Bereits der geringste Schmerz kann – selbst wenn er unterhalb der Schwelle der bewussten Wahrnehmung bleibt (beispielsweise im Magen) – Bewegung veranlassen. Wenn Sie bewegungslos verweilen, nehmen Sie den Schmerz wahr und können ihn lindern, indem Sie den entsprechenden Bereich entspannen. Das Bewusstsein für diesen Schmerz wird Ihnen zudem helfen, rational mit ihm umzugehen. Vielleicht erinnern Sie sich, was Sie gegessen haben: Könnte etwas davon den Schmerz verursacht haben? Oder Ihnen wird klar, wie Sie gegessen haben: Ist es auf eine Art und Weise geschehen, die Sie ändern sollten? Vielleicht fällt Ihnen die unangenehme Diskussion ein, die Sie während der Mahlzeit führten usw. Es ist immer günstig, die Ursache eines Symptoms möglichst früh zu entdecken. *Schmerz ist eine freundliche Warnung, kein Feind.*[94] Deshalb ist es so gefährlich, ihn mit Medikamenten zu beseitigen, ohne zuvor nach seiner Ursache gesucht zu haben.

Ein winziger Schmerz kann derart viel Angst auslösen, dass das Empfinden von Schmerz verdrängt wird, bevor Sie sich seiner bewusst sind. Diese Angst wird unter Umständen ebenso wenig bemerkt wie die Spannung, die sie verborgen hält. Nur durch klares Beobachten können Sie die gesamte Kette von Ursache und Wirkung aufdecken.

Entwicklung des Körperbewusstseins auf emotionaler Ebene

Körperbewusstsein sollte sich im Einklang mit dem natürlichen Verlauf von Wachstum und Entwicklung entfalten. Das Kind lernt seinen Körper kennen und entwickelt die Fähigkeit, ihn zu lenken, indem es auf seine Wahrnehmung vertraut; leider steht unsere Erziehung diesem natürlichen Prozess häufig im Weg. Die mit der Erziehung betrauten Erwachsenen haben eine Werteskala für die ver-

94 Selbstverständlich sollten Sie bei anhaltenden Schmerzen ärztliche Hilfe in Anspruch nehmen; auch angespannte, starre Unbeweglichkeit sollte nicht unbegrenzt bestehen.

schiedenen Bereiche des Körpers, die sie – bewusst oder unbewusst – an das Kind weitergeben. Kopf und Arme werden beispielsweise als «edle» Teile des Körpers betrachtet, während andere, wie die Pobacken, als unsauber gelten und kaum erwähnt werden. Bereiche wie das Rektum, der Anus oder die Geschlechtsteile werden als unanständig erachtet und abgelehnt. Diese Beispiele veranschaulichen das Prinzip widerstreitender Werte. Jeder Mensch muss für sich selbst herausfinden, welche Gefühle er unterschiedlichen Teilen seines Körpers gegenüber hegt; individuelle Umstände bestimmen die Werteskala. Zivilisation und säkulare Traditionen haben eine allgemeine Hierarchie erstellt, doch den Variationen im Detail sind keine Grenzen gesetzt und die individuellen Unterschiede können groß sein. Wenn Sie lernen möchten, sich selbst zu verstehen und damit Kontrolle über Ihren Körper zu erlangen, dürfen Sie keinesfalls auf die Werteeinteilung achten, die – meist ohne es zu merken – mit der Erziehung angenommen wurde. Sie müssen die Tradition verlassen und *Ihrem Körper Ihrem eigenen Urteil gemäß neue Werte geben.*

Ebenso wie Körperbereiche werden auch Sinneseindrücke in eine Werteskala eingeordnet. Je nachdem, wie angenehm oder unangenehm sie sind, werden sie ersehnt oder abgelehnt. Auch diese Bewertung ist nicht einfach. Jeder Mensch reagiert individuell; was der eine angenehm findet, ist für den anderen womöglich unerträglich. Zudem existieren umgekehrte oder verdrehte Reaktionen: Eine unangenehme Empfindung wird genossen oder eine angenehme verabscheut. Derartige Reaktionen mögen paradox erscheinen. Wenn sie umfassend analysiert werden, sind sie jedoch durchaus verständlich. Es handelt sich ausnahmslos um eine unbewusste Wahl zwischen zwei Empfindungen, bei der der weniger problematischen stets der Vorzug gegeben wird. Das kann auch eine äußerst unangenehme Empfindung sein, solange sie eine andere, weitaus unerträglichere verbirgt oder ersetzt. Für echte Entspannung müssen wir diese Kategorie von Empfindungen in uns kennenlernen und das Zusammenspiel zwischen Empfindungen und Gefühlen verstehen.

Eine Empfindung kann eine unbewusste Emotion verbergen, und aus einer nicht erkannten Empfindung kann ein Gefühl entstehen. Schmerz wird beispielsweise unter Umständen leichter akzeptiert als ein Angstgefühl, während eine unbequeme, aber unbewusste Empfindung zu einem Zustand angespannter Sorge führen kann.

Zweiter Prozess der Bewusstseinsentwicklung

Anstatt zu fragen, was geschehen würde, wenn diese Spannung nicht mehr da wäre, können Sie sich auch fragen: «Was würde geschehen, wenn sie in einer Bewegung voll und ganz zum Ausdruck käme?» Restspannung kann tatsächlich ein Hinweis auf eine gehemmte Handlung sein, die aus verschiedenen Gründen – den zum damaligen Zeitpunkt herrschenden Bedingungen, Konvention, Angst usw. – unterdrückt wurde. Das Vorgehen bleibt gleich: Sie müssen vollständig entspannt sein und auch entspannt bleiben, wenn Sie diese Frage an sich richten. Keine noch so kleine äußere Bewegung darf erfolgen. Diese Bewegungslosigkeit erlaubt der Imagination, sich zu entfalten, und ermöglicht Ihnen, die Frage zu beantworten.

Bei Restspannung in den Beinen könnte die Frage lauten: «Wie würden sich meine Beine bewegen, wenn ich der Spannung, die sich in ihnen konzentriert, freien Lauf ließe?» Vielleicht taucht als Antwort plötzlich das Bild in Ihnen auf, wie Sie schwimmen oder reiten möchten oder wütend nach jemandem treten. Damit sind Sie sich sofort bewusst, welcher Natur die Spannung und ihr Kontext sind. Gehört der Konflikt der Vergangenheit an, wird die Spannung augenblicklich verschwinden. Gehört er in die Gegenwart, verliert die körperliche Anspannung ihre Bedrängung und bedroht nicht länger Ihre Gesundheit; das entsprechende psychische Problem bleibt jedoch bestehen und muss durch ein tiefes Verständnis der Situation, so wie sie wirklich ist, gelöst werden.

Sie meinen vielleicht, dieses innere Erkunden stünde nur denen offen, die über eine gute Vorstellungskraft verfügen. Dem entgegnen wir, dass gelenkte Imagination nicht wirklich kreativ ist: Sie erfindet nichts Neues und hilft uns nur, uns an gegenwärtige und vergangene Dinge zu erinnern. Zum anderen ist Imagination eine Fähigkeit, mit der wir alle bis zu einem gewissen Grad ausgestattet sind. Selbst wenn sie aufgrund der Lebensumstände schlummern sollte, kann Sie nichts daran hindern, diese natürliche Fähigkeit zu fördern und zu nutzen. Wichtig ist, die Schranken fallen zu lassen, damit die Vorstellungskraft sich ungehindert entfalten kann. *Wenn Sie urteilsfrei alles akzeptieren, was Ihre Vorstellungskraft Ihnen anzubieten hat, wird sie in endloser Folge Bilder und Erinnerungen ans Licht bringen.*

Manchmal tauchen während einer kurzen Ablenkung oder Benommenheit spontan Erinnerungen oder Bilder auf. Flüchtige Gedanken oder Traumbilder stehen im Allgemeinen mit dem Ursprung von Spannungen in Verbindung; es ist wichtig, ihnen Beachtung zu schenken.[95]

95 Siehe *Das praktische Vorgehen*, S. 203.

Dritter Prozess der Bewusstseinsentwicklung: «Freies Bewegen»

Wenn es gilt, die psychologischen Faktoren einer Spannung aufzudecken, kann «Freies Bewegen» ebenso wirkungsvoll sein, wie Innehalten und Entspannen. Beim freien Bewegen, wie es bisher beschrieben wurde, waren wir nur mit körperlichen Empfindungen befasst; wenn wir jedoch beginnen, Gefühle und Emotionen zu berücksichtigen, die diese Bewegungen und Situationen begleiten können, wird die Übung zu einer Art psychologischer Erforschung.

Diese Herangehensweise besteht darin, sich frei zu bewegen und sich bewusst zu werden, welche Gefühle und Emotionen die Bewegung ausdrückt. Versuchen Sie, die Person oder die Situation, die diese Gefühle ausgelöst hat, durch gelenkte Imagination vor Ihrem inneren Auge auftauchen zu lassen. Dazu sind, ebenso wie bei der vorherigen Studie, Zeit und Ruhe erforderlich. Zudem – und das kann einige Vorbereitung bedeuten – benötigen Sie genügend Freiraum, um zu vermeiden, dass Sie gegen Möbel stoßen, eine Vase umwerfen, andere in Ihrer Nähe stören oder den Kronleuchter der Nachbarn ein Stockwerk tiefer zum Klirren zu bringen, sollten Sie mit den Füßen stampfen. Es muss möglich sein, laut zu schreien, ohne Ihrer Familie einen Schrecken einzujagen.

Beim ersten Versuch wird diese Übung Sie entweder komplett faszinieren oder in extreme Verlegenheit bringen. Nun, da Sie Ihren Gefühlen freien Lauf lassen dürfen, fragen Sie sich, was passieren wird. Vielleicht sind Sie so verlegen, dass Sie keine Ahnung haben, was Sie tun könnten. Die Freiheit, jede erdenkliche Bewegung tun zu dürfen, ist Ihnen unangenehm. In dieser Situation sollten Sie sich daran erinnern, *dass dies keine Sache des Wissens ist, sondern des Fühlens.* Verspüren Sie keinen spontanen Bewegungsimpuls, dann fragen Sie Ihre Beine: «Wo möchtet ihr hingehen? Nach vorne? Zu wem? Nach hinten? Wovon wollt ihr euch entfernen?» Oder Ihren Körper als Ganzes: «Ist diese Position besonders bequem? Möchtest du dich in diese Richtung drehen oder in jene neigen?» Denken Sie daran: Sie sind der einzige Mensch, der das Geschehen verfolgen wird; Sie können Ihren Armen, Ihren Beinen, Ihrem gesamten Körper erlauben, das zu tun, was sie möchten. Folgen Sie jedem Impuls; Sie werden beginnen, das Gefühl zu entdecken, das in den sanften oder wilden Bewegungen der Arme zum Ausdruck kommt, in der Drehung des Oberkörpers oder im Wunsch, nach hinten oder oben zu schauen. Vielleicht stellen Sie fest, dass Sie die emotionale Bedeutung einer bestimmten Bewegung erkennen, wenn Sie diese wiederholen, und verstehen, an wen oder was sie sich richtet und welches Bedürfnis sie ausdrückt.

Selbstverständlich kann es zu unerwarteten Reaktionen kommen, wenn bislang verdrängte Gefühle anerkannt werden; vielleicht brechen Sie in Lachen oder in Tränen aus. Sie müssen sich deswegen weder beunruhigen noch versuchen, derartige Reaktionen zu unterbinden. *Die beschriebenen Übungen sind nicht gefährlich.* Wenn Sie sich Ihrer Handlungen bewusst bleiben, erleben Sie Ihre Gefühle die ganze Zeit über auf objektive Weise mit. Es ist unwahrscheinlich, dass Sie nicht wissen, was Sie tun, oder die Kontrolle über sich verlieren.

Wird freies Bewegen *allein von körperlichen Empfindungen* gelenkt, regeneriert es den gesamten Körper und tonisiert die Muskeln. Körperbewusstsein und Bewegungskontrolle nehmen insgesamt zu. Die Übung erlaubt Ihnen, den natürlichen Instinkt für stimmige Bewegung wieder zu entdecken – nicht nur während der Übung selbst, sondern auch im Alltag. Auf *emotionaler Ebene* ausgeführt steigert freies Bewegen nicht nur das körperliche Bewusstsein, sondern auch Ihr Wissen um Ihre tatsächlichen Gefühle; das führt zu besserer Selbstbeherrschung. Bislang verdrängte emotionale Energie steht Ihnen zur freien Nutzung zur Verfügung.

Unter fachkundiger Anleitung können diese Übungen auch in der Gruppe durchgeführt werden; dort entfalten sie in physischer wie auch in psychischer Hinsicht eine starke Wirkung (die an Psychodrama erinnert.) Doch vielleicht möchten Sie lieber alleine arbeiten. Seelische Widerstände werden eher respektiert, und obwohl Fortschritte womöglich etwas länger auf sich warten lassen, sind Sie doch tief verbunden mit der Person, die Sie wirklich sind. Der gesamte Prozess erlaubt Ihrer Persönlichkeit, sich vollkommen authentisch zu entfalten.

Schluss

Obwohl sich dieses Buch als vollständiges Handbuch zum Thema präsentiert, kann es sein, dass einige Fragen offen bleiben, die Sie gerne gründlich geklärt haben möchten. In den Büchern, die in der Literaturliste aufgeführt sind, können Sie weitere Informationen finden, die Ihnen bei Ihrem Suchen weiterhelfen.

Ein Thema wurde absichtlich ausgespart: Die qualifizierte Eutonie-Behandlung. Wenn bei einem besonderen Problem oder einer übermäßigen nervösen Anspannung raschere Ergebnisse nötig werden, kann diese Form der Eutonie sehr hilfreich sein. Mit angemessener Eutonie-Therapie kann ein Mensch zu tiefer Entspannung gelangen und sein Körperbewusstsein verbessern; das führt zu einem größeren physischen und emotionalen Wohlbefinden. Eutonie-Therapie ist nicht nur eine Wissenschaft, sondern Kunst und subtile Pädagogik zugleich.[96] Dieser Bereich ist zu umfassend für dieses Buch; er wird nur in den professionellen und offiziell anerkannten Ausbildungsinstituten gelehrt[97].

Eines der Ziele dieses Buches besteht darin, das Wissen und die Methode der Eutonie einem größeren Kreis von Interessenten vorzustellen, denn Eutonie ist ein Beruf der Zukunft. Sie ist die Antwort auf das Bedürfnis nach Entspannung, das im modernen Leben stärker wird und welchem traditionelle Methoden kaum ausreichend anzubieten haben. Eutonie ermöglicht der menschlichen Persönlichkeit, auf effiziente Art und Weise harmonische Ausgewogenheit zu erreichen – nicht nur körperlich, sondern auch auf seelischer und geistiger Ebene.

96 «Pédagogie et thérapie en Eutonie Gerda Alexander» von Gunna Brieghel-Müller und Anne-Marie Winkler; siehe Literatur.

97 Anm. der Übers.: In Deutschland wird diese Aufgabe von dem DEBEGA (Deutscher Berufsverband für Eutonie Gerda Alexander e.V). und in der Schweiz von der ASEGA/SBEGA (Association Suisse d'Eutonie Gerda Alexander/Schweizerischer Berufsverband für Eutonie Gerda Alexander) übernommen.

Kontaktadressen

Ausgebildete Eutonie-Pädagogen/innen und -Therapeuten/innen sind zurzeit in folgenden Ländern zu finden: Schweiz, Deutschland, Österreich, Frankreich, Belgien, Niederlande, England, Dänemark, Schweden, Italien, Spanien, Kanada, U. S. A., Argentinien, Brasilien.

Kontaktadressen finden Sie im Internet bzw. erhalten Sie
über die nationalen Berufsverbände

Schweiz: www.eutonie.ch
Deutschland: www.eutonie.de
Österreich: www.eutonie-angebot.at

Ausbildungsschulen für Eutonie Gerda Alexander

Schweiz

Eutonie-Schule, Zinggasse 16, CH-3007 Bern, info@eutonie-formation.ch, www.eutonie-ausbildung.ch

Deutschland

Gerda-Alexander-Schule e. V., Philosophenweg 27, D-77654 Offenburg. Ausbildungsmöglichkeiten werden an verschiedenen Orten in Deutschland angeboten, www.eutonie.de

Frankreich

Ecole Francaise d'Eutonie Gerda Alexander, 8 rue Eugène Sue, F-75018 Paris, www.eutonie.com

Literaturhinweise

Literatur zur Eutonie Gerda Alexander

Dieses Buch ist in der Originalausgabe *L'Eutonie et Relaxation* und in einer englischen Übersetzung *Eutony Gerda Alexander, Release of Physical and Mental Tension* über Gunna Brieghel-Müller erhältlich.

Alexander, Gerda: Eutonie. Ein Weg der körperlichen Selbsterfahrung. 10. Aufl., Huber 2012
Bobinger, Elisabeth: Eutonie Kinder finden zu sich selbst. Don Bosco 1998
Brieghel-Müller, Gunna; Winkler, Anne-Marie: Pédagogie et thérapie en Eutonie Gerda Alexander. Delachaux et Niestlé 1994
Digelmann, Denise: L'Eutonie de Greda Alexander. Editions du Scarabée 1971
Hemsy de Gainza, Violeta: Annäherung an die Eutonie. Gespräche mit Gerda Alexander. Erhältlich beim Schweizer Berufsverband, in der Gerda-Alexander-Schule Offenburg und bei Helene Roitinger, Eigenverlag 2003
Kjellrup, Mariann: Eutonie – Bewusst mit dem Körper leben. Via Nova 2013
Maschwitz, Rüdiger: Hellwach und entspannt. Eutoniegeschichten für Kinder. Kösel 2001
Roitinger, Helene: Gerda Alexander – Impulse und Eindrücke. Erhältlich in der Gerda-Alexander-Schule Offenburg und bei Helene Roitinger, Eigenverlag 2008
Steinmüller, Wolfgang; Schaefer, Karin; Fortwängler, Michael: Gesundheit – Lernen – Kreativität. Alexander-Technik, Eutonie Gerda Alexander und Feldenkrais als Methoden zur Gestaltung somatopsychischer Lernprozesse. 2. Aufl., Huber 2009
Windels, Jenny: Eutonie mit Kindern. Kösel 1984

Weiterführende Literatur

Alexander, F. Matthias: Der Gebrauch des Selbst. Karger 2001
Alexander, G.; Groll, P.: Gesetzmäßigkeit körperlicher Bewegung als Grundlage tänzerischer Erziehung. Die Tänzerin Rosalia Chladek. Österreichischer Bundesverlag 1975
Bartussek, Alfred: Darm, Ernährung und Gesundheit. Drei Eichen 1954
Bauer, Joachim: Warum ich fühle, was Du fühlst. Heyne 2005
Berder, Germaine: Your Hands Can Help to Heal You. Rider & Co. 1954
Brooks Charles V. W.: Erleben durch die Sinne. Junfermann 1979
De Ajuriaguerra, J.; Garcia Badaracco J.: L'entraînement psycho-physiologique par la relaxation. Relaxation : Considérations techniques et indications. Expansion scientifique française, Paris 1959
De Ajuriaguerra, J.; Garcia Badaracco J.: Les thérapeutiques de relaxation en médecine psychosomatique. Presse médicale 4 Mars 1963, Vol. 61, No. 15
Desoille, Robert: Théorie et pratique du rêve éveillé dirigé. Editions du Mont-Blanc 1978
Gindler, Elsa: Erinnerungen an Elsa Gindler. Zeitler 1991

Hebgstenberg Elfriede: Entfaltungen, Bilder und Schilderungen aus meiner Arbeit mit Kindern. Mit Kindern wachsen 2002
Herriegel, Eugen: Zen in der Kunst des Bogenschießens. Scherz 2000
Höller-Zangenfeind, Maria: Stimme von Fuß bis Kopf. Ein Lehr- und Übungsbuch für Atmung und Stimme nach der Methode Atem-Tonus-Ton. Studien 2004
Hüther, Gerald: Die Macht der inneren Bilder. Vandenhoeck & Ruprecht 2004
Huxley, Aldous: Die Kunst des Sehens. Was wir für unsere Augen tun können. Piper 1992
Jacobi, Heinrich: Jenseits von begabt und unbegabt. Christians 2011
Jacobson, Edmund: Entspannung als Therapie. Progressive Relaxation in Theorie und Praxis. 7 Aufl., Klett-Cotta 2011
Janov, Arthur: Der Urschrei. Fischer 1975
Juhan, Dean: Körperarbeit. Droemer Knaur 1999
Kabat-Zinn, Jon: Gesund durch Meditation. Das große Buch der Selbstheilung. MensSana 2011
Kabat-Zinn, Jon; Schuhmacher, Stephan: Zur Besinnung kommen: Die Weisheit der Sinne und der Sinn der Achtsamkeit in einer aus den Fugen geratenen Welt. Arbor 2008
Ludwig, Sophie: Elsa Gindler, von ihrem Leben und Wirken. Christians 2002
Mayr, Franz X: Fundamente zur Diagnostik der Verdauungskrankheiten. Lorbeer und Turm 1998
Montagu, Ashley: Körperkontakt. Klett-Cotta 1974
Moscovici, Hadassa: Vor Freude tanzen, vor Jammer halb in Stücke gehen. Luchterhand 1993
Rauch, Erich: Die Darmreinigung nach Dr. med. F. X. Mayr. Haug 1998
Reich, Wilhelm: Die Funktion des Orgasmus. 9. Aufl. KiWi 1969
Rogers, Carl R., Rosenberg, Rachel L.: Die Person als Mittelpunkt der Wirklichkeit. Klett-Cotta 2005
Rogers, Carl R.: Der neue Mensch. Klett-Cotta 2012
Rosenberg, Marshall: Gewaltfreie Kommunikation, eine Sprache des Lebens. Junfermann 2010
Servan-Schreiber, David: Die Neue Medizin der Emotionen. Goldmann 2006
Storch, Maja; Cantieni, Benita; Hüther, Gerald; Tschacher, Wolfgang: Embodiment. Die Wechselwirkung von Körper und Psyche verstehen und nutzen. 2. Aufl., Huber 2010

Über die Autorin

Gunna Brieghel-Müller, geb. 1925 in Dänemark, erwarb 1948 in Kopenhagen das Diplom bei Gerda Alexander. Sie hat eine Universitätslizenz in Musik und Französisch, Kopenhagen 1954, und das Diplom in Rhythmik Jaques-Dalcroze, Genf 1956. Sie war ihr Leben lang als praktizierende Eutonie-Pädagogin und -Therapeutin tätig. Rund 20 Jahre leitete sie die Schule für Eutonie Gerda Alexander in Genf.

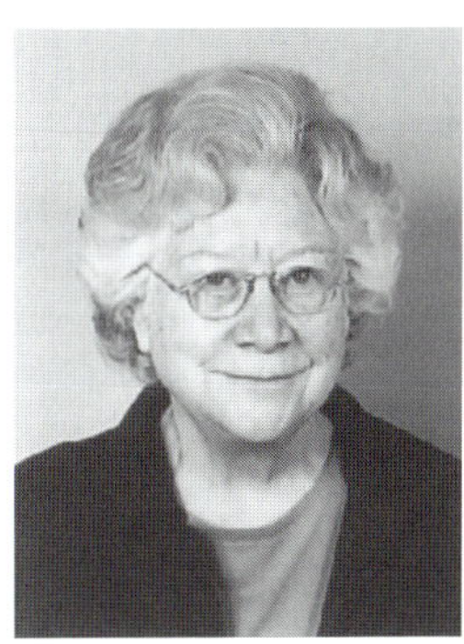

Gunna Brieghel-Müller
69 Rue du Rhône
CH-1207 Genève